Weiter Wissen

Gesundheit

Fachwörter und Übersichten

von

Ulrike Pierk

In Zusammenarbeit mit
der Verlagsredaktion

Cornelsen

Redaktion: Susanne Stucki
Bildredaktion: Gertha Maly
Umschlaggestaltung: Rosendahl Berlin
Layout: Checkplot Anker & Röhr, Berlin; zweiband.media, Berlin
Technische Umsetzung: zweiband.media, Berlin

Zur Erstellung dieses Buches wurden Inhalte übernommen aus:
... *in der Arztpraxis, Fachwörter* (Autorin: Dr. Uta Groger)

www.cornelsen.de

1. Auflage, 1. Druck 2015

Alle Drucke dieser Auflage können im Unterricht nebeneinander verwendet werden.

Druck und Bindung: freiburger graphische betriebe

ISBN 978-3-06-451031-9

Liebe Schülerinnen und Schüler, liebe Lehrerinnen und Lehrer,

Einige von Ihnen werden das Unterrichtsfach Gesundheitswissenschaften oder Gesundheitslehre kennen lernen. Sie werden schon recht schnell feststellen, dass sich viele Fachbegriffe in diesen Unterrichtsstunden anhäufen, mit denen Sie umzugehen lernen. Manchmal bleiben Fragen offen oder Zusammenhänge unklar. Was ist denn eigentlich Ihre subjektive Gesundheit? Und welches Gefühl ist wohl das Kohärenzgefühl? Nach welchen Kriterien lassen sich Präventionsmaßnahmen einteilen?

Dieses Fachwörterbuch erklärt Ihnen einzelne Begriffe, führt Beispiele oder Synonyme an, verweist aber zudem auch auf zugehörige oder gegensätzliche Aspekte und auf Abbildungen, Übersichten, Eselsbrücken und Internetseiten.

Es ist ein wertvoller Ratgeber zur fachlichen Auseinandersetzung und beruflichen Orientierung, für Schülerinnen und Schüler, die im Bereich Gesundheit und Soziales die Fachhochschulreife oder Hochschulreife anstreben, oder die allgemeine oder erweiterte berufliche Kenntnisse erwerben, oder aber solche, die einen Ausbildungsberuf in diesem Bereich erlernen.

Auch für Lehrkräfte, die im Bereich Gesundheit unterrichten, kann sich dieses Buch als gute Unterstützung zur Vorbereitung, aber auch bei der Durchführung des Unterrichts erweisen.

Thematisch umfasst dieses Buch sowohl Begriffe, die zu den Grundlagen der Gesundheitswissenschaften gehören (Gesundheitsbegriff, Krankheitsbegriff, Dimensionen von Gesundheit usw.), als auch solche aus den Themenfeldern Gesundheitsförderung, Prävention, Epidemiologie, Gesundheitssystem, Konzepte und Modelle von Gesundheit und Krankheit, Gesundheitspolitik oder Grundlagen gesundheitswissenschaftlicher Forschung.

Fachwörter aus der Medizin, der Pflege, der Ernährung oder der Biologie beziehen sich häufig auf exemplarische thematische Schwerpunkte, unter anderem: KHK, COPD Rückenschmerzen, Diabetes mellitus, HIV/AIDS oder aber sie sind zielgruppenspezifisch ausgewählt.

Das ansprechende Format passt gut in jede Tasche, so dass Sie dieses Buch für den Schulunterricht in verschiedenen Unterrichtsfächern wie zum Beispiel Gesundheitswissenschaften, Gesundheitspflege, Biologie oder Ernährungslehre nutzen können.

Ich wünsche allen Leserinnen und Lesern viel Spaß und Erfolg bei der Arbeit mit diesem Fachwörterbuch, und hoffe, es wird Ihnen eine wertvolle Hilfe sein.

Ich freue mich über Anregungen und Kritik, so dass dies künftig zur Verbesserung dieses Werkes beitragen kann.

Ulrike Pierk

19.01.2015

A B C D E F G H I J K L M N O P Q R S T U V W X Y Z

Abkürzungen

Abkürzung	Erklärung
Abb.	Abbildung
Adj.	Adjektiv; Eigenschaftswort
anat.	anatomischer Fachbegriff
bds.	beidseits
bzgl.	bezüglich
bzw.	beziehungsweise
ca.	circa; ungefähr
chem.	chemisch
chron.	chronisch
d. h.	das heißt
engl.	englisch
evtl.	eventuell
Ez.	Einzahl
franz.	französisch
Gf.	Gesundheitsförderung
ggf.	gegebenenfalls
G.	Gesundheit
Ggs.	Gegensatz
gr./griech.	altgriechisch
GW	Gesundheitswissen-schaften
h (lat. hora)	Stunde
i. d. R.	in der Regel
i. E. S.	im engeren Sinne
i. w. S.	im weiteren Sinne
ital.	italienisch
K.	Krankheit
Kw.	Kurzwort, Kurzwörter
L	Liter
lat.	lateinisch
li.	links
MA	Mittelalter
med.	medizinisch
min	Minute(n)
Mio.	Million(en)
Mz.	Mehrzahl
NL	Niederlande
pathol.	pathologisch
physiol.	physiologisch
re.	rechts
S.	Seite
s (sec)	Sekunde(n)
sog.	so genannte
Subst.	Substantiv; Hauptwort
syn. Syn.	synonym; gleichbedeutend
Tab.	Tabelle
Ther.	Therapie
Tsd.	Tausend
typ.	typisch
ugs.	umgangssprachlich
UN, UNO	United Nations (Organiszation)
Urs.	Ursache
v. a.	vor allem
vgl.	vergleiche
wörtl.	wörtlich
z. B.	zum Beispiel
ZG	Zielgruppe
z. T.	zum Teil
►	siehe unter

Vorsilben und Endungen im Berufsfeld Gesundheit

Wortteil	Bedeutung	Beispiele
a-; an-	fehlend; un-; ent-	asozial; Anämie
ab-	weg-; ab-	Abrasio; Ablatio; abnorm
-alg-; -algie	Schmerz	Neuralgie; Analgetikum
-ämie; -hämie	Blut-	Anämie; Leukämie
ana-	auf; aufwärts	Anabolika; Anatomie
anti-	gegen	Antiepileptikum; Antikörper
arthr(o)-	Gelenk-	Arthritis; Arthrose
aut(o)-	selbst	Autoimmunkrankheit
bi-	zwei, doppelt	bisexuell; bilateral
bio-	Lebens-	Biologie; Bioprothese
chol(e)-	Gallen-	Cholelithiasis; Cholezystitis
derm-; derma(to)-	Haut-	Dermatologe; Epidermis; transdermal
dia-	durch, hindurch	Diarrhö
dys-	Miss-, Fehl-	Hüftdysplasie; Dysphonie
-ektomie	chirurgische Entnahme	Hysterektomie; Gastrektomie
embryo-	das ungeborene Kind bis zur 12. SSW betreffend	Embryopathie; Embryologie; embryotoxisch
endo-	innen, hinein	Endoskopie; Endothel
enter(o)-	Darm-	Enteritis; Enterostoma
enzephal(o)-	Gehirn	Enzephalitis
epi-	auf, oben	Epikard; Epidermis
ex-	aus, hinaus	Expectorans; Exitus
extra-	außerhalb	extrauterin; extrakorporal
fet(o)-	das ungeborene Kind nach der 12. SSW betreffend	Fetus; Fetogenese; Fetopathie; fetal
fibr(o)-	Faser-, Bindegewebs-	Leberfibrose; Lungenfibrose
foto- (photo-)	Licht-	Fotometer; fototoxisch
gastr(o)-	Magen-	Gastroskopie; Gastritis
-gen	gebildet; verursacht (durch); verursachend	iatrogen; Kanzerogen
-grafie; -gramm	Schrift, Bild(erstellung)	Echokardiografie
häm-; hämato-	Blut-	Hämatologe; Hämatom

Wortteil	Bedeutung	Beispiele
hemi-	halb	Hemiparese; Hemiplegie
hepat(o)-	Leber-	Hepatitis; hepatotoxisch
hyper-	über, mehr	Hypertonie; Hyperopie
hyp(o)-	unter, zu wenig	Hypotonie; Hyponatriämie
-iater; -iatrie	Arzt; Heilkunde	Pädiater; Pädiatrie; iatrogen
intr(a)-; intr(o)-	innerhalb, hinein	intramuskulär; intrauterin
-itis	Entzündung	Rhinitis; Dermatitis
kard(io)-	das Herz betreffend, Herz-	Elektrokardiogramm
kontra- (contra-)	gegen	Kontraindikation
kryo-	Kälte	Kryotherapie
laparo-	Bauch-	Laparoskopie; Laparotomie
lip(o)-; lipi-	Fett-	Hyperlipidämie; Lipom
lith(o)-	Stein-	Nephrolithiasis; Lithotripsie
-logie	-lehre	Pathologie; Biologie
lumb(o)-	Lenden-	Lumboischialgie; lumbal
makro-	groß	Makrometerschraube
-meter	Messgerät	Fotometer; Thermometer
-metrie	Messung	Phonometrie; Audiometrie
mikro-	klein	Mikroskop; Mikrophage
muko-	Schleim-	Mukolytikum
multi-	vielfach	Multiorganversagen
myko-	Pilz-	Mykose; Antimykotikum
myo-	Muskel-	Myokard; Myom; Myosin
nephr(o)-	Nieren-	Nephritis; Nephropathie
neur(o)-	Nerven-	Neurologe; neuropathisch
norm(o)-	normal	Normoglykämie
olig(o)-	wenig, vermindert	Oligurie; Oligospermie
-om	Geschwulst	Lipom; Chondrom; Sarkom
onko-	Krebs-	Onkologie; onkogen
ophthalmo-	Augen-	Ophthalmoskop
-ose	1. Krankheit; 2. Zuckerart	1. Psychose; 2. Glukose
ost(eo)-	Knochen-	Osteoporose; Periost
ot(o)-	Ohr-	Otoskop; Otalgie; ototoxisch
päd-	Kinder-	Pädiater; Pädagogik

Wortteil	Bedeutung	Beispiele
path(o)-; -pathie	Leiden, Krankheit (betreffend)	Pathologe; Neuropathie
-penie	Mangel	Leukopenie; Thrombopenie
peri-	um ... herum	Perikard; Periost; perinatal
phon(o)-	Schall-	Aphonie; Phonometrie
physi(o)-	natürlich, gesund	physiologisch; Physik
-plasie	Bildung	Dysplasie; Hyperplasie
pneum(o)-; pulmo-	Lungen-	Pneumologe; Pneumonie; Pulmologe; Pulmonalklappe
-pnoe (sprich „pnö")	die Atmung betreffend	Apnoe; Dyspnoe; Tachypnoe
poly-	viel, vermehrt	Polyurie; Polydipsie
post-	nach	postoperativ; postpartal
prä-	vor	Prävention; präoperativ
primär		
pro		
psych(o)-	Seelen-	Psychiater; Psychologe
radio-	Strahlen-	Radiologe
re-	wieder, erneut	Reanimation; Regeneration
retro-	zurück	Retroversion; retrograd
rhin(o)-	Nasen-	Rhinitis; Rhinoplastik
semi-	halb	semiquantitativ; semimaligne
-skop	Betrachtungsgerät	Gastroskop; Otoskop
-skopie	Betrachtung	Gastroskopie; Arthroskopie
-statisch	(die Vermehrung) hemmend	virustatisch; Zytostatikum
super-; supra-	über, oberhalb; zusätzlich	Superinfektion; supraorbital
tachy-	schnell, beschleunigt	Tachykardie, Tachometer
therm(o)-	Wärme-	Thermometer; Thermalbad
thyr(e)o-	Schilddrüsen-	Thyroxin; Thyreostatikum
-tomie	-schnitt, Aufschneiden	Anatomie; Laparotomie
-toxisch	giftig (für)	nephrotoxisch; Toxin
tri-	drei	Trigeminus; Trisomie
ultra-	mehr als, oberhalb	Ultraschall; ultraviolett
-urie	den Harn betreffend	Polyurie; Nykturie; Anurie
-zid	abtötend	bakterizid; fungizid; viruzid
zyst(o)-	Blasen-	Zystoskopie; Zystitis; Zyste
zyt(o)-	Zell-	Zytostatikum; Leukozyt

Begriff	Erklärung
§ 20 SGB V	Sozialgesetzbuch (SGB) Fünftes Buch (V) – Gesetzliche Krankenversicherung – Artikel 1 des Gesetzes von 1988: Leistungen zur Verhütung von Krankheiten, betriebliche Gesundheitsförderung und Prävention arbeitsbedingter Gesundheitsgefahren, Förderung der Selbsthilfe sowie Leistungen bei Schwangerschaft und Mutterschaft (§ 20 Prävention und Selbsthilfe, § 20a Betriebliche Gesundheitsförderung, § 20b Prävention arbeitsbedingter Gesundheitsgefahren, § 20c Förderung der Selbsthilfe, § 20d Primäre Prävention durch Schutzimpfungen)

A. (sprich „Arteria" bzw. „Angina")	1) ▸ Arterie, 2) ▸ Angina
A. carotis	Halsarterie; bds. seitlich am Hals tastbar
A. radialis	Speichenarterie; Pulsader am Handgelenk
A. tonsillaris	▸ Angina tonsillaris
ABCDE-Regel	Schema zur Nävusbeurteilung ▸ **Abb. S. 10**
Abduktion	Abspreizen einer Extremität vom Rumpf ▸ **Abb. S. 10**
AB0-System (sprich „AB-Null")	wichtigstes Blutgruppensystem (nach Landsteiner) ▸ **Abb. S. 31**
Abdomen	Bauch; Bauchraum; anat. Raum zwischen Brustraum (Thorax) und Becken (Pelvis)
abdominal (abdominalis)	im Bauchraum; zum Bauchraum gehörig
Abhängigkeit	Erkrankung, die sich in einer stoffgebundenen oder nicht stoffgebundenen ▸ Sucht manifestiert; Unterscheidung in 1. körperliche A. mit Toleranzentwicklung: Körper passt sich an, Wirkverlust des Stoffes, Dosissteigerung, Entzugserscheinungen (z. B. Zittern) bei fehlender Zufuhr des Suchtmittels oder Konsum zur Vermeidung dieser Symptome (A. z. B. von Alkohol); 2. psychische A. mit übermäßigem Drang/Zwang. das Suchtmittel zuzuführen/zu nutzen, wobei zum Zwecke des Konsums Verpflichtungen vernachlässigt werden (A. z. B. von Computerspielen, von Alkohol)
Ablatio mammae	chir. Entfernung der weiblichen Brustdrüse
Abort	Fehlgeburt; Schwangerschaftsende, bevor die Leibesfrucht extrauterin lebensfähig ist
Abrasio (Kürettage)	Ausschabung der Gebärmutter; Entfernung der obersten Endometriumschicht
Abruptio (Interruptio)	Schwangerschaftsabbruch; ugs. Abtreibung
ABEDL	**A**ktivitäten, **B**eziehungen u. existenzielle **E**rfahrungen **d**es **L**ebens; Pflegekonzept nach M. Krohwinkel

ABCDE-Regel: malignitätsverdächtige Symptome bei Pigmentnävi		
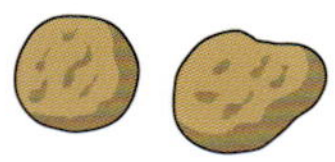	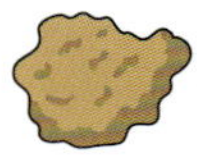	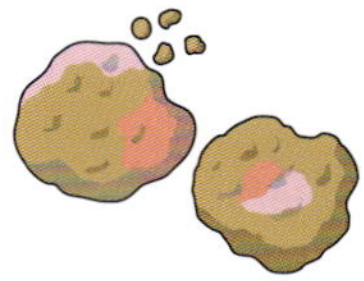
A ***A**symmetrie*	***B*** *unregelmäßige* ***B**egrenzung*	***C*** ***C**olor* *= unregelmäßige Farbe*
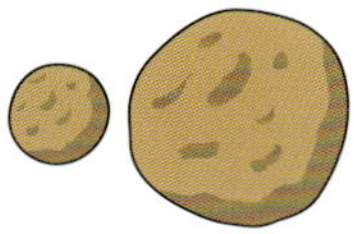	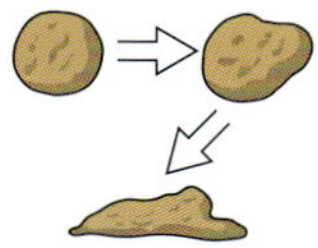	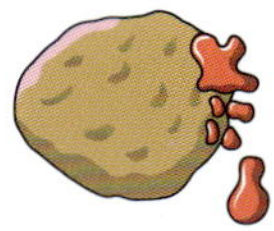
D ***D**urchmesser* *>5 mm* *= Bleistiftdicke*	***E*** ***E**rhabenheit* ***E**rweiterung*	***S*** ***S**ymptome* *• Bluten* *• Juckreiz*

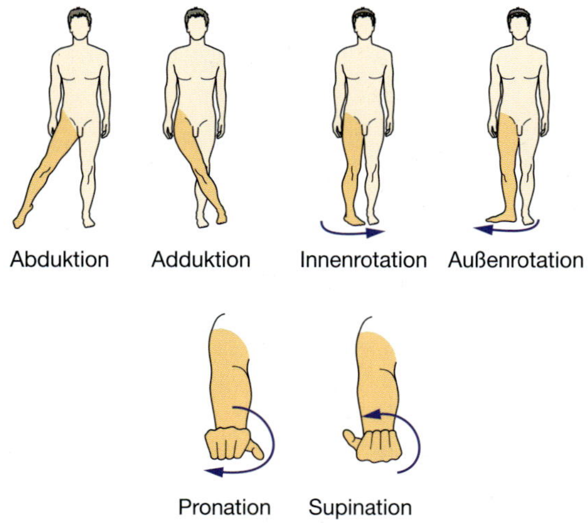

Bewegungsrichtungen

Begriff	Erklärung
Abstinenz	Enthaltsamkeit, Verzicht auf eine Droge oder auf eine süchtig machende Tätigkeit (z. B. unfreiwilliger oder freiwilliger Verzicht auf Alkohol)
Abusus	Missbrauch; schädlicher Gebrauch, z. B. Alkoholabusus
AC (Assessment-Center)	psychologisches Testverfahren zur Feststellung der Eignung (z. B. für Führungsposition) ▸ Assessment
ACVB (**a**orto-**k**oronarer **V**enen-**B**ypass; Bypass)	künstliche Überbrückung eines verengten Herzkranzgefäßes mittels Venentransplantat ▸ **Abb. S. 27**
Achillessehnenreflex (ASR)	Reflex durch Beklopfen der Achillessehne oberhalb der Ferse; ▸ Muskeleigenreflexe
Adaption / Adaptation (Verb: adaptieren)	lat. anpassen; z. B. Anpassung des Auges an die im Gesichtsfeld vorherrschenden Leuchtdichten durch Erweiterung oder Verengung der Pupillen
Adduktion	Heranziehen (einer Extremität an den Rumpf) ▸ **Abb. S. 10**
Adduktoren (lat. = Heranzieher)	Oberschenkelmuskeln, die der Beinadduktion dienen ▸ **Abb. S. 120**
Adenoide (Pl.)	Rachenmandelwucherung; fälschlich „Polypen" genannt
Adenom	gutartige Drüsenwucherung
Adenom-Karzinom-Sequenz	Darmkrebsentstehung aus Adenomen
ADH	▸ antidiuretisches Hormon
ADH-Mangel (Diabetes insipidus)	Mangel an **a**nti**d**iuretischem **H**ormon; durch die mangelnde Harnkonzentration kommt es zu Polyurie mit hohem Wasserverlust
ADHS (**A**ufmerksamkeits**d**efizit-**H**yperaktivitäts-**S**yndrom)	Konzentrations- und Teilleistungsschwäche v. a. durch Hirnstoffwechselstörung; ugs. „Zappelphilipp"
Adipositas	Fettsucht; ▸ Body-Mass-Index ≥ 30 kg/m^2
adipös	fettleibig; ▸ Adipositas
adjuvante Therapie	eine ergänzende oder unterstützende Behandlung oder Therapie, um das Rückfallrisiko zu senken (z. B. Bestrahlung bei Brustkrebspatientin)
Adnexe (Pl.)	Anhangsgebilde von Organen des menschlichen Körpers; weibliche A: Anhänge der Gebärmutter rechts und links (Eileiter und Eierstöcke); männliche A: Vorsteherdrüse und Bläschendrüsen u. i. W. S. Hoden, Nebenhoden und Samenleiter; auch synonym für Hautanhangsgebilde ▸ **Abb. S. 61**
Adnexitis	Entzündung der Adnexe
Adoleszenz	Endphase des Jugendalters; Jugend; Reifezeit
affektiv	gefühlsbetont; syn. emotional, irrational, leidenschaftlich; ▸ kognitiv

A B C D E F G H I J K L M N O P Q R S T U V W X Y Z

Begriff	Erklärung
Ag	▸ **A**nti**g**en
Agar-Agar (Kw. Agar)	Algenprodukt, das mikrobiologische Nährmedien andickt; Kw. für Nährboden
Agnosie	Nichtwissen; Seelenblindheit; Seelentaubheit; Störung des Erkennens bei vorhandener Wahrnehmung; empfundene Reize werden nicht gedeutet
Agonie	Sterbephase; Phase vor Eintritt des Todes; das Ringen eines Sterbenden mit dem Tod (z. B. ein langer, schwerer Todeskampf)
Agonist, der (Mz. Agonisten; Synergist)	gleichsinnig arbeitender Muskel; z. B. der mit anderen zusammen den Rumpf beugt; Ggs. Antagonist
AHB	▸ **A**nschluss**h**eil**b**ehandlung
Aids (AIDS; acquired immune (immuno) deficiency syndrome)	erworbenes Immunschwächesyndrom; zunehmende Abwehrschwäche durch Infektion mit dem HI-Virus (HIV)

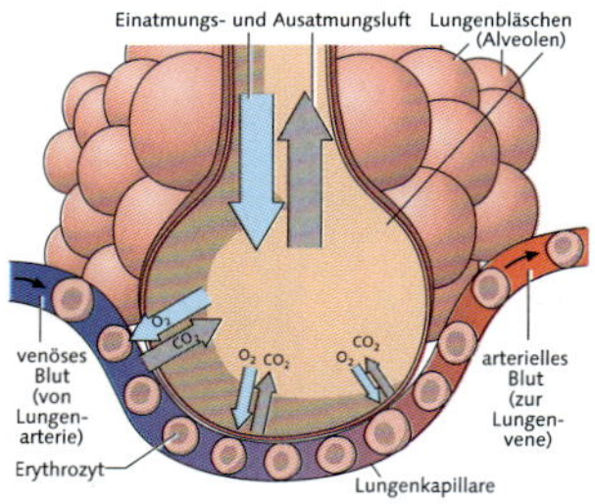

Gasaustausch in der Lunge

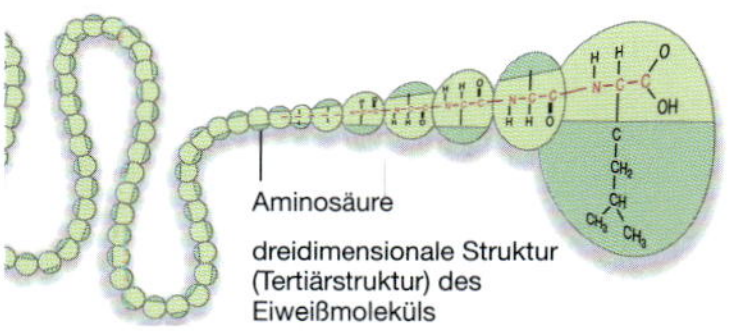

Protein (Eiweiß)

Begriff	Erklärung
Aktin	Muskeleiweiß, das zusammen mit Myosin die Muskelkontraktion ermöglicht; Teil der Myofibrillen
aktinisch	durch schädliche Strahlen verursacht
aktinische Keratose	Strahlenschaden der Haut mit verstärkter Verhornung (Keratose); ▸ Präkanzerose; wird unbehandelt zu Hautkrebs, dem ▸ Spinaliom

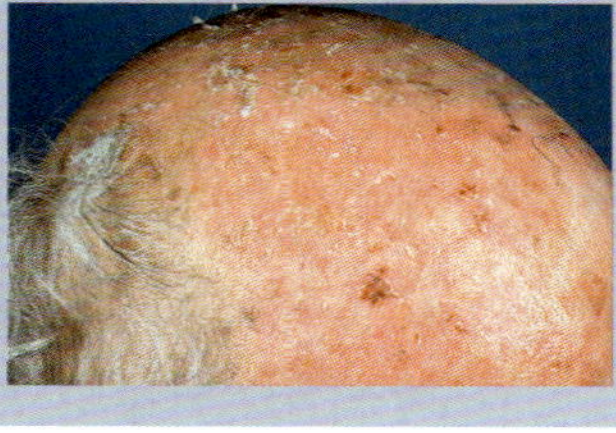

Begriff	Erklärung
Aktionspotenzial	eine kurz anhaltende Änderung des Membranpotenzials über der Zellmembran, das der Reizweiterleitung (elektrische Erregung) über Axone an weitere erregbare Zellen (z. B. Neuronen) dient
Aktivierende Pflege	Pflege zum Erhalt u. zur Förderung der Alltagskompetenzen nach dem Auftrag „So viel Hilfe wie nötig, so wenig Hilfe wie möglich"
Aktivimpfung (aktive Impfung; Aktivimmunisierung)	Impfung, die das Immunsystem selbst (aktiv) Antikörper und Gedächtniszellen bilden lässt; führt zu Langzeitschutz
akut	1. im Augenblick herrschend; vordringlich, brennend; unmittelbar; 2. in der Medizin: unvermittelt [auftretend], schnell und heftig [verlaufend]; Ggs. ▸ chronisch
akutes Abdomen	lebensbedrohliches Krankheitsbild bei schwerer Erkrankung eines Bauchorgans
Akutversorgung	Behandlung von Patienten im Krankenhaus; ▸ Gesundheitsversorgung
A-Lagerung	Lagerungsform zur Unterstützung der Atmung
alkalisch (basisch)	mit hohem pH-Wert (pH >7); Ggs. sauer
Allergen, das (Adj. allergen)	allergieauslösender Stoff; ▸ Antigen
Allergie (Adj. allergisch)	krankhafte Überempfindlichkeit gegen körperfremde Stoffe
Allergologie	Allergieheilkunde
Alltagskompetenz	Fähigkeiten und Fertigkeiten zur Bewältigung des täglichen Lebens; ▸ Lebenskompetenzen
Alkoholabhängigkeit	▸ Abhängigkeit; Missbrauch; ▸ Sucht; ▸ Toleranz; vgl. Stufenmodell des Alkoholismus ▸ **Abb. S. 14**
ALS (**A**dvanced **L**ife **S**upport)	erweiterte Maßnahmen der ▸ Reanimation (medikamentös und ggf. apparativ); Ggs. BLS
Altinsulin	schnell wirksames ▸ Insulin; Normalinsulin
Altruismus	selbstlose Denk- und Handlungsweise; Uneigennützigkeit; Ggs. Egoismus, Ggs. Solidarität
altruistisch	selbstlos; uneigennützig; aufopfernd
Alveole, die (Mz. Alveolen)	1) Lungenbläschen, 2) Zahnfach im Kieferknochen ▸ **Abb. S. 12**
Alzheimer, M. (Demenz vom Alzheimer-Typ; nach Alois Alzheimer)	Form der ▸ Demenz, die bei 50 % der Demenzkranken auftritt (typisch: spezielle Ablagerungen im Gehirngewebe)

A B C D E F G H I J K L M N O P Q R S T U V W X Y Z

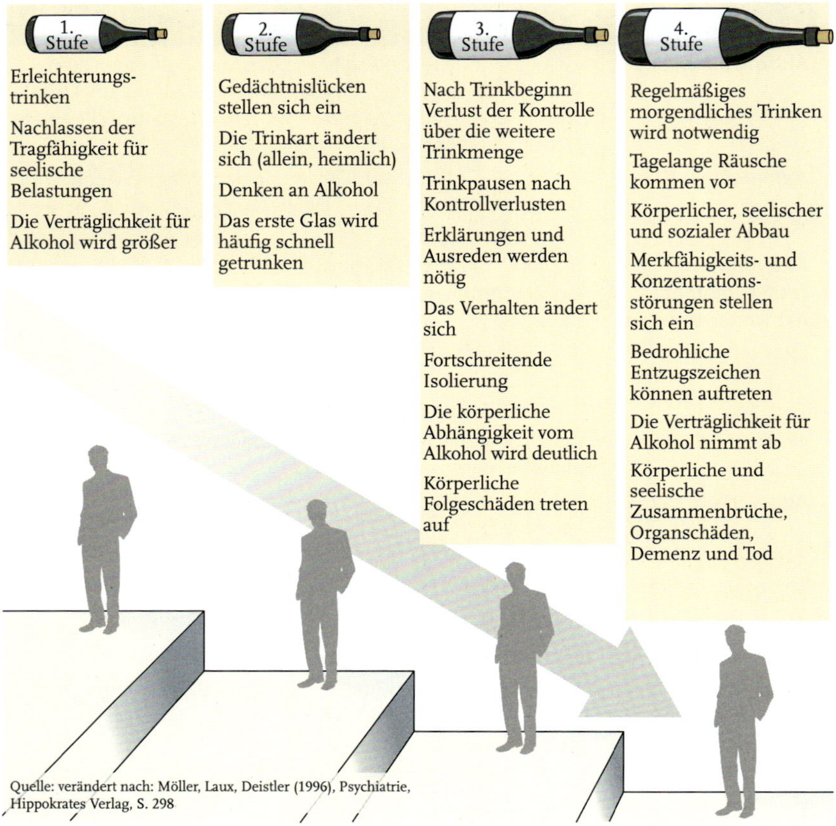

Quelle: verändert nach: Möller, Laux, Deistler (1996), Psychiatrie, Hippokrates Verlag, S. 298

Begriff	Erklärung
ambulant	medizinische Leistungen oder Pflegeleistungen, bei denen der Patient die Behandlungs- oder Pflegeeinrichtung nur vorübergehend u. ohne Übernachtung in Anspruch nimmt (z. B. Versorgung eines Patienten in einer Praxis oder in einer Krankenhausambulanz); Ggs. ▸ stationär
Amenorrhö (Amenorrhoe)	Ausbleiben der Menstruation; 1) primär: fehlendes Eintreten der Menstruation, 2) sekundär: Ausbleiben nach der Menarche
Aminosäure (AS)	kleinster Eiweißbaustein ▸ Abb. S. 12
Amniozentese, die	Fruchtwasserentnahme
Amöbe, die	einzelliger Parasit; ▸ Protozoen
Ampulle	1) Glasfläschchen mit flüssigem Medikament, 2) weitester Rektumteil

Begriff	Erklärung
Amputation	chirurgisches Absetzen; operative (Teil-)Entfernung eines Körperteils
Amylase	Stärke spaltendes ▸ Enzym ▸ Tab. S. 189
Amylose	Stärke; ▸ Polysaccharid aus Glukose
anal	den ▸ Anus (After) betreffend
Analgetikum	Schmerzmittel
Analkanal	kurzer Enddarmabschnitt; Übergang vom Anus zum Rektum
Anämie	Blutarmut; Mangel an roten Blutkörperchen und/oder Blutfarbstoff (Hb und/oder Erys und/oder Hkt ↓) ▸ Tab. S. 191
Anästhesie	1) Zustand der Empfindungslosigkeit zur Duchführung einer diagnostischen oder operativen Maßnahme, 2) das entsprechende medizinische Verfahren (▸ Narkose, Betäubung), 3) Teilgebiet der med. Fachdisziplin Anästhesiologie
Anästhesist	Narkosearzt; Facharzt für Anästhesiologie
Anamnese	Krankengeschichte; z. B. frühere Erkrankungen, Anfälligkeiten, Allergien
anaphylaktischer (allergischer) Schock	schwerste Form der allergischen Reaktion mit rascher ▸ Schockentwicklung
Anaphylaxie (anaphylaktische Reaktion)	schwere allergische Reaktion mit Gefahr des Schocks
Anatomie	Lehre vom Aufbau des Körpers
anatomisch	den Aufbau des Körpers betreffend ▸ Abb. S. 16
Androgen	männliches Sexualhormon; z. B. Testosteron
Andrologie (Adj. andrologisch)	Männerheilkunde; Ergänzung der Urologie; befasst sich u.a. mit männlicher Sexualität und Fruchtbarkeit
Aneurysma, das (Mz. Aneurysmen)	Aussackung der Wand einer Arterie oder des Herzens
Aneurysmaruptur, die	Riss bzw. Platzen eines Aneurysmas
Anforderungen-Ressourcen-Modell (A-R-M)	syn. **S**ystemisches **A**nforderungs-**R**essourcen-**Modell** (SAR-Modell): Rahmenmodell des Psychologen Peter Becker zur Erklärung von Gesundheit aus systemischer bzw. ökologischer Perspektive, das auf stresstheoretischen Modellen beruht (z. B. Salutogenese); Modell, bei dem davon ausgegangen wird, dass der aktuelle und über einen längeren Zeitraum andauernde körperliche Gesundheitszustand einer Person nicht nur durch die Abwesenheit von Funktionsbeeinträchtigungen beeinflusst wird, sondern auch durch die Nutzung von Ressourcen zur Bewältigung der Anforderungen
Angina (lat. angina = Enge)	Kw. für 1) Angina tonsillaris, 2) Angina pectoris

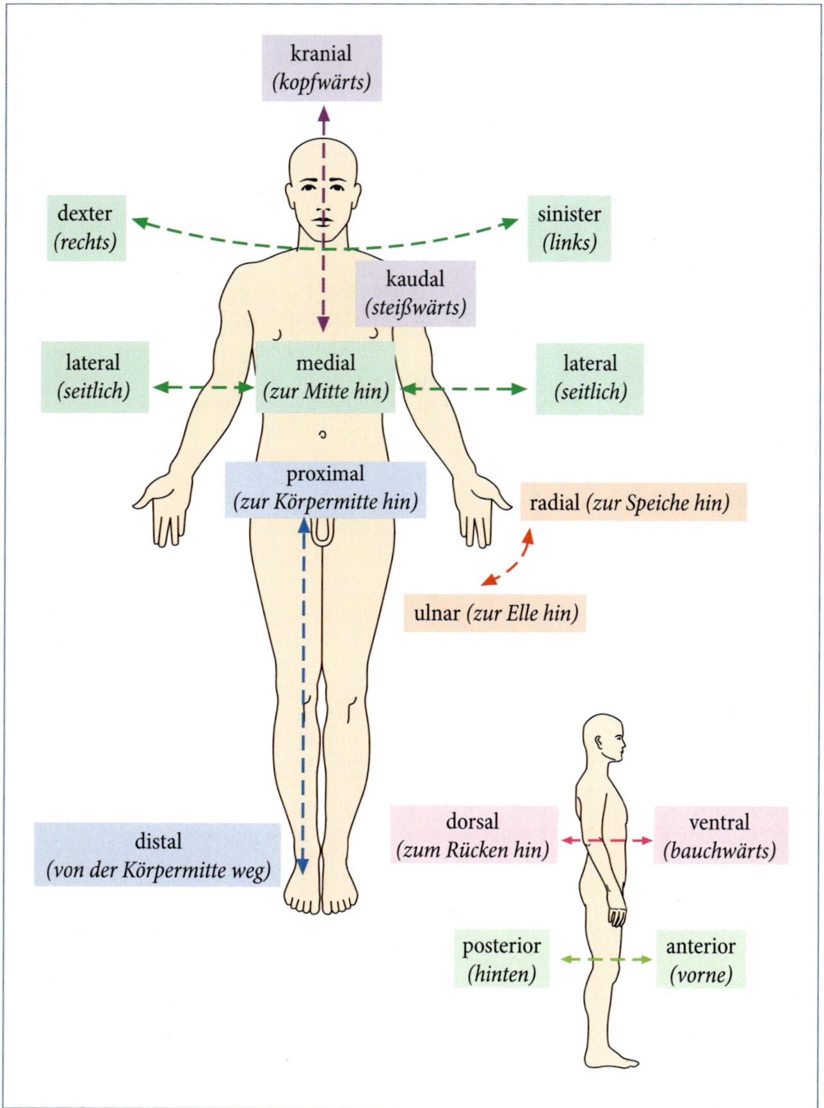

Anatomische Lage- und Richtungsbezeichnungen
*(Hinweis: Rechts und links werden immer **vom Patienten aus** gesehen.)*

Begriff	Erklärung
Angina tonsillaris (lat. = Mandelenge; Tonsillitis)	Mandelentzündung; oft durch Streptokokken hervorgerufen; mit Exanthem: Scharlach ▸ Abb. S. 158

Begriff	Erklärung
Angina pectoris (lat. = Brustenge)	Brustschmerzen bzw. -engegefühl bei ▶ koronarer Herzkrankheit
Angiografie/ Angiographie	bildgebendes Verfahren zur Darstellung von (Blut- bzw. Lymph-)Gefäßen, z. B. Diagnosestellung bei ▶ Arteriosklerose durch ▶ Magnetresonanztomografie oder Röntgen (Bild = Angiogramm); versch. Einteilungen nach Gefäßart oder Untersuchungsmethode
Anomalie	(ggf. krankhafte) Abweichung vom Normalen
Anorexie (Anorexia nervosa)	Magersucht; wörtl. Appetitlosigkeit; psychosomatische Krankheit mit starkem Gewichtsverlust
Anschlussheil-behandlung (AHB)	stationäre Rehabilitationsmaßnahme im Anschluss an eine stationäre Akutbehandlung
Antazidum (Antacidum)	Magensäure bindendes Arzneimittel
Antagonist, der (Mz. Antagonisten)	Gegenspieler der Muskulatur; z. B. Beuger und Strecker am Oberarm; Ggs. ▶ Agonist
anterior	vorn(e); der vordere ▶ Abb. S. 16
Anthropologie	Wissenschaft vom Menschen und seiner Entwicklung
Anti-A, Anti-B	Antikörper gegen AB0-Blutgruppenantigene ▶ Abb. S. 31
Antiallergikum	Arzneimittel zur Therapie allergischer Beschwerden; ▶ Antihistaminikum
Antiandrogen	Arzneimittel, das ▶ Androgenen entgegenwirkt
Antiarrhythmikum	Arzneimittel gegen Herzrhythmusstörungen
Antibiogramm (Resistogramm)	Test auf Antibiotikaempfindlichkeit von Bakterien ▶ Abb. S. 151
Antibiotikaresistenz	Unempfindlichkeit von Bakterien gegen Antibiotika
Antibiotikum, das (Mz. Antibiotika)	Arzneimittel gegen bakterielle Infektionen; schädigt oder tötet Bakterien im menschlichen Körper
Anti-D	Antikörper gegen das Erythrozyten-Antigen D, d. h. gegen das Rhesus-Antigen
Antidiabetikum	Arzneimittel zur Diabetes-mellitus-Therapie; 1) orale Antidiabetika (nur für Typ 2), 2) Insulin (für Typ 1 und ggf. Typ 2)
Antidiarrhoikum	Arzneimittel gegen Diarrhö (Durchfall)
antidiuretisches Hormon (ADH)	Hormon der Hirnanhangdrüse, sog. Wassersparhormon: steuert die Wasserrückgewinnung in der Niere; ▶ ADH-Mangel
Antidot	Gegengift; Medikament, das die Wirkung eines Giftes oder Medikaments aufhebt
Anti-D-Prophylaxe	Injektion von Anti-D aus Spenderblut in bzw. nach Schwangerschaft; verhindert die Bildung mütterlicher Antikörper gegen Antigen D; ▶ Rhesus-Unverträglichkeit
Antiemetikum	Arzneimittel gegen Übelkeit und Erbrechen

A B C D E F G H I J K L M N O P Q R S T U V W X Y Z

Begriff	Erklärung
Antiepileptikum (Antikonvulsivum)	Arzneimittel gegen Anfallsleiden; ▸ Epilepsie
Antigen	Fremdstoff, der das Immunsystem zu einer Reaktion veranlasst; ▸ Allergen
Anti-HBs (**Anti**körper gegen **H**epatitis-**B**-Virus-**s**urface-Antigen)	Antikörper, deren Nachweis Immunität gegen HBV beweist
Antihistaminikum	Arzneimittel zur symptomatischen Therapie allergischer Erkrankungen; z. B. Cetirizin
Antihypertensivum (Antihypertonikum)	Arzneimittel zur Behandlung des Bluthochdrucks; Blutdrucksenker
Antihypotonikum	Arzneimittel gegen Niedrigblutdruck
Antikoagulans, das (Mz. Antikoagulanzien; Antikoagulantien)	gerinnungshemmender Stoff; 1) Arzneimittel zur Verlangsamung der Blutgerinnung im Körper (z. B. ASS, Clopidogrel, Phenprocoumon = Marcumar®, Dabigatran), 2) Zusatz in Blutprobenröhrchen (Citrat, EDTA)
Antikonvulsivum	▸ Antiepileptikum
antimikrobiell	gegen Mikroorganismen wirksam
Antimykotikum	Arzneimittel gegen Pilzerkrankungen
Antiöstrogen	Arzneimittel, das die Östrogenwirkung blockiert; Indikation: hormonempfindliches Mammakarzinom
Antioxidans (Mz. Antioxidanzien)	Stoffe, die Oxidation, d. h. „Ranzigwerden" und Alterung, entgegenwirken; z. B. Vitamine
Antiphlogistikum	Arzneimittel gegen Entzündung und Schmerz; z. B. Diclofenac, Ibuprofen, ASS; ▸ Antirheumatikum, Analgetikum
Antipyretikum	Arzneimittel gegen Fieber
Antirheumatikum	Arzneimittel gegen Entzündung und Schmerz; Gabe v. a. bei rheumatischen bzw. Autoimmunkrankheiten; Untergruppen: 1) ▸ NSAR; z. B. ASS, Diclofenac, Ibuprofen, 2) steroidale A. (Kortison), 3) ▸ Biologicals und andere ▸ DMARD
Antisepsis	Maßnahmen zur Abtötung, Entfernung oder Wachstumshemmung pathogener Keime durch Desinfektion; ▸ Asepsis
Antitoxin	Gegengift; Notfall-Arzneimittel, das Antikörper; z. B. gegen Schlangengift oder Diphtherietoxin, enthält; ▸ Antidot
Antitussivum	Arzneimittel gegen Husten; 1) Hustenstiller; z. B. Codein, 2) Mukolytikum (Schleimlöser); z. B. Ambroxol, ACC®
Antrum, das	Magenhöhle; Magenteil vor dem Pylorus ▸ **Abb. S. 78**
Antrumgastritis	Magenschleimhautentzündung im Antrum
Anurie	fehlende Harnausscheidung (< 100 mL/24 h); komplette Anurie: keine Harnausscheidung
Anus	After; Darmausgang ▸ **Abb. S. 61**

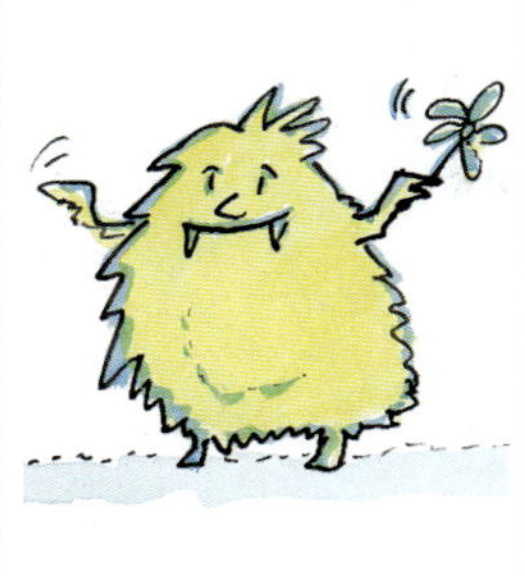

apathogen
nicht krank machend

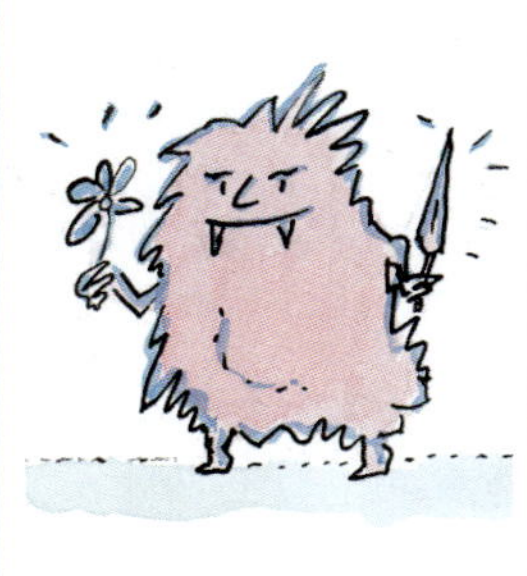

fakultativ pathogen
unter Umständen krank machend

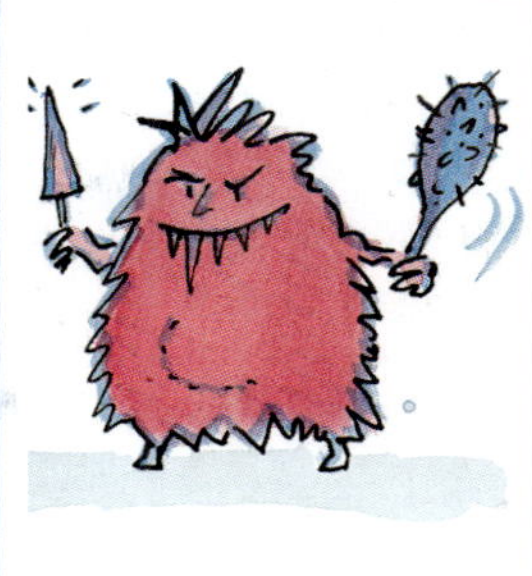

obligat pathogen
(in jedem Falle) krank machend

Begriff	Erklärung
Anus praeter (Stoma)	künstlicher Darmausgang ► Abb. unten
Aorta	Hauptschlagader ► Abb. S. 77
Aortenaneurysma	sackförmige Erweiterung der Aorta
Aortenklappe	Taschenklappe in der Aorta ► Abb. unten
Aortenstenose	Verengung der Aortenklappe
aP (**ap**; **a**zellulärer **P**ertussisimpfstoff)	zellfreier Impfstoff gegen Pertussis (Keuchhusten; aP für Patienten < 10 Jahre, ap für Patienten ≥ 10 Jahre)
AP	► **a**lkalische **P**hosphatase ► Tab. S. 191
apathogen	nicht krank machend; Ggs. pathogen ► Abb. oben
APflG	**A**lten**pf**lege**g**esetz
APGAR	Schema zur Beurteilung von **A**tmung, **P**uls, **G**rundtonus, **A**ussehen u. **R**eflexen von Neugeborenen unmittelbar nach der Geburt
Apnoe	fehlende Atmung; Erstickung(sanfall), Atempause; ► Schlafapnoesyndrom

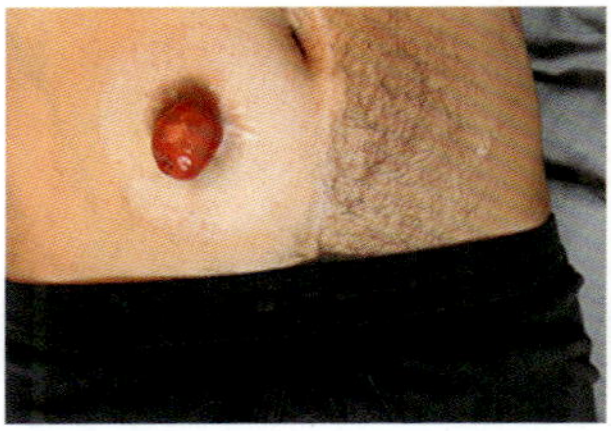

Anus praeter:
endständiges Ileostoma

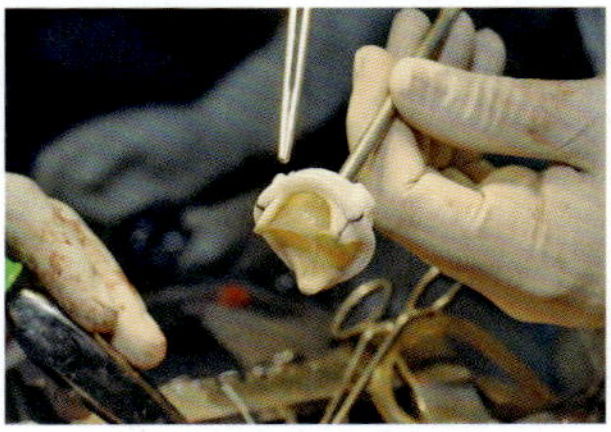

Aortenklappen-Bioprothese
(aus Schweineendokard hergestellte Herzklappe)

Begriff	Erklärung
Apoplex (Insult; engl. Stroke)	▸ Schlaganfall; Gehirnschlag ▸ **Abb. S. 156**
Appendektomie	chirurgische Entnahme der Appendix
Appendix vermiformis, die (Appendix)	Wurmfortsatz am Zäkum; fälschlich „Blinddarm" genannt
Appendizitis	Wurmfortsatzentzündung; fälschlich „Blinddarmentzündung" genannt 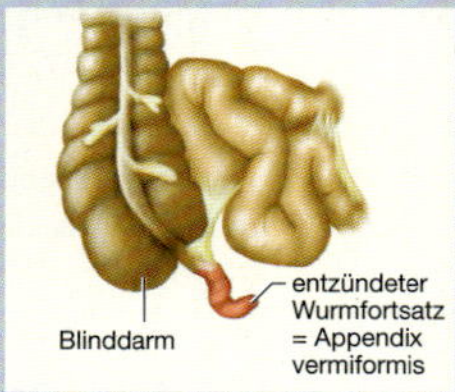
Applikation, die	Arzneimittelgabe; Verabreichen, Eingeben, Darreichen eines Arzneimittels
Applikationsform	Arzneimittel-Darreichungsform; z. B. Tablette
applizieren	1) auftragen (Creme, Salbe), 2) ein Arzneimittel darreichen
Approbation	zur Ausübung des Berufs als Arzt oder Apotheker erforderliche staatliche Bestätigung, Zulassung
Aqua ad iniectabilia (lat. = Wasser für Injektionszwecke)	salzfreies, gereinigtes Wasser zur Herstellung einer Injektionslösung aus Arzneimittelpulver; ▸ NaCl 0,9 %
Arbeitsschutzgesetz (ArbSchG)	Gesetz über die Durchführung von Maßnahmen des Arbeitsschutzes zur Verbesserung der Sicherheit und des Gesundheitsschutzes der Beschäftigten bei der Arbeit (z. B. durch Erstellen von Gefährdungsbeurteilungen oder Rechtsverordnungen: die Gefährdungen der Sicherheit und Gesundheit ermitteln, die Risiken bewerten, Schutzvorkehrungen treffen und die Mitarbeiter über die Gefahren und Maßnahmen informieren)
A-R-M	▸ Anforderungen-Ressourcen-Modell
Arrhythmie	Herzrhythmusstörung; unregelmäßige Herzschlagfolge
Arterie, die (A., Mz. Aa.)	Schlagader, Pulsader; Blutgefäß, das Blut vom Herzen weg führt
arteriell	1) bzgl. Blutgefäß: vom Herzen wegführend, 2) Bluteigenschaft: sauerstoffreich
arterielle Hypertonie (arterieller Hypertonus)	Bluthochdruck (Ruhe-RR ≥ 140/90 mmHg beim Erwachsenen); ▸ Hypertonie ▸ **Tab. S. 187**
Arterienlumen	Lichtung, d. h. Innenraum von Arterien

Begriff	Erklärung
Arteriole (lat. = kleine Arterie)	Widerstandsgefäß zwischen Arterie und Kapillaren; regelt Bluteinstrom in die Kapillaren; ▸ Venole
Arteriosklerose (Atherosklerose)	Arterienverengung durch cholesterinhaltige Wandablagerungen; kann u. a. zu pAVK, Herzinfarkt, Demenz, Schlaganfall führen ▸ Abb. unten
Arthralgie	Gelenkschmerz
Arthritis	Gelenkentzündung
Arthrose	degenerativer Gelenkab- bzw. -umbau mit Schmerzen, Bewegungseinschränkung und ggf. Entzündung; ugs. Gelenkverschleiß
Arthroskop	Endoskop zur Gelenkspiegelung
Arthroskopie	Gelenkspiegelung
Arzneimittel-exanthem	durch Arzneimittel ausgelöster Hautausschlag
Arzneimittel-zulassung	um ein Arzneimittel vertreiben zu können, muss es von der Zulassungsbehörde (Bundesinstitut für Arzneimittel und Medizinprodukte ▸ BfArM) überprüft und zugelassen werden; geprüft bzw. nachgewiesen werden in drei klinischen Studienphasen seine Wirksamkeit, Verträglichkeit und pharmazeutische Qualität
ASS	▸ Acetylsalicylsäure; ▸ Analgetikum; ▸ NSAR
Asepsis	Prinzip der Keimfreiheit: Maßnahmen zur Abtötung oder Entfernung aller Mikroorganismen durch Sterilisation; Ggs. Sepsis; ▸ Antisepsis
Aspekt	Gesichtspunkt, Ansicht, Blickwinkel, Betrachtungsweise
Aspiration, die (Verb aspirieren)	1) Ansaugen mit einer Injektionsspritze, 2) Einsaugen von Fremdstoffen in die unteren Atemwege beim Einatmen

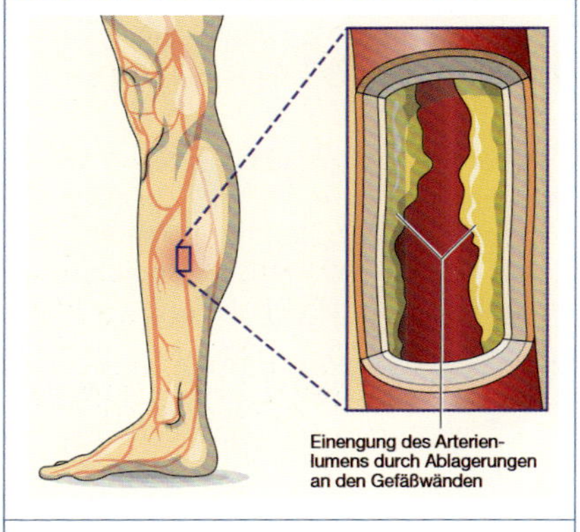

Arteriosklerose (pAVK)

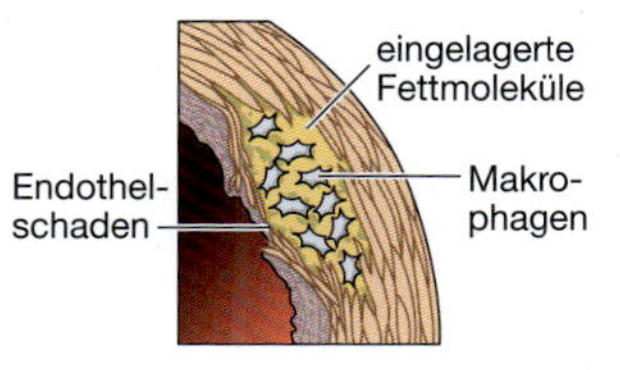

Ablagerungen und Entzündungen tragen zur Arteriosklerose bei

A B C D E F G H I J K L M N O P Q R S T U V W X Y Z

Begriff	Erklärung
Aspirations-pneumonie	Lungenentzündung durch Einatmen von Fremdstoffen (z. B. Nahrung, Magensaft)
ASR	▸ **A**chilles**s**ehnen**r**eflex
Assessment	1) Bewertung, Einschätzung; standardisierte Beurteilung; dokumentierte Einschätzung von Patienten; ▸ Assessment-instrumente; 2) Abk. für Assessment-Center (▸ AC);
Assessment-instrumente	Instrumente zur Datenerhebung u. Einschätzung von Patienten/Klienten (z. B. standardisierte Fragebögen oder Skalen)
Assimilation	Angleichung; Anpassung
assoziieren	zwei Dinge, Vorstellungen, Ereignisse in Gedanken miteinander verbinden
ästhetische Chirurgie (Ästhetik = Schönheitslehre)	Chirurgie, die das Aussehen verbessert; 1) Schönheits-, 2) plastische bzw. Wiederherstellungschirurgie nach Tumor bzw. Unfall
Asthma bronchiale (Bronchialasthma; Kw. Asthma)	entzündliche Atemwegserkrankung mit zeitweise auftretender reversibler Atemwegsverengung durch bronchialen Muskelkrampf, Schleim und Schleimhautschwellung; Ursachen: 1) allergisch, 2) nicht allergisch (z. B. Kälte, Anstrengung, Stress), 3) gemischt: 1) und 2)
Asthmaanfall	akut auftretende, heftige Asthmasymptome
asymptomatisch	symptomfrei; beschwerdefrei
Asystolie (griech. = fehlende Systole)	Herzstillstand; fehlende elektrische und muskuläre Herzaktivität; ▸ Kammerflimmern
Ataxie	Unfähigkeit zur Koordination von Bewegungsabläufen
Atelektase	unzureichend oder nicht belüfteter Lungenabschnitt; Einteilung in a) angeborene (primäre A., fetale A.) und b) erworbene A. (sekundäre A.): 1. Entspannungs-A., 2. Kompressions-A., 3. Resorptions-A. oder 4. Obstruktions-A.)
Atherosklerose	▸ Arteriosklerose ▸ Abb. S. 21
Ätiologie	(Med.) Fachrichtung, die sich mit der Ursache der Entstehung von Krankheiten beschäftigt; ▸ Epidemiologie; ▸ Causa
ätiologisch	die Ursachen, den Grund oder die kausale Herleitung betreffend oder erklärend
ATL	ganzheitliches Modell der zwölf **A**ktivitäten des **t**äglichen **L**ebens (Lebensaktivitäten) nach Nancy Roper; Schema, das i. d. Pflege hauptsächlich dazu dient, Defizite zu erheben, d. h. man stellt fest, was der Patient nicht kann; steht im Widerspruch zur Gesundheitsorientierung
Atmung (Respiration)	1) äußere Atmung: Aufnahme von O_2 und Abgabe von CO_2 durch Ein- und Ausatmen sowie Gasaustausch in den Alveolen, 2) innere Atmung: Sauerstoffverwertung in den Zellen ▸ Abb. S. 12
Atopie, die (Adj. atopisch)	erbliche Veranlagung, die Neurodermitis, Asthma bronchiale, Heuschnupfen und Nahrungsmittelallergien begünstigt

Begriff	Erklärung
atopische Diathese	Neigung, Bereitschaft des Körpers, allergisch zu reagieren (z. B. Asthma bronchiale, Heuschnupfen); ▸ Disposition
Atrium	Herzvorhof ▸ Abb. S. 77
Atrophie, die (Adj. atrophisch; Verb atrophieren)	Gewebsschwund; z. B. durch Alter, Mangelernährung, Nichtgebrauch
Atropin	Wirkstoff der Tollkirsche; hemmt einen Teil des unwillkürlichen Nervensystems; wichtiges Notfallmedikament
AU	hier: Arbeitsunfähigkeit(sbescheinigung)
audiovisuell	zugleich hörbar und sichtbar; Auge und Ohr ansprechend
Auskultation	Abhören mittels Stethoskop
Ausschlussdiagnose	Diagnose, die nur gestellt wird, wenn alle anderen denkbaren Diagnosen durch Untersuchungen ausgeschlossen wurden
austarieren	ins Gleichgewicht bringen
aut idem (lat. = oder etwas Gleichwertiges)	Rezeptzusatz, der dem Apotheker den Austausch gegen ein anderes, inhaltsgleiches Präparat erlaubt; Hinweis: auf GKV-Rezept gegenteilige Bedeutung
Autoantikörper	Antikörper gegen körpereigenes Gewebe
Autoimmunkrankheit	Krankheit durch Angriff des Immunsystems auf körpereigenes Gewebe; z. B. PcP
Autoklav	Dampfsterilisator; Gerät zur Keimabtötung mit Wasserdampf unter Überdruck
autonom	selbstständig, unabhängig; ▸ Autonomie
Autonomie	Unabhängigkeit; Selbstständigkeit; Willensfreiheit; Adj. ▸ autonom

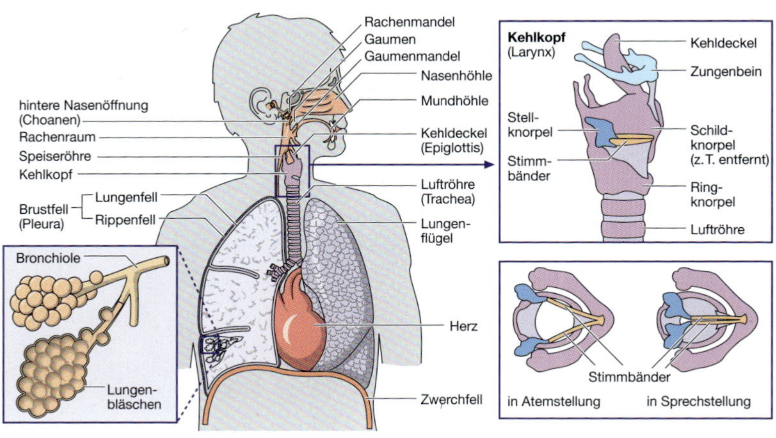

Atmungsorgane

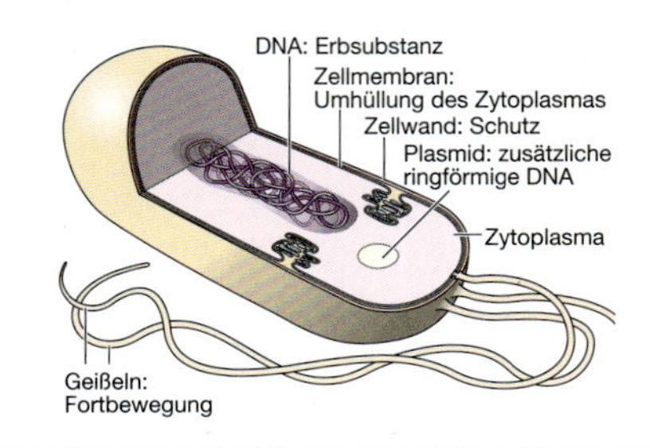

Bakterium

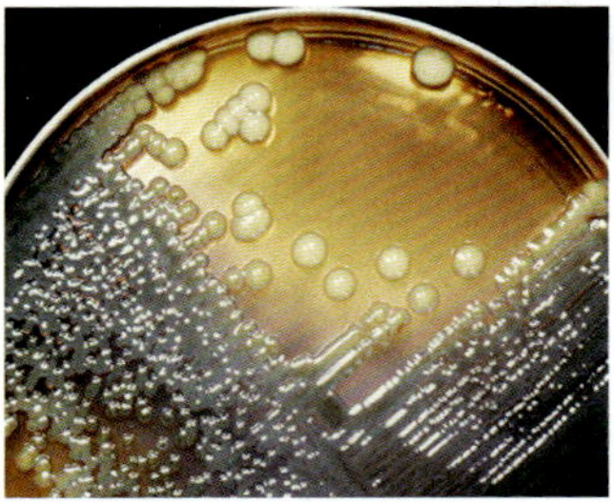

Bakterienkolonien auf Nährbodenplatte

Begriff	Erklärung
Autopsie (Sektion; innere Leichenschau)	Leichenöffnung und -untersuchung zur Ermittlung der medizinischen Todesursache
AV-Block	Herzrhythmusstörung mit Erregungsleitungsstörung zwischen den Herzvorhöfen und -kammern
AV-Knoten (**A**trio**v**entrikularknoten)	Teil des ▸ Reizleitungssystems des Herzens ▸ Abb. S. 144
axillar	in der Achselhöhle; zur Achselhöhle hin
Axillarlinien (vordere, mittlere, hintere)	gedachte senkrechte anatomische Linien, die sich an den Axillen orientieren
Axon, der	Nervenfortsatz der Nervenzelle, der Reize weiterleitet ▸ Abb. S. 121
Ayurveda	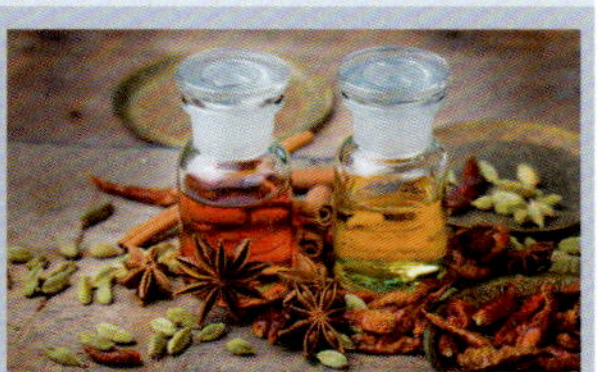 1) traditionelle indische Heilkunst zur Förderung der Gesundheit u. Behandlung von Krankheit; 2) Wissen über das Leben; 3) Lebensweisheit, Lebenswissenschaft mit den zentralen Elementen: Ayurveda-Massage u. -Reinigungstechniken, die Ernährungslehre, spirituelle Yogapraxis, Pflanzenheilkunde; 4) Sammlung der wichtigsten Lehrbücher der altindischen Medizin aus der brahmanischen Epoche
AZ (**A**llgemein**z**ustand)	grobe klinische Beurteilung des Gesundheitszustandes als guter, leicht oder stark reduzierter Allgemeinzustand
Azetongeruch (Acetongeruch)	an Nagellackentferner erinnernder Atemgeruch bei Diabetikern in bzw. vor Koma
Azidose	„Übersäuerung"; Störung des Säure-Basen-Haushalts mit Herabsenkung des pH-Wertes im Blut; Unterscheidung nach a) respiratorischer und b) metabolischer Störung und c) einer Gewebsazidose

bakteriostatisch	Bakterien(vermehrung) hemmend

Begriff	Erklärung
bakteriell	durch Bakterien verursacht, Bakterien betreffend
Bakterien (Ez. Bakterium, das)	einzellige Mikroorganismen ohne Zellkern, die auf Nährböden züchtbar sind und durch Antibiotika bekämpft werden können ▸ **Abb. S. 22**
Bakteriologie	Lehre von den Bakterien
bakterizid	Bakterien tötend; Eigenschaft von Desinfektionsmitteln und Antibiotika
Balanitis	Entzündung von Eichel und innerem Vorhautblatt
Balint-Gruppe	Element in der Aus- und Weiterbildung von Ärzten und Psychotherapeuten und auch als Supervisionsmethode in anderen Bereichen des Gesundheits-, Sozial- und Erziehungswesens; z. B. eine vom Psychotherapeuten oder Supervisor geleitete Arbeitsgruppe von 8–12 Ärzten, in der Erfahrungen reflektiert u. auf die Arzt-Patienten-Beziehung eingegangen werden soll
Bangkok-Charta zur Gesundheitsförderung	Grundsatzpapier zur Förderung der globalen Gesundheit (▸ Global Health), das 2005 von der WHO in Bangkok verabschiedet wurde; enthält vier zentrale Forderungen nach der Integration von Gesundheitsförderung; ▸ Ottawa-Charta; ▸ Gesundheitsförderung
Basale Stimulation	alle pflegerischen und therapeutischen Maßnahmen, die zur Förderung der Sinneswahrnehmung, Körperorientierung und Kommunikationsfähigkeit von körperlich und geistig beeinträchtigten Menschen verwendet werden (z. B. das Anbieten grundlegender Reize wie Vibration oder Berührung)
basaler Insulinbedarf	Insulinbedarf ohne Nahrungsaufnahme
Basalinsulin (Verzögerungsinsulin)	lange wirksames ▸ Insulin; Ggs. Normalinsulin (Altinsulin)
Basaliom (Basalzellkarzinom)	Krebs der Basalzellschicht der Epidermis; häufigster ▸ Hautkrebs ▸ **Abb. S. 74**
Basalmembran	dünne Grenzschicht zwischen Epithel und darunterliegendem Bindegewebe
Basalzellschicht	unterste Zellschicht eines Epithels; Ort der Zellerneuerung; Keimschicht
Basalzellkarzinom	▸ Basaliom
Base (Lauge; Adj. basisch)	alkalischer, Säure neutralisierender Stoff; pH >7; Ggs. Säure
Basedow, M. (Basedow-Autoimmunthyroiditis; nach K. von Basedow)	Autoimmunkrankheit der Schilddrüse mit Hyperthyreose; typische drei Symptome: ▸ Struma, ▸ Tachykardie, ▸ Exophthalmus
Basis-Bolus-Therapie	▸ ICT

A B C D E F G H I J K L M N O P Q R S T U V W X Y Z

Begriff	Erklärung
Basismaßnahmen (engl. BLS = **B**asic **L**ife **S**upport)	grundlegende Reanimationsmaßnahmen: Freimachen der Atemwege und Beatmung im Wechsel mit Herzdruckmassage; ▸ ALS ▸ Abb. S. 143
basophil	im ▸ Differenzialblutbild blau gefärbt ▸ Abb. S. 43
Baustoffwechsel	Nährstoffnutzung für Wachstum und Gewebserneuerung; ▸ Energiestoffwechsel
BB	**B**lut**b**ild ▸ Tab. S. 191
BC	▸ **B**ronchial**k**arzinom
BCC (engl. **B**asal **C**ell **C**arcinoma)	▸ Basaliom; häufigster Hautkrebs
BCG-Bakterien (**B**acille **C**almette-**G**uérin)	gering virulente Tuberkelbakterien; früher zur Tbc-Impfung, heute als lokales Immunstimulans bei Blasenkrebs genutzt
BE (**B**erechnungs**e**inheit; **B**rot**e**inheit)	Rechengröße der Diabetesdiät; 1 BE = 12 g Kohlenhydrate (KH); ▸ KE Einheit zur Abschätzung der blutzuckerwirksamen Kohlenhydrate in der Ernährung Eine Berechnungseinheit entspricht in Deutschland 10–12 g Kohlenhydraten, wodurch die früher üblichen unterschiedlichen Einheiten BE (Broteinheit) und KE (Kohlenhydrateinheit) zusammengefasst wurden. Mit entsprechenden Kohlenhydrat-Austauschtabellen lässt sich ermitteln, wie viel Gramm eines kohlenhydrathaltigen Lebensmittels einer Berechnungseinheit entsprechen. Diese Einschätzung ist für die Anpassung der Insulindosis im Rahmen einer Basis-Bolus-Therapie erforderlich; z. B. wichtige Information für Diabetiker
Bechterew, M. (Spondylitis ankylosans; nach W. Bechterew)	Autoimmunkrankheit mit schmerzhaften Entzündungen im Bewegungsapparat und ggf. allmählicher Wirbelsäulenversteifung
Beckengürtel	Verbindung aus Kreuzbein und Hüftbeinen 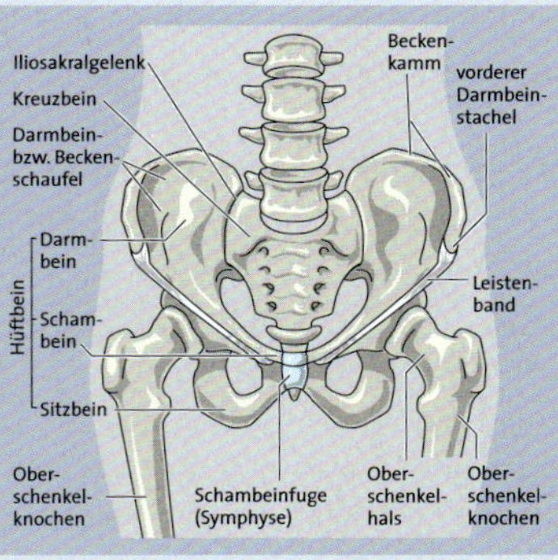
Bedürfnismodelle	Modelle in der Pflege, die die Grundbedürfnisse des Menschen in den Mittelpunkt stellen; z. B. Lebensaktivitäten-Modell (▸ ATL) von Nancy Roper

Begriff	Erklärung
Behaviorismus	Richtung der Verhaltenspsychologie, die sich mit der Reaktions- u. Funktionsweise lebender Organismen beschäftigt
Behinderung	eine dauerhafte und gravierende Beeinträchtigung der gesellschaftlichen und wirtschaftlichen ▸ Teilhabe bzw. Teilnahme einer Person, verursacht durch das Zusammenspiel ungünstiger Umweltfaktoren oder ungünstiger sozialer oder anderer Faktoren wie bspw. Barrieren und solcher Eigenschaften der behinderten Person, welche die Überwindung der Barrieren erschweren oder unmöglich machen; Unterscheidungen: 1) nach der Art: körperliche Behinderung (z. B. Gehbehinderung), Sinnesbehinderung (Blindheit, Gehörlosigkeit, Schwerhörigkeit, Taubblindheit, Geruchlosigkeit), Sprachbehinderung, psychische/seelische Behinderung, Lernbehinderung, geistige Behinderung (z. B. Down-Syndrom) oder 2) nach der Ursache: nach erworbenen (z. B. als Folge eines Unfalls) und angeborenen (z. B. erbliche) Behinderungen
Beitragssatz	Versicherungsbeitrag, z. B. für die Kranken- o. Pflegeversicherung
Belastungs-EKG (Ergometrie)	dosierte körperliche Belastung unter EKG-Kontrolle zur Diagnostik belastungsabhängiger Herzfunktionsstörungen ▸ Abb. S. 49
Belastungs-inkontinenz	▸ Harninkontinenz
beliefs	engl. für Glaube, Vorstellungen, Überzeugungen; ▸ Health-Belief-Modell nach Schwarzer
benigne (Subst. Benignität)	Tumoreigenschaft: gutartig; lokales Wachstum ohne Gewebszerstörung/Metastasen; Ggs. maligne ▸ Abb. S. 175
benignes Prostata-syndrom (BPS; benigne Prostatahyperplasie; BPH; Prostataadenom)	gutartige Prostatavergrößerung; häufige Alterserkrankung des Mannes mit erschwerter Harnentleerung, ggf. Restharnbildung und selten Harnverhalt

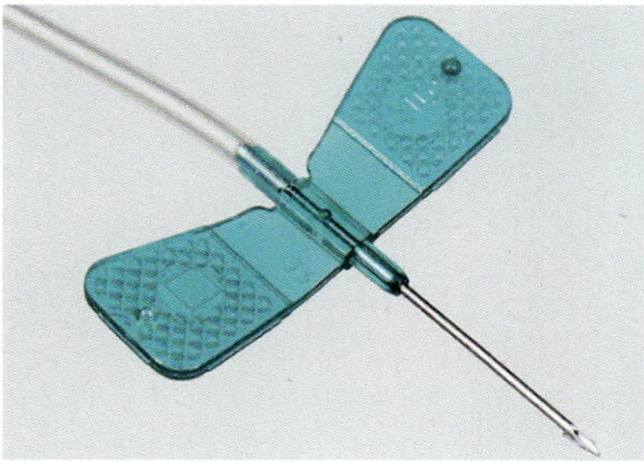

Butterfly-Kanüle

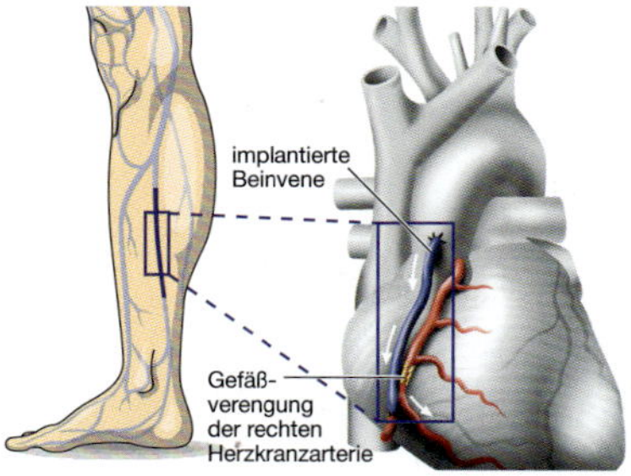

aortokoronarer Venen-Bypass (ACVB)

Begriff	Erklärung
Berechnungseinheit	► BE
Berufsethos	hohe sittliche Vorstellung vom Wert und den Pflichten eines Berufes; viele Berufe des Gesundheitswesens haben eine Berufsethik, die ihnen die Richtlinien zur Erfüllung ihrer beruflichen Pflichten vorgibt; z. B. ist dies für die Ärzte der ► Hippokratische Eid bzw. das ► Genfer Gelöbnis
Betablocker (β-Blocker)	Arzneimittel, die Stresshormonwirkungen u.a. am Herzen mildern; indiziert bei Hypertonie und Z. n. Herzinfarkt; z. B. Metoprolol
Betreutes Wohnen	vorübergehend in Obhut sein; Bezeichnung für versch. Wohnformen, in denen (jugendliche, obdachlose, alte, kranke oder behinderte) Menschen (entsprechend ihrer Lebenssituation) je nach Bedarf Unterstützung erhalten; Konzept mit Leitsatz: Soviel Selbstständigkeit wie möglich und so viel Hilfe wie nötig; z. B. Jugendlicher in Wohngemeinschaft wird durch Sozialarbeiter bei der Bewältigung der individuellen Probleme unterstützt; z. B. 80-Jähriger in einem barrierefreien Wohnraum, der allgemeine Betreuung und niedrigschwellige Unterstützungsleistungen beansprucht
Betriebliche Gesundheitsförderung (BGF)	systemische Interventionen (nach dem ► Setting-Ansatz) in Betrieben, durch die gesundheitsrelevante Belastungen gesenkt und Ressourcen vermehrt werden sollen; dabei werden Problemerfassung u. gesundheitsförderliche Aktionen partizipativ angegangen (Befähigung zur aktiven Teilhabe); ► Gesundheitsförderung; SGB V § 20a
Betriebliches Gesundheitsmanagement (BGM)	Verankerung von Gesundheit als betriebliches Ziel unter Inanspruchnahme von Managementstrategien; ► Gesundheitsmanagement
Bewältigungsressourcen	Fähigkeiten, Kräfte, Reserven, um bestimmte Anforderungen oder Probleme zu bewältigen; ► Ressourcen
Bezugsdisziplinen der Gesundheitswissenschaften	andere wissenschaftliche Disziplinen, die mit den GW verknüpft sind: z. B. Medizin, Pflegewissenschaft, Biologie, Soziologie, Epidemiologie, Psychologie, Pädagogik, Politik

Begriff	Erklärung
Bezugspflege	Pflege, bei der die komplette Grund- und Behandlungspflege für einen Pflegebedürftigen/für eine Gruppe Pflegebedürftiger einer bestimmten examinierten Bezugspflegekraft übertragen ist; Pflegeprozess u. Dokumentation wird eigenverantwortlich geplant u. übernommen, einzelne Aufgaben können delegiert werden; auch Bezugspersonenpflege genannt (zentrale Aspekte: Beziehung, Verantwortlichkeit); engl.: Primary Nursing; Ggs. Funktionspflege, Bereichspflege
BfArM (**B**undesinstitut **f**ür **Ar**zneimittel und **M**edizinprodukte)	zuständig u. a. für die ► Arzneimittelzulassung
BfR (**B**undesinstitut **f**ür **R**isikobewertung)	wissenschaftliche Einrichtung der BRD, die Gutachten und Stellungnahmen zu Fragen der Lebens- und Futtermittelsicherheit sowie zur Sicherheit von Chemikalien und Produkten erarbeitet; zur Stärkung des gesundheitlichen Verbraucherschutzes u. der Lebensmittelsicherheit; ► www.bfr.bund.de
BGA	► **B**lut**g**as**a**nalyse
BGW (**B**erufsgenossenschaft für **G**esundheitsdienst und **W**ohlfahrtspflege)	gesetzliche Unfallversicherung für nichtstaatliche Einrichtungen im Gesundheitsdienst und der Wohlfahrtspflege; www.bgw-online.de
Bikarbonat	alkalischer (basischer) Stoff, der Säuren im Blut neutralisiert; ein Messwert der ► Blutgasanalyse
bilateral	beidseitig
Bilirubin	gelber Gallenfarbstoff; ► Ikterus ► **Tab. S. 191**
bimanuell	mit beiden Händen
Binge-Drinking	engl. binge = Gelage, Orgie; Komasaufen, Kampftrinken, Rauschtrinken; syn. Besäufnis
Bioethik	Teilgebiet der angewandten Ethik, das sich mit sittlichen Fragen und Verhaltensweisen im Umgang mit Leben und Natur, besonders auch im Hinblick auf neue Entwicklungen und Möglichkeiten der Forschung und Therapie, befasst (wie Gentechnik, Sterbehilfe); ► Ethik
Biofeedback	Verfahren der Verhaltensmedizin, das dazu dient, die normalerweise unbewusst ablaufenden psychophysiologischen Prozesse durch Rückmeldung (Feedback) wahrnehmbar/bewusst zu machen, sie zu verdeutlichen; dient der Behandlung psychischer, psychosomatischer und körperlicher Krankheiten durch die systematische Rückmeldung von Körperfunktionen, z. B. bei Stress oder ► Hypertonie

Begriff	Erklärung
Biografiearbeit	strukturierte Form zur Selbstreflexion der Biografie in einem professionellen Setting; Reflexion der Vergangenheit, um die individuelle Biografie in einem gesellschaftlichen und historischen Zusammenhang zu sehen, damit zukünftige Handlungspotenziale entwickelt werden können (z. B. in der Gerontologie zur Stärkung des Selbstvertrauens, zur Bewältigung des Älterwerdens)
Biological	antikörperhaltiges Medikament; z. B. gegen rheumatische Krankheiten oder Krebs einsetzbar
biomedizinische Perspektive	Perspektive auf Krankheit und Gesundheit ist krankheitsbezogen, nicht gesundheitsbezogen; pathophysiologische Perspektive; Grundannahme ist z. B., dass jede Erkrankung spezifische Ursachen hat; ▸ salutogenetische Perspektive
biomedizinischess Krankheitsmodell	Modell zur Erklärung von Krankheit aus biologischer und medizinischer Sicht, das davon ausgeht, dass Krankheiten durch physiologische Prozesse im Organismus entstehen; Krankheit ist demnach die Störung von Körperfunktionen; eine Therapie beruht auf der Behandlung der Symptome und der spezifischen Ursachen, wobei der Patient/die Person unberücksichtigt bleibt; entsprach lange Zeit dem vorherrschenden wissenschaftlichen Paradigma und war Grundlage unseres darauf aufbauenden ▸ kurativen medizinischen Gesundheitssystems; ▸ Paradigmenwechsel
Biopsie	Gewebeentnahme beim Lebenden
biopsieren	eine Gewebeprobe entnehmen
Biorhythmus	in periodischem Ablauf erfolgender Rhythmus von physiologischen Vorgängen (z. B. Wachstum, Leistungsfähigkeit)
Bizeps (M. biceps)	zweiköpfiger Oberarmmuskel; Armbeuger ▸ Abb. S. 117
Bizepssehnenreflex (BSR)	Muskeleigenreflex; auslösbar durch Beklopfen der Bizepssehne in der Ellenbeuge
Bläschendrüsen (Glandulae seminales)	Genitaldrüsen des Mannes; bilden ca. 65 % des Spermas ▸ Abb. S. 61
Blasenkatheter	Schlauch zur Harnableitung aus der Blase
BLS	▸ Basismaßnahmen der Reanimation ▸ ALS
Blutbild (BB)	Zählung der Erythrozyten, Leukozyten und Thrombozyten, Messung von Hb und Hkt, Berechnung von MCV, MCH und MCHC ▸ Tab. S. 191
Blutdruck	Druck bzw. Kraft, mit der die Herzkontraktion das Blut in die Adern pumpt ▸ Tab. S. 187
Bluterkrankheit	▸ Hämophilie
Blutgasanalyse (BGA)	Bestimmung von O_2, CO_2, pH-Wert, Basenüberschuss und Bikarbonat in arterialisiertem (O_2-reichem) Kapillarblut

ABO-Blutgruppen nach Landsteiner

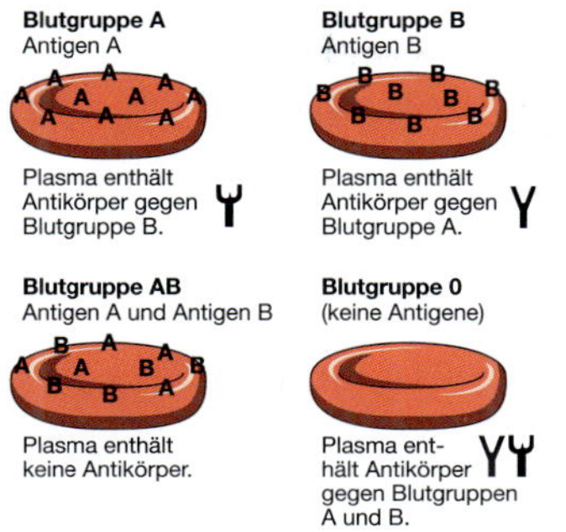

Antigene und Antikörper

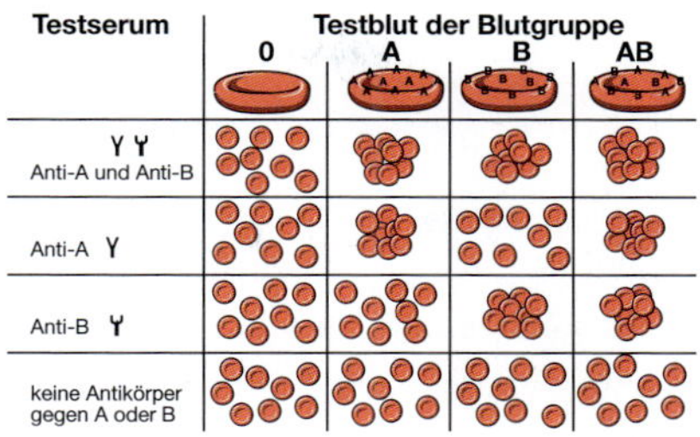

Bestimmung der Blutgruppe mit Testseren

Begriff	Erklärung
Blutgruppen-Antigen	Antigen der Erythrozytenoberfläche, das von einem fremden Immunsystem erkannt und bekämpft werden kann; v. a. AB0-Antigen ▸ Abb. oben
Blutkultur	spezielle Erregerkultur, für die Blutproben direkt in Nährmediumflaschen abgenommen werden
BMG (**B**undesministerium für **G**esundheit)	kurz Bundesgesundheitsministerium; eine Oberste Bundesbehörde der Bundesrepublik Deutschland; ▸ www.bmg.bund.de
BMI	▸ **B**ody-**M**ass-**I**ndex
Bobath-Konzept	Konzept zur Bewegungstherapie für Menschen mit motorischen Beeinträchtigungen aufgrund von neurologischen Funktionsstörungen, wobei die Menschen in ihrer Persönlichkeit berücksichtigt werden
Body-Mass-Index (BMI)	Körpermassenzahl; Einheit kg/m²; Berechnung: Körpergewicht in kg geteilt durch (Körpergröße in Metern)²; gibt Normal-, Unter- oder Übergewicht an; für Erwachsene gilt: 1) Normalbereich: 18,5–24,9; 2) Übergewicht: 25–29,9; 3) Adipositas Grad I ≥30–34,9; 4) Adipositas Grad II 35–39,9; 5) Adipositas Grad III ≥40
Bodyplethysmografie	spezielle, exakte Lungenfunktionsprüfung in einer Glaszelle
Borderline-Syndrom	Borderline-Persönlichkeitsstörung (BPS); psychische Störung mit emotional instabiler Persönlichkeit, gekennzeichnet durch Impulsivität und Instabilität in zwischenmenschlichen Beziehungen, Stimmung und Selbstbild
Borreliose (Lyme-Borreliose; nach A. Borrel und der Stadt Lyme; sprich „leim")	Infektionskrankheit durch Borrelien; durch Zeckenstich übertragen; Befall von Haut, Gelenken und/oder Nervensystem möglich

Begriff	Erklärung
bösartig	lebensbedrohend; gefährlich; krebsartig; ▸ maligne; Ggs. gutartig
BPS (BPH)	▸ **b**enigne(s) **P**rostata**s**yndrom (-**h**yperplasie)
Bradykardie	verlangsamte Herzschlagfolge (Puls <60/min)
bronchiale Hyperreagibilität	Überempfindlichkeit der Bronchien mit Neigung zu Entzündung und Verengung
Bronchialkarzinom	Krebs des Bronchialepithels; Lungenkrebs (Abk. BC)
Bronchiallumen	Lichtung (Raum innerhalb) eines Bronchus
Bronchien (Ez. Bronchus, der)	mit Knorpel stabilisierte Luftwege zwischen Trachea und Bronchiolen ▸ Abb. S. 23
Bronchiolen	kleinste, knorpelfreie Teile der Atemwege zwischen Bronchien und Alveolen
Bronchitis	Entzündung der Bronchien; 1) chronisch, 2) akut
Broncholysetest	Teil der Lungenfunktionsdiagnostik; mittels ▸ Broncholytikum beweist man Bronchialverkrampfungen
Broncholytikum (Bronchospasmolytikum; Beta-(2)-Mimetikum)	Bronchien entkrampfendes bzw. erweiterndes Arzneimittel; zumeist als Dosieraerosol appliziert
Bronchoskopie	Lungenspiegelung; Endoskopie von Trachea und Bronchien; ▸ BAL
Bronchospasmolytikum	▸ Broncholytikum
Brustwandableitungen (nach Wilson)	EKG-Ableitungen in der Horizontalebene; Bezeichnung: V_1–V_6; ▸ EKG ▸ Abb. S. 49
BSG (BKS)	**B**lut(körperchen)**s**enkungs**g**eschwindigkeit; Blutwert v. a. der Entzündungsdiagnostik ▸ Tab. S. 193
BSV	**B**and**s**cheiben**v**orfall; ▸ Diskusprolaps
BtM (BTM; **B**e**t**äubungs**m**ittel)	Arzneimittel, die auf BtM-Rezept verordnet und verschlossen gelagert werden; z. B. starke Schmerzmittel, Narkosemittel
BtMG (kurz: **B**e**t**äubungs**m**ittel**g**esetz)	Gesetz über den Verkehr mit Betäubungsmitteln
Bulimie (Bulimia nervosa)	Ess-Brech-Sucht; psychosomatische Krankheit; ▸ Anorexie
Burnout-Syndrom	Zustand tiefster emotionaler, körperlicher und geistiger Erschöpfung mit vielfältigen Ursachen, z. B.: Überforderung und Stress im Beruf, Überlastung aufgrund der Pflege eines Angehörigen, emotiononaler Druck aufgrund von Arbeitslosigkeit
Butterfly-Kanüle (Butterfly)	Spezialkanüle mit seitlichen Kunststoff-„Flügeln“ zum Fixieren (Festkleben) ▸ Abb. S. 27

Begriff	Erklärung
BVPG (**B**undes**v**ereinigung **P**rävention und **G**esundheitsförderung e. V.)	eine Plattform aller Akteure der Prävention u. Gesundheitsförderung; ► www.bvpraevention.de
BWS	**B**rust**w**irbel**s**äule ► Abb. S. 182
Bypass, der (Mz. Bypässe; engl. bypass = Umleitung)	operative Überbrückung eines verengten Koronararterienastes durch ein körpereigenes Venen- oder Arterienstück; ► ACVB ► Abb. S. 27
BZ (Blutzucker)	Blutglukose(spiegel) ► Diabetes ► Tab. S. 195
BZgA (**B**undes**z**entrale für **g**esundheitliche **A**ufklärung)	verfolgt das Ziel, Gesundheitsrisiken vorzubeugen u. gesundheitsfördernde Lebensweisen zu unterstützen; ► www.bzga.de

Ca. (sprich „c-a“)	Kw. für **Ka**rzinom; z. B. Magen-Ca.
Ca	**Ca**lcium (Kalzium; Mineralstoff)
Caecum	► Zökum ► Tab. S. 188 ► Abb. S. 35
Candida albicans	Schleimhautpilz, Erreger des ► Soor
Candidose	► Mykose durch Candida-Pilze; z. B. Soor
cardial (cardio-)	kardial, d. h. das Herz betreffend
care	engl. für Sorge , Fürsorge, Pflege, Versorgung
Case Management	Fallmanagement zur Koordination der Behandlung eines Patienten; Einzelfallbetreuung, um eine bedarfsgerechte Hilfe sicherzustellen
caudal (kaudal)	nach unten, steißwärts
Causa	lat. für „Ursache“, „Grund“; auf dem Verhältnis zwischen Ursache und Wirkung beruhend; ursächlich; Suche nach kausalen Gründen einer Krankheit (z. B. wenn Ereignis A eintritt, dann muss auch Ereignis B eintreten); ► ätiologisch
cave (lat. cave = hüte dich)	medizinischer Warnhinweis; z. B. „Cave Penicillin“: der Patient darf kein Penicillin erhalten bzw. ist allergisch
CED	► **c**hronisch **e**ntzündliche **D**armerkrankung(en)
cerebral (zerebral)	das Gehirn betreffend
Cerebralsklerose	Arteriosklerose der Hirngefäße
Cerebrum (Zerebrum)	Gehirn
Cerumen (Zerumen)	Ohrschmalz; Sekret des Gehörgangsepithels
Cervix (Zervix)	1) Hals, 2) Gebärmutterhals (Cervix uteri)
cervical (zervikal)	zum Hals gehörig, am Hals
Cervixkanal	► Zervixkanal
Cervixkarzinom	► Zervixkarzinom (Gebärmutterkrebs)

Begriff	Erklärung
Chancengleichheit	gleiche Ausbildungs- und Aufstiegsmöglichkeiten für alle ohne Rücksicht auf Herkunft und soziale Verhältnisse; syn. Emanzipation, Gleichberechtigung; vgl. WHO-Konferenz von Mexico City im Jahr 2000 zum Abbau von Chancenungleichheiten; ► soziale Ungleichheit
Chemotherapie	1) Krebstherapie mit ► Zytostatika, 2) Arzneitherapie von Infektionskrankheiten
Chirotherapie (manuelle Therapie)	Handgrifftechnik zur Behandlung von Krankheiten des Bewegungsapparates; z. B. Einrenken verschobener Gelenkanteile
Chirurg	Facharzt (Gebietsarzt) für Chirurgie
chirurgisch	mit operativen Methoden; Ggs. konservativ
Chirurgie	Lehre von der operativen Behandlung
Chlamydien	intrazellulär wachsende Bakterien; Erreger u. a. von Genital- und Atemwegsinfektionen
Choanen (Ez. Choane, die)	hintere Nasenöffnungen ► Abb. S. 23
Cholelithiasis	► Cholezystolithiasis
Cholesterin (Cholesterol)	fettähnlicher Stoff; Grundbaustein für Hormone, Membranen usw.; Überschuss führt zu ► Arteriosklerose ► S. 195 ► Tab. S. 195
Cholezystektomie	operative Entfernung der Gallenblase
Cholezystitis	Entzündung der Gallenblase
Cholezystolithiasis (Cholelithiasis)	Gallensteinleiden; Vorhandensein von Gallensteinen mit oder ohne Symptome ► Abb. unten
Chromosom, das	DNA-Knäuel; verdichtetes Erbmaterial; jeder Mensch hat 46 Chromosomen, d. h. 23 Paare ► Abb. unten

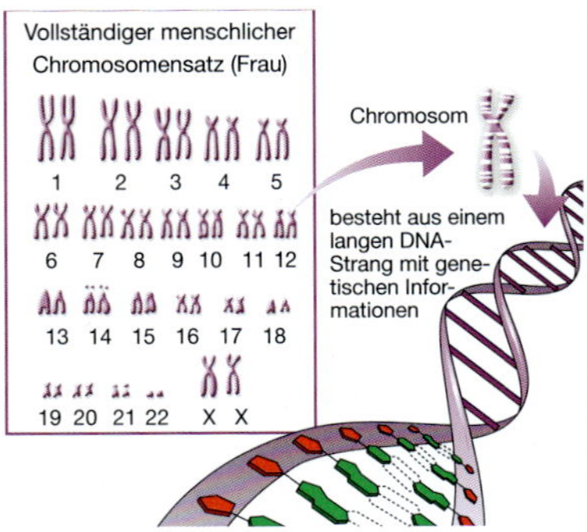

vom Chromosom zur DNA

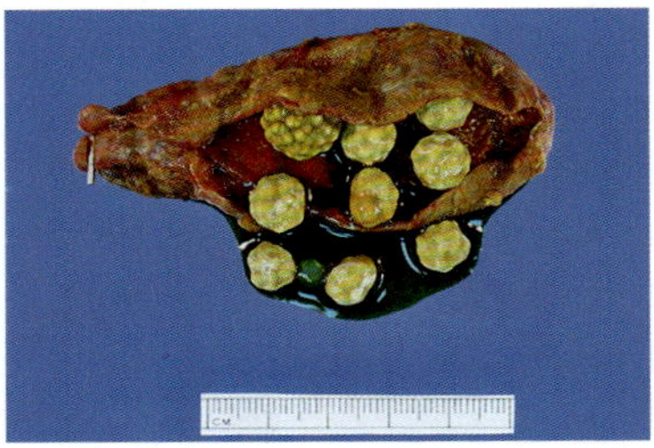

Cholezystolithiasis: Gallenblase mit Gallensteinen

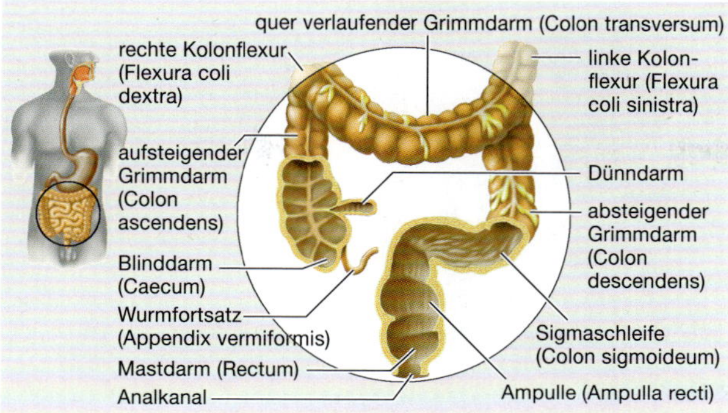

Colon

Begriff	Erklärung
Chromosomenaberration	pathologische Chromosomenzahl in einer menschlichen Zelle; z. B. drei Chromosomen 21 beim ▸ Down-Syndrom ▸ Abb. S. 47
chronisch	Krankheitsverlauf: lang andauernd, anhaltend; Ggs. akut
chronisch entzündliche Darmerkrankungen (CED)	Autoimmunkrankheiten mit Entzündungen der Darmschleimhaut und ggf. weiterer Organe; z. B. ▸ M. Crohn und ▸ Colitis ulcerosa
CIN	**c**ervikale **i**ntraepitheliale **N**eoplasie; Einteilung von Zellveränderungen im Zervixabstrich zur Krebsfrüherkennung; ▸ Pap
CK-MB (engl. **c**reatine **k**inase **m**uscle **b**rain)	Enzym der Herzmuskelzellen; dient als Laborwert zur Herzinfarktdiagnostik ▸ Tab. S. 194
Claudicatio intermittens	Schaufensterkrankheit: Pausieren nach kurzer Gehstrecke wegen Beinschmerzen bei pAVK
Clavicula	Schlüsselbein ▸ Abb. S. 161
CO_2	Kohlendioxid; Abfallprodukt der Atmung
Coaching	engl. „to coach" = betreuen, trainieren; Konzept der Beratung, der Betreuung, des Trainings zur Entwicklung und Umsetzung persönlicher oder beruflicher Ziele und der dazu notwendigen Kompetenzen
COLD	▸ COPD
Colitis ulcerosa	▸ chronisch entzündliche Darmerkrankung v. a. des Dickdarms; ▸ Crohn, M.
Colon (Kolon)	Grimmdarm; größter Teil des Dickdarms ▸ Abb. oben
Columna vertebralis	Wirbelsäule ▸ Abb. S. 182

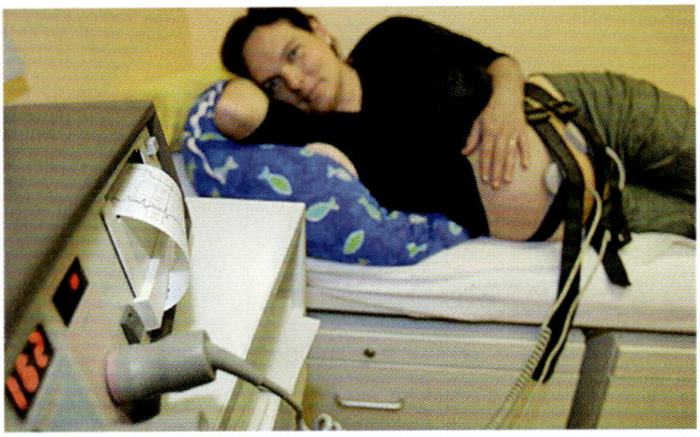

CTG (Kardiotokografie)

Begriff	Erklärung
Commotio cerebri	Gehirnerschütterung; ▸ Schädel-Hirn-Trauma
Compliance (sprich „Kom-plei-ens"; Adhärenz)	Therapietreue; Maß für die Mitarbeit eines Patienten bei medizinischen Maßnahmen; Ggs. Non-Compliance
Comprehensibility	Sense of C.; nach A. Antonovsky: Gefühl von Verstehbarkeit, Überschaubarkeit; eines der drei Elemente des ▸ Kohärenzgefühls (SOC); ▸ Salutogenese ▸ **Abb. S. 153**
Compressio cerebri	Gehirnquetschung; ▸ Schädel-Hirn-Trauma
Computertomografie (CT)	computergesteuerte Schichtröntgenaufnahme; ▸ Magnetresonanztomografie
continuus	(in sich) zusammenhängend, aneinanderstoßend, unmittelbar aufeinanderfolgend, fortlaufend, beständig
Contusio cerebri	Gehirnprellung; ▸ Schädel-Hirn-Trauma
Convenience Food	1) Nahrungsmittel, das für die Weiterverarbeitung in der Gastronomie vorbereitet ist; 2) Gericht, das für den Verbrauch schon weitgehend zubereitet ist und daher für den Verbraucher eine Arbeitserleichterung bedeutet; Fertiggericht(e); vorverarbeitete Lebensmittel; ▸ Novel Food; ▸ Functional Food
COPD (COLD; engl. **c**hronic **o**bstructive [**p**ulmonary] **l**ung **d**isease)	chronisch obstruktive Lungenerkrankung; fortschreitende, irreversible Atemwegsverengung durch chron. Bronchitis; führt u. a. zum ▸ Lungenemphysem
Coping	engl. to cope with = bewältigen, überwinden; Bewältigungsstrategie einer als bedeutsam oder belastend empfundenen Situation oder positiver Umgang damit; Copingstrategien sind Prozesse, die dazu dienen, erwartete oder bereits eingetretene Belastungen und Einschränkungen kognitiv, emotional und aktiv handelnd auszugleichen und zu meistern; Coping ist wesentlich bestimmt von den inneren Ressourcen einer Person und davon, wie diese Ressourcen erkannt, aktiviert und genutzt werden; ▸ Resilienz

Begriff	Erklärung
Cor pulmonale	Rechtsherzinsuffizienz auf Grund akuter oder chronischer Lungenerkrankung
Cortison	▸ Kortison
Cowper-Drüsen (nach W. Cowper)	kleine Genitaldrüsen des Mannes; bilden den sog. Lusttropfen ▸ Abb. S. 61
COX (**Z**yklo**ox**ygenase)	Schmerz und Entzündung erzeugendes Gewebshormon; z. B. COX 1 und COX 2
Coxa	Hüfte
Coxarthrose	Hüftgelenksarthrose
cP	**c**hronische **P**olyarthritis; ▸ PcP
CPR	**k**ardio**p**ulmonale **R**eanimation; Herz-Lungen-Wiederbelebung, bestehend aus Beatmung und Herzdruckmassage im Wechsel; ▸ Reanimation ▸ Abb. S. 143
cranial (kranial)	schädelwärts; zum Schädel hin; nach oben ▸ Abb. S. 16
Cranium	Schädel ▸ Abb. S. 162
Creme	fettarme Zubereitung zur Hautbehandlung; Öl-in-Wasser-Emulsion; ▸ Salbe
Crohn, M. (Ileitis terminalis Crohn; nach B. Crohn)	▸ chronisch entzündliche Darmerkrankung v. a. des terminalen Ileums und abschnittweisem Befall anderer Darmabschnitte
Achtung Schreibfehlerquelle: Morbus C r o h n verläuft c h r o nisch	
CRP (CrP)	**C**-**r**eaktives **P**rotein (Entzündungswert) ▸ Tab. S. 194
CT	1) **C**omputer**t**omografie 2) **k**onventionelle (herkömmliche) Insulin**t**herapie; einfach durchzuführen mittels ▸ Mischinsulin für Diabetes Typ 2, ▸ Abb. S. 89
CTG (**K**ardio**t**oko**g**rafie)	Wehenschrift; gleichzeitige Aufzeichnung von Wehen- und fetaler Herztätigkeit ▸ Abb. S. 36
cutan (kutan)	die Haut betreffend; auf die Haut
Cutis (Kutis)	Haut; bestehend aus Epidermis und Dermis ▸ Abb. S. 53
Cystitis	▸ Zystitis; Blasenentzündung ▸ Abb. S. 74
Cytokinese/ Zytokinese	Zellteilung bzw. Teilung des Cytoplasmas nach Ablauf der Teilung des Zellkerns (Mitose)

Darmflora	nützliche Bakterienbesiedelung des Darms
DBfK	Deutscher Berufsverband für Pflegeberufe e. V. (früherer Name: Deutscher Berufsverband für Krankenpflege e. V.; Gründung 1903 als Berufsorganisation der Krankenpflegerinnen Deutschlands: B.O.K.D.); www.dbfk.de

Begriff	Erklärung
Declaration of Alma-Ata	Ergebnispapier der ersten Konferenz zur primären Gesundheitsversorgung; verabschiedet von der WHO 1978 im heutigen Almaty in Kasachstan; „Jeder Mensch hat das Recht auf Gesundheit" und dieses Grundrecht muss in allen Bereichen der Politik durchgesetzt werden
Deduktion	das Ableiten des Besonderen aus dem Allgemeinen; ausgehend von theoretischen Ansätzen werden Prognosen/Hypothesen abgeleitet, die dann überprüft werden; ▸ deduktiv; Ggs. ▸ Induktion
deduktiv	nach der ▸ Deduktion vorgehend; vom Allgemeinen auf das Besondere schließend; ableitend; Ggs. ▸ induktiv
Defektheilung	unvollständige, mangelhafte Heilung
Defibrillator (Kw. Defi)	Gerät zur Stromstoßtherapie schwerer Herzrhythmusstörungen; ▸ ICD
Defibrillation (Verb defibrillieren)	Stromstoßtherapie schwerer Herzrhythmusstörungen
Defizit	Ausfall; Ausfallerscheinung; Mangel
Defizitmodell	Betrachtung des Vorhandenen unter dem Gesichtspunkt dessen, was fehlt und ergänzt werden soll
Defizitorientierung	Pflege, die sich an der Sichtweise des ▸ Defizitmodells orientiert; Ggs. ▸ Ressourcenorientierung
Degeneration (Adj. degenerativ)	Abbau der Gewebsqualität mit Funktionseinbuße; z. B. bei Arthrose
Dehydratation (Adj. dehydriert)	Austrocknung des Körpers; syn.: Exsikkose ▸ **Abb. S. 56**
Deklaration	(feierliche, öffentliche) Erklärung grundsätzlicher Art, die von einer Regierung, einem Staat, einer Organisation oder von mehreren Staaten oder Organisationen (gemeinsam) abgegeben wird; syn.: Verkündung; z. B. ▸ Genfer Gelöbnis
Deklaration von Helsinki	wichtigstes (juristisch nicht bindendes) Dokument des Weltärztebundes, das 1964 erstmals veröffentlicht wurde und in der Neufassung von 2013 die ethischen Prinzipien der medizinischen Forschung am Menschen definiert; geregelt wird u. a. die Erfordernis einer Einwilligungserklärung zu Forschungsvorhaben, der Schutz nicht-einwilligungsfähiger Patienten, die Genehmigungspflicht für Forschungsvorhaben durch unabhängige Ethikkommissionen und der Vorrang des Wohlergehens von Versuchspersonen vor wissenschaftlichen Interessen; dient weltweit als Grundlage für Gesetzesregelungen (z.B. in Deutschland für die Berufsordnung der Ärzte)
Dekontamination	Keimreduktion; z. B. durch UV-Bestrahlung von Laborräumen; Ggs. Kontamination

Begriff	Erklärung
Dekubitus (Decubitus; Dekubitalulkus)	Liegegeschwür; Haut- und Gewebeschäden bei bettlägerigen Patienten ▸ Abb. unten
Delegation ärztlicher Leistungen	Übertragung bestimmter ärztlicher Tätigkeiten auf (Pflege-) Fachkräfte im Rahmen von Modellvorhaben; der GBA legt die übertragbaren Tätigkeiten der Heilkunde auf andere Personen in Richtlinien fest; ▸ Primärversorgung
dement	an Demenz leidend
Demenz	fortschreitender Gehirnabbau mit Verlust geistiger Fähigkeiten, v.a. Gedächtnis und Persönlichkeitseigenschaften
demografisch	wirtschafts- und sozialpolitische Bevölkerungsbewegungen betreffend; z.B. demografische Daten, Erhebungen; syn. bevölkerungsstatistisch
Dendrit	kurzer Nervenzellfortsatz zur Reizaufnahme ▸ Abb. S. 121
Depression	anhaltende seelische Verstimmtheit mit Antriebsmangel, Traurigkeit, ggf. körperlichen Symptomen und ▸ Suizidalität
Deprivation	Mangel, Verlust, Entzug von etwas; z.B. der Verlust bestimmter Fähigkeiten im Alter
Dermatitis (Ekzem)	Entzündung der Haut (akut oder chronisch)
Dermatologe	Facharzt für Dermatologie; Hautarzt

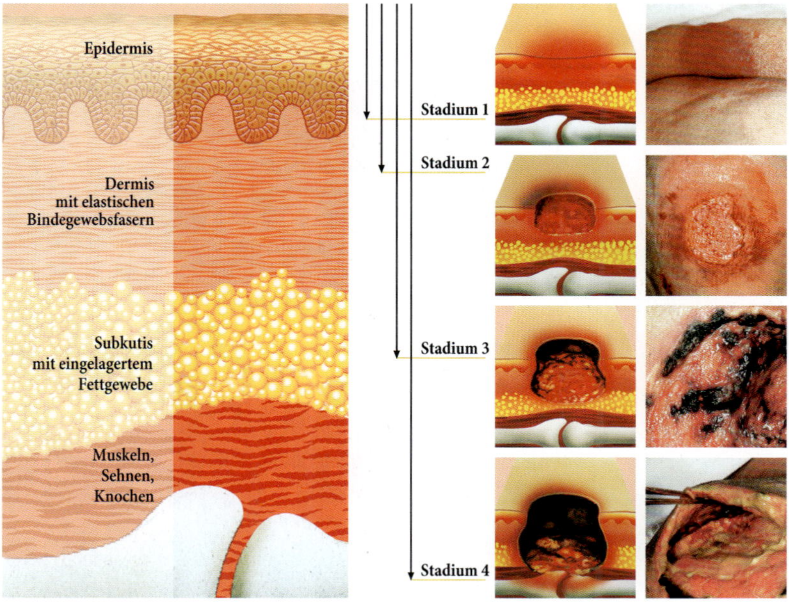

Dekubitus; links Gewebeschichten, rechts Dekubitusstadien

Begriff	Erklärung
Dermatologie	Lehre der Haut- und Geschlechtskrankheiten
Dermatom	streifenförmiger Hautabschnitt, der von einem Rückenmarksnerv versorgt wird
Dermatophyten	Pilzarten, die menschliche Haut befallen
Dermatose	Hautkrankheit (allgemein); ▸ Dermatitis
Dermis (Corium)	Lederhaut; feste, faserreichste Hautschicht ▸ Abb. S. 53
Desensibilisierung (Hyposensibilisierung; spezifische Immuntherapie; SIT)	parenterale oder orale Allergiebehandlung, durch die das Immunsystem die Allergie „verlernen" soll
Desinfektion	Maßnahmen zur Vernichtung oder Entfernung von Krankheitserregern; ▸ Antisepsis
desinfizieren	keimarm machen
deskriptiv	beschreibend; Ggs. ▸ normativ
Determinanten von Gesundheit	Bedingungsfaktoren des Gesundheits(und Krankheits-)zustands der Bevölkerung; zugehörig sind personale Faktoren (z. B. Alter, Geschlecht, genetische Disposition, Bildungsgrad), soziale Faktoren (z. B. Wohnverhältnisse, wirtschaftliche Lage, soziale Integration) und Gesundheitssystem (z. B. Erreichbarkeit, Versicherungssystem, Versorgungsqualität); ▸ Abb. S. 41
Deutscher Ethikrat	besteht aus 26 Mitgliedern, die naturwissenschaftliche, medizinische, theologische, philosophische, ethische, soziale, ökonomische und rechtliche Belange in besonderer Weise repräsentieren (Wissenschaftler u. anerkannte Personen, die in besonderer Weise mit ethischen Fragen der Lebenswissenschaften vertraut sind); verfolgt die ethischen, gesellschaftlichen, naturwissenschaftlichen, medizinischen und rechtlichen Fragen sowie die voraussichtlichen Folgen für Individuum und Gesellschaft, die sich im Zusammenhang mit der Forschung und den Entwicklungen insbesondere auf dem Gebiet der Lebenswissenschaften und ihrer Anwendung auf den Menschen ergeben; Aufgaben (insbesondere): 1) Information der Öffentlichkeit und Förderung der Diskussion in der Gesellschaft unter Einbeziehung der verschiedenen gesellschaftlichen Gruppen; 2) Erarbeitung von Stellungnahmen sowie von Empfehlungen für politisches und gesetzgeberisches Handeln 3) Zusammenarbeit mit nationalen Ethikräten und vergleichbaren Einrichtungen anderer Staaten und internationaler Organisationen
Devianz	Abweichung; ▸ Devianzmodell
Devianzmodell	medizinisches Modell, das abweichendes Verhalten als Ausdruck psychischer Defizite, Eigenschaften, Konflikte oder Störungen betrachtet

Begriff	Erklärung
dexter	rechts, der Rechte ▸ Abb. S. 16
DGE	Deutsche Gesellschaft für Ernährung e. V.; ▸ www.dge.de
DGG	Deutsche Gesellschaft für Geriatrie e. V.; ▸ www.dggeriatrie.de; ▸ Geriatrie
Diabetes (griech. = Durchfluss, Harnfluss)	meist 1) ▸ Diabetes mellitus, auch 2) ▸ Diabetes insipidus
Diabetes insipidus	Wasserharnruhr; extrem vermehrte Harnausscheidung durch ▸ ADH-Mangel
Diabetes mellitus (wörtl. = honigsüßer Durchfluss, Harnfluss)	Zuckerkrankheit; Stoffwechselstörung mit erhöhtem Blutzuckerspiegel, die auf Dauer zu Gefäßschäden führt; 1) Typ 1: absoluter Insulinmangel durch Autoimmunabbau der Inselzellen, 2) Typ 2: relativer Insulinmangel und Insulinresistenz (meist bei Übergewicht), 3) Gestations-(Schwangerschafts-) Diabetes, 4) weitere, seltene Diabetesformen
Diabetiker	Zuckerkranker; Patient mit Diabetes mellitus
diabetische Angiopathie	Gefäßschäden bei Diabetikern durch diabetesbedingt verstärkte Arteriosklerose ▸ Abb. S. 43
diabetische Makroangiopathie	diabetesbedingte Gefäßschäden mittlerer und großer Arterien; Folgen: KHK, Schlaganfall, pAVK ▸ Abb. S. 43
diabetische Mikroangiopathie	diabetesbedingte Gefäßschäden von Kapillaren; Folgen: Neuro-, Nephro-, Retinopathie, Wundheilungsstörungen
diabetische Nephropathie	Nierenschäden durch diabetische Mikroangiopathie ▸ Abb. S. 43

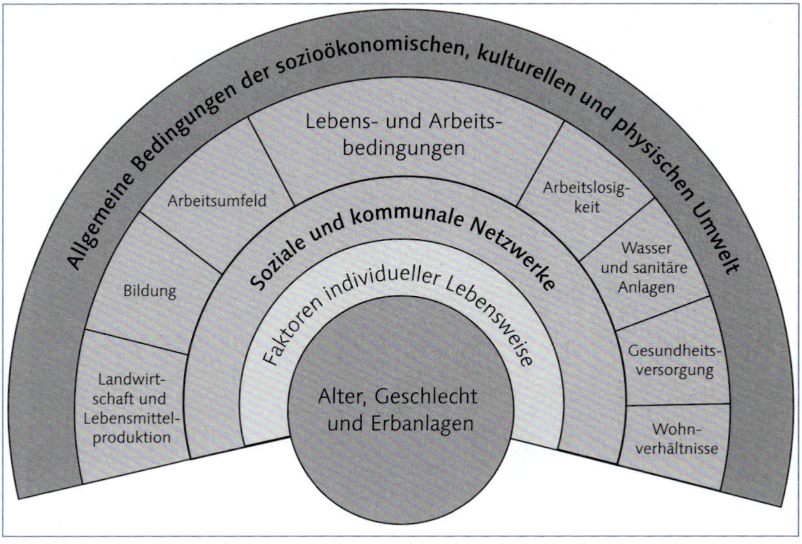

Determinanten von Gesundheit
nach: Dahlgren, Whitehead (1991): Policies and strategies to promote social equity in health. Institute for Future Studies, Stockholm

Begriff	Erklärung
diabetische Neuropathie	Schäden des Nervensystems durch diabetische Mikroangiopathie; z. B. Polyneuropathie
diabetische Retinopathie	Netzhautschäden durch diabetische Mikroangiopathie ▸ Abb. S. 43
diabetisches Fußsyndrom (diabetischer Fuß)	diagnostische und therapeutische Probleme durch diabetesbedingte Neuropathie und Wundheilungsstörungen an den Füßen
diabetisches Fußulkus	Geschwür am Fuß beim Diabetiker ▸ Abb. S. 43
Diabetologe	Internist, Pädiater oder Allgemeinmediziner mit der Zusatzbezeichnung Diabetesheilkunde
Diagnose	Krankheitsname; Krankheitsbezeichnung
Diagnostik	alle Maßnahmen, die zur Diagnose führen
Dialyse, die	maschinelle Blutwäsche bei terminalem (endgültigem) Nierenversagen; sog. künstliche Niere
Diaphragma (griech. = Scheidewand)	1) Zwerchfell, ▸ Abb. S. 23 2) mechanisches Verhütungsmittel; syn. Pessar
Diarrhö, die (Diarrhoe)	Durchfall; zu häufiger, zu weicher Stuhlgang und/oder erhöhte Stuhlmenge
Diastole	Füllungsphase des Herzens; Ggs. Systole ▸ Abb. unten
Diätetik	griech. „diaita" = Lebensweise; heute: Lehre von der Zusammensetzung der Nahrung, die Ernährung in besonderen Situationen und die Kenntnisse über die Wirkungen der Lebensmittelinhaltsstoffe auf die Gesundheit; Versorgung und Beratung von Kranken hinsichtlich einer Ernährung zur Heilung und/oder Therapie von Krankheiten; im MA: ganzheitliche Heilkunst, vetreten durch die Klostermedizin (Meditation, Gebet, Hygiene, gezielte Ernährung, geregelte Entleerung, körperliche Bewegung und Badekuren); in der Antike: gesunde Lebensweise zur Vorbeugung, aber auch zur Heilung oder Linderung; syn. Diätlehre; Diätologie; Ernährungslehre; ▸ Eubiotik

Die Arbeitsphasen des Herzens

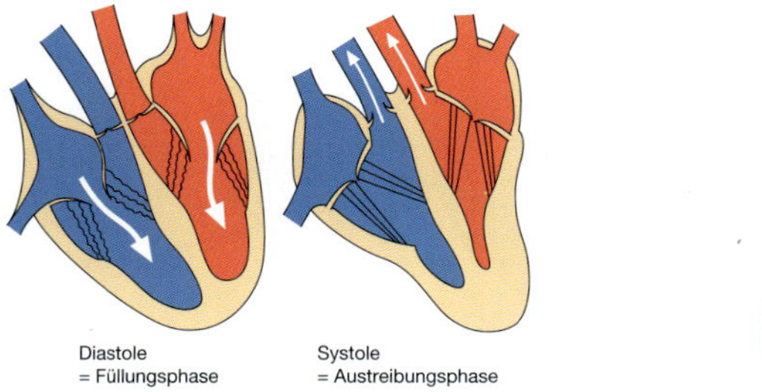

Diabetes-mellitus-Folgeerkrankungen durch Mikro- und Makroangiopathie

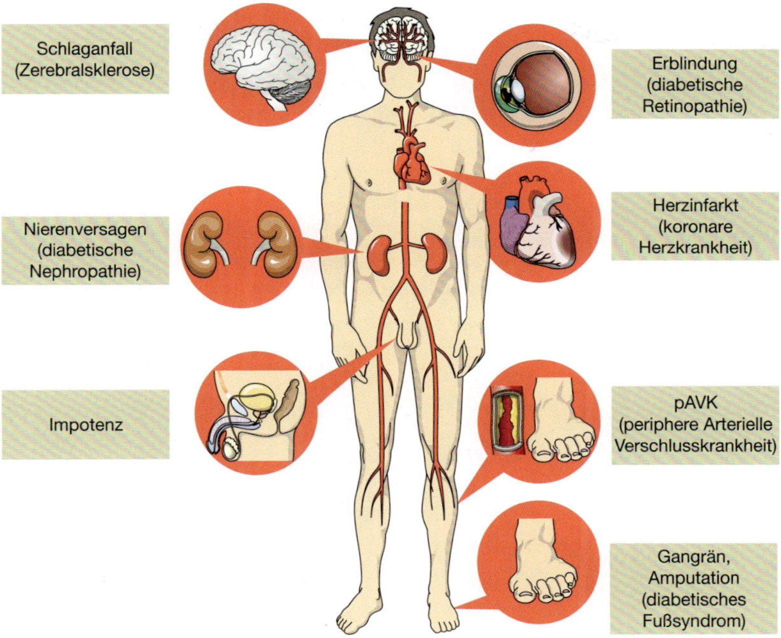

Differenzialblutbild		
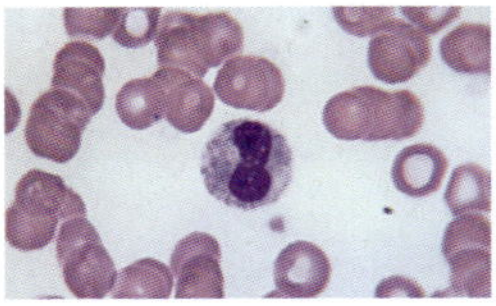	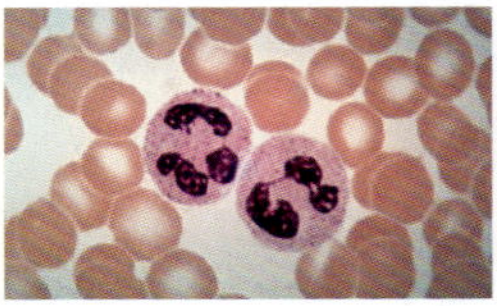	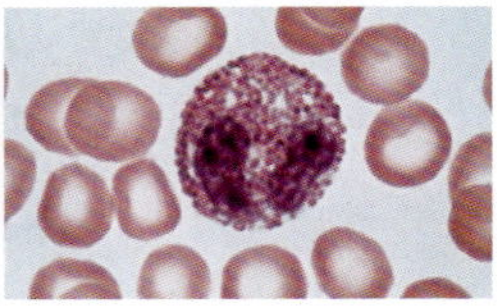
stabkerniger (junger) Granulozyt; Mikrophage	*segmentkernige (normale) Granulozyten; Mikrophagen*	*eosinophiler Granulozyt*
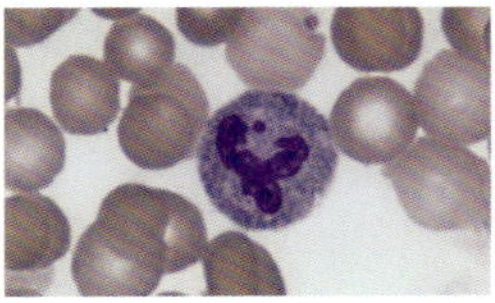	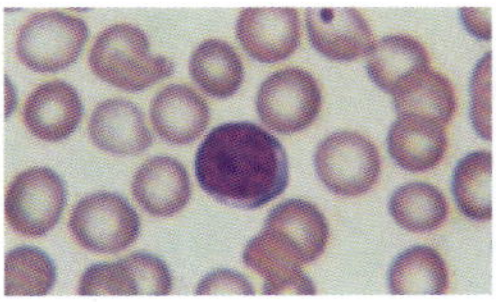	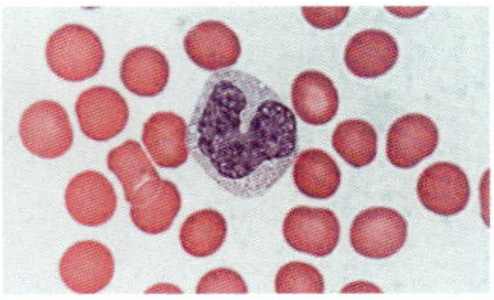
basophiler Granulozyt	*Lymphozyt*	*Monozyt; Makrophage*

A B C D E F G H I J K L M N O P Q R S T U V W X Y Z

Begriff	Erklärung
Diathese	Neigung, Bereitschaft des Körpers zu einer bestimmten Krankheit oder einem bestimmten Symptom eines spezifischen Organsystems (z. B. atopische Diathese); ▸ Disposition
dichotom	zweigeteilt; ▸ Dichotomie
Dichotomie	Zweiteilung; strikte Unterscheidung zwischen entweder gesund oder krank; ▸ pathophysiologisch; Ggs. ▸ Kontinuum
Differenzialblutbild (Kw. Diff.-BB)	Bestimmung des Anteils der Leukozytenarten an den Leukozyten durch Zählung von 100 Leukozyten im Blutausstrich und Angabe der jeweiligen Menge in % ▸ **Abb. S. 43**
Differenzierung	Unterscheidung; 1) Entwicklung von Zellen zu verschiedenen Geweben, 2) Unterscheidung der Leukozytenarten im Blutausstrich
Diffusion	selbstständige Bewegung von Stoffteilchen zum Ort niedriger Konzentration mit der Folge eines Konzentrationsausgleichs; z. B. Gasaustausch in der Lunge
DIMDI	**D**eutsches **I**nstitut für **M**edizinische **D**okumentation und **I**nformation; gibt Klassifikationen zur Kodierung von Diagnosen und Operationen heraus u. pflegt weitere medizinische Bezeichnungssysteme; betreibt Informationssysteme für Arzneimittel, Medizinprodukte u. Versorgungsdaten sowie zur Bewertung gesundheitsrelevanter Verfahren (▸ HTA); betreibt Recherche; Institut des ▸ BMG; www.dimdi.de

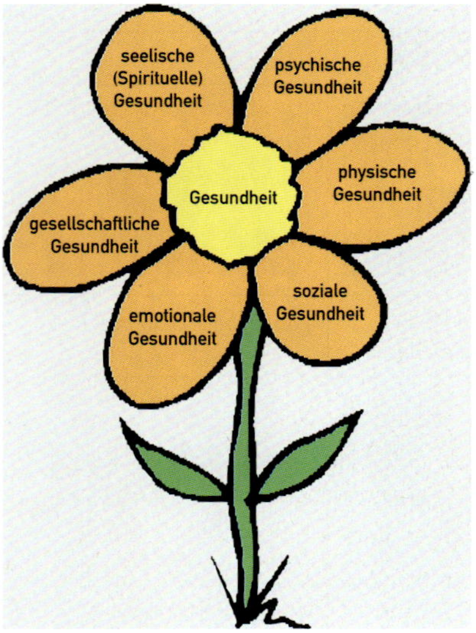

Dimensionen von Gesundheit

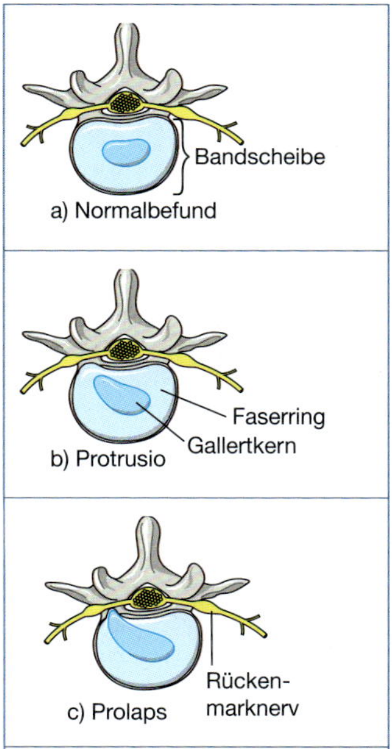

Stadien des Bandscheibenvorfalls

Begriff	Erklärung
Dimensionen von Gesundheit	Grundgröße, Einheit, Bereich von G.; syn. Ausdehnung Reichweite, Ausmaß, Umfang; zugehörig lt. Ewles u. Simnett 1999: physische, psychische, emotionale, soziale, seelische u. gesellschaftliche G., die in Wechselwirkung zueinander stehen u. abhängig voneinander sind; laut Aggleton u. Homans gehören die sexuelle Gesundheit und die Umwelt dazu ▸ **Abb. S. 44**
Diphtherie	schwere Infektionskrankheit der Atemwege durch Corynebacterium diphtheriae
Disaccharid	Doppelzucker; Saccharid aus zwei Monosacchariden, z. B. Saccharose, Laktose ▸ **Abb. S. 154**
disease/Disease	engl. für ▸ Krankheit; veränderter Zustand der Person, des Körpers oder seiner Teile durch Abweichung von der Norm; Krankheit als objektivierbarer Befundt
Disease Management (DM)	zentrale Steuerung aller Maßnahmen zur Behandlung chronisch Kranker; ▸ Disease-Management-Programme
Disease-Management-Programme (DMP)	strukturierte Behandlungsprogramme nach standardisierten Vorgaben für chronisch Kranke (Pat. mit: Asthma bronchiale, chronisch obstruktiver Lungenerkrankung [COPD], Diabetes mellitus Typ 1 oder Typ 2, koronarer Herzkrankheit [KHK] oder Brustkrebs); zugehörig: definierte Versorgungsprozesse, individuell vereinbarte und dokumentierte Therapieziele, Schulungsmaßnahmen, regelmäßige Informationen für Arzt und Patient; finanzieller Anreiz f. Krankenkassen durch Risikostrukturausgleichs-Reformgesetz von 2002, DMP anzubieten; Ziel: Behandlung arzt- und sektorenübergreifend zu koordinieren, bedarfsgerechte und wirtschaftliche Versorgung sicherzustellen u. bestehende Versorgungsmängel (Über-, Unter- und Fehlversorgung) abzubauen
Diskrepanz	Widersprüchlichkeit, Missverhältnis zwischen zwei Sachen; syn. Abweichung, Gegensatz, Kluft, Trennung, Unstimmigkeit, Unterschiedlichkeit, Verschiedenartigkeit, Zwiespalt
Diskriminierung	diskriminierende Äußerung, Handlung; Unterscheidung; syn. Benachteiligung, Demütigung, Entehrung, Entwürdigung, Erniedrigung, Herabsetzung, Übervorteilung, ungerechte Behandlung, Zurücksetzung; z. B. jemanden durch unterschiedliche Behandlung benachteiligen
Diskusprolaps	Bandscheibenvorfall (BSV); 1) teilweiser D. = Protrusio, 2) vollständiger D. = Prolaps ▸ **Abb. S. 44**
Disposition	Anfälligkeit für die Ausbildung von Krankheiten; Neigung; Veranlagung; Empfänglichkeit; ▸ Diathese
distal	von der Körpermitte weg, vom Rumpf weg ▸ **Abb. S. 16**
Distorsion	Verstauchung; Überdehnung eines Gelenks bzw. seiner Band- und Kapselstrukturen

A B C D E F G H I J K L M N O P Q R S T U V W X Y Z

Begriff	Erklärung
Distress	„Dis-Stress", „negativer Stress", der als Belastung empfunden wird (Folge: Angst, Hilflosigkeit mit Handlungsverhinderung oder Ausweichverhalten) ► **Abb. S. 153**
Disziplin	1) das Einhalten von bestimmten Vorschriften, 2) das Beherrschen des eigenen Willens, 3) Unterabteilung einer Wissenschaft, Teilbereich, Wissenschaftszweig
Divertikel, das (Mz. Divertikel)	dünnwandige, säckchenförmige Ausstülpung der Schleimhaut im Dickdarm, v. a. im Sigma 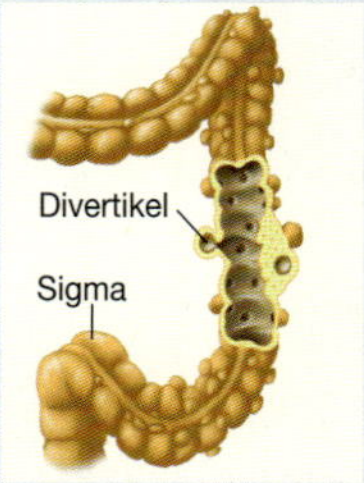 *Divertikulose*
Divertikulitis	Entzündung der Dickdarmdivertikel und der sie umgebenden Gewebe
Divertikulose	Vorhandensein von Divertikeln im Darm ► **Abb. oben**
DKG	Deutsche Krebsgesellschaft e.V.; ► www.krebsgesellschaft.de
DMARD (**D**isease **M**odifying **A**nti-**r**heumatic **D**rugs)	spezielle Antirheumatika mit Einfluss auf den Krankheitsverlauf; z. B. ► Biologicals
DMFT	Anzahl der kariösen (**d**ecayed), fehlenden (**m**issing), gefüllten (**f**illed) Zähne (**t**eeth)
DMP (**D**isease-**M**anagement-**P**rogramm)	GKV-Programm zur besseren Versorgung bei bestimmten chronischen Krankheiten; z. B. Diabetes mellitus, Brustkrebs, KHK
DNBGF	**D**eutsches **N**etzwerk für **B**etriebliche **G**esundheits**f**örderung; ► www.dnbgf.de
DNS (**D**esoxyribo-**n**uklein**s**äure; engl. DNA, -**a**cid)	Erbsubstanz, aus der sich die Chromosomen zusammensetzen ► **Abb. S. 34**
Doppler-Ultraschall (nach Ch. Doppler)	Ultraschallmethode zur Untersuchung von Herz bzw. Blutgefäßen inkl. Flussrichtung und Flussgeschwindigkeit des Blutes
dorsal	zum Rücken hin, nach hinten ► **Abb. S. 16**
Dorsum	Rücken
Dosieraerosol (DA)	Gerät zur dosierten Medikamenteninhalation
Dosis (griech. = Gabe)	verabreichte Menge eines Arzneimittels

Begriff	Erklärung
Down-Syndrom (Morbus Down; nach J. Down)	charakteristisches, genetisch bedingtes Syndrom durch dreifach vorhandenes Chromosom 21 (Trisomie 21) 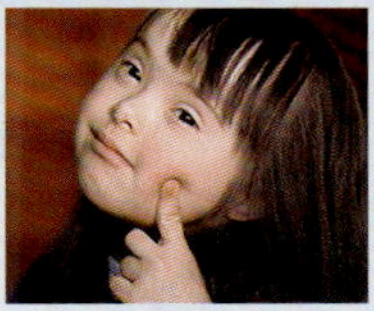 *Kind mit Down-Syndrom*
Dranginkontinenz	▸ Harninkontinenz
Drogenscreening	Drogensuchtest; z. B. mittels Harnteststreifen
Drüse	Organ, das Absonderungen (Sekrete) bildet und abgibt; 1) endokrine Drüsen; syn. Hormondrüsen, 2) exokrine Drüsen ▸ **Abb. unten**
Ductus	Gang; z. B. Ductus acusticus (Gehörgang)
Duodenum	Zwölffingerdarm ▸ **Abb. S. 62**
dynamisch	eine Bewegung, Entwicklung aufweisend; durch Schwung und Energie gekennzeichnet; Tatkraft und Unternehmungsgeist besitzend; syn. agil, aktiv, beschwingt, energiegeladen, energisch, kraftvoll, lebhaft, rege, vital
Dysmenorrhö (Dysmenorrhoe)	schmerzhafte Menstruation
Dysphagie	Schluckstörung
Dysphonie	Heiserkeit
Dysplasie	Fehl-, Missbildung; 1) angeboren; z. B. Hüftdysplasie, 2) erworbene Zell- bzw. Gewebsveränderung, ggf. Krebsvorstufe
Dyspnoe, die	Luftnot, Atemnot

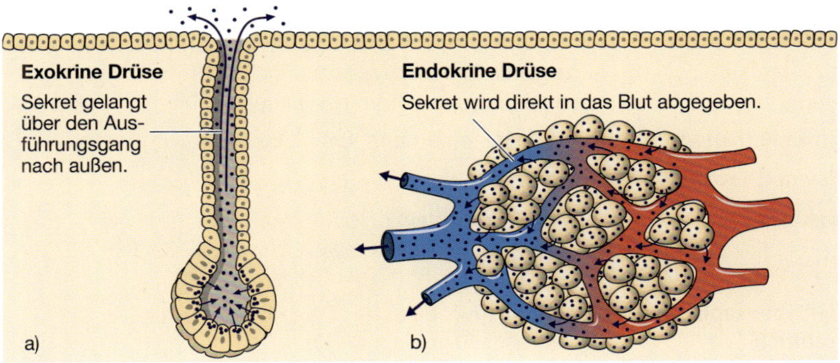

Drüsenarten: a) exokrine Drüse, b) endokrine Drüse

A B C D E F G H I J K L M N O P Q R S T U V W X Y Z

Begriff	Erklärung
EbM	▸ **E**videnz**b**asierte **M**edizin
Ebola	durch Körperflüssigkeiten übertragene, lebensbedrohliche Virusinfektion, die zu hohem Fieber führt und innere und äußere Blutungen auslösen kann; Epidemien besonders in Zentral- und Westafrika
E. coli (Escherichia coli; nach T. Escherich)	wichtigstes Dickdarmbakterium; häufigster Erreger von Harnwegsinfektionen
Echokardiografie (Kw. Echo)	Ultraschalluntersuchung des Herzens; 1) transthorakal, 2) transösophageal; ▸ TEE
ED	1) ▸ **e**rektile **D**ysfunktion, 2) **E**rst**d**iagnose; Zeitpunkt der Diagnosestellung bei chronischer Krankheit; z. B. ED 12/2008
EEG	▸ **E**lektro**e**nzephalo**g**ramm; Hirnstromkurve
effektiv	wirksam, wirkungsvoll
Effektivität	die Wirksamkeit; eine ▸ effektive Wirkung; syn.: Leistung, Stärke, Effizienz, Erfolg
Effloreszenz, die	einzelne sichtbare Hautveränderung ▸ Abb. S. 49
EFQM-Modell (**E**uropean **F**oundation for **Q**ualitiy **M**anagement)	1) Organisation, die darauf abzielt, die Qualität europäischer Produkte u. Dienstleistungen zu fördern u. deren Stellung auf den Weltmärkten zu stärken, 2) Führungsinstrument; Umfassendes Qualitätsmanagement (UQM), Total Quality Management (TQM); EFQM-Modell für Excellence (zentrales Element: Selbstbewertung)
E-Health	Einsatz von Computern und Internet im Gesundheitswesen; durch elektronische Medien gestützte Kommunikation über Gesundheit; z. B. elektronische Patientenakten
Eisenmangelanämie	Anämie durch zu geringe Eisenaufnahme und/oder Blutverlust(e)
Eiweiß (Protein)	Nährstoffmolekül aus ≥ 100 ▸ Aminosäuren ▸ Abb. S. 12
EKG, das (**E**lektro**k**ardio**g**ramm)	Herzstromkurve; Herzschrift; Ableitung und Darstellung der herzeigenen Ströme bzw. Spannung zur Diagnostik von Rhythmusstörungen bzw. Herzkrankheiten ▸ Abb. S. 49
Ektomie (Exzision)	chirurgische Entfernung, Entnahme
Ekzem (Dermatitis)	Hautentzündung
Elektrode, die	„Stromfühler, -ableiter"; Geräteteil 1) zur Stromaufnahme und -leitung, 2) zur Stromaufzeichnung (EKG, EEG), 3) zur Stromabgabe (Defibrillator, Schrittmacher)
Elektroenzephalogramm (EEG)	Hirnstromkurve; dient der Diagnostik funktioneller und struktureller Gehirnkrankheiten
Elektrokardiogramm	Herzstromkurve; ▸ EKG
Elektromyografie (EMG)	Muskelstromableitung; Diagnostikmethode der Neurologie

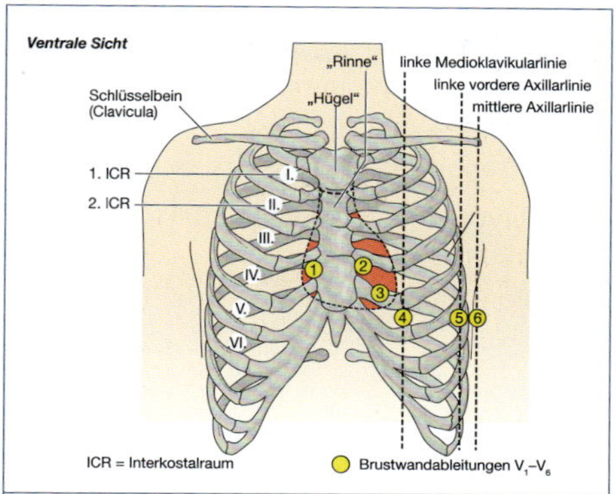

EKG: Lage der Brustwandelektroden

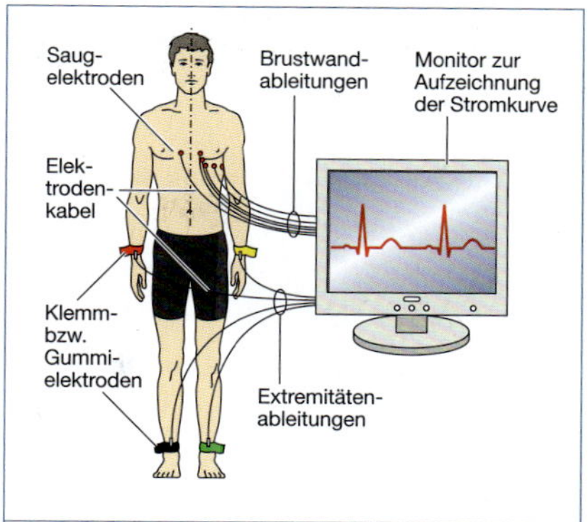

EKG: Lage der Extremitätenelektroden, mit den Ampelfarben bezeichnet

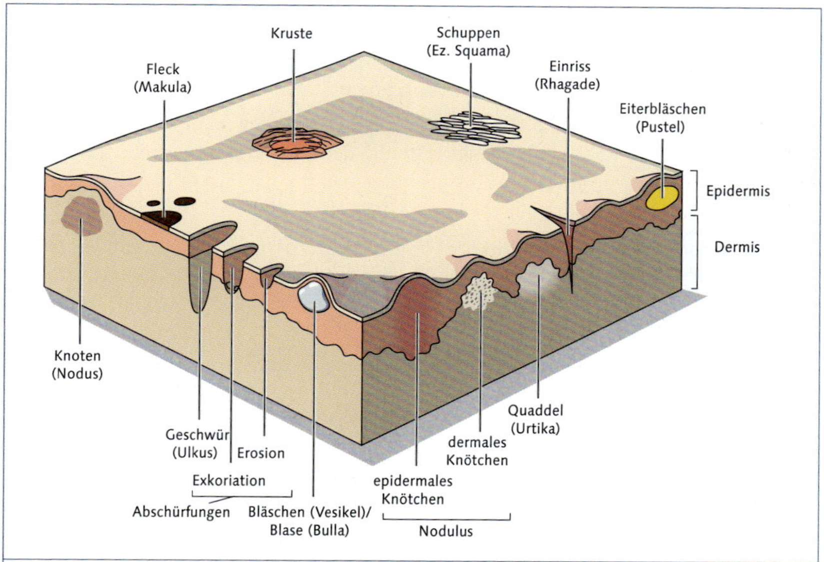

Effloreszenzen

Begriff	Erklärung
Elektrolyte (Mz; Kw. E´lyte)	wasserlösliche Stoffe, die Zellströme für die Reizübermittlung im Körper erzeugen; z. B. Calcium, Natrium, Kalium
ELISA (sprich „ehlaisa")	Labortestmethode zum Antikörpernachweis; z. B. beim HIV-Test
Embolie	akuter Gefäßverschluss durch Einschwemmen eines ▸ Embolus; 1) venös, führt zur Lungenembolie, 2) arteriell, führt zur Hirnembolie, bzw. zum Schlaganfall

Begriff	Erklärung
Embolus	im Blutkreislauf entstandenes und fortgeschwemmtes Blutgerinnsel (losgelöster Thrombus)
Embryo, der	Leibesfrucht im 1. Trimenon (erste 12 SSW) ▸ Abb. unten
Embryogenese, die	Entwicklung des Embryos im 1. Trimenon mit Bildung aller Organe (Organogenese)
Embryopathie, die	Krankheit bzw. Syndrom durch eine während der Embryogenese einwirkende Schädigung (z. B. Infektion)
Emesis, die	Erbrechen
EMG	▸ **E**lektro**m**yo**g**rafie; Muskelstromkurve
emotional	mit Emotionen verbunden, aus einer Emotion erfolgend; gefühlsmäßig
emotionale Gesundheit	Fähigkeit, Gefühle (z. B. Freude, Ärger, Angst) zu bemerken u. passend auszudrücken u. damit umzugehen (z. B. Fähigkeit, Stress, Spannung, Depression u. Beklemmung zu bewältigen); ▸ Dimensionen der G. ▸ Abb. S. 44
Empathie	Einfühlungsvermögen; die Fähigkeit, sich in andere Menschen hineinzuversetzen
Emphysem, das	meist 1) Lungenüberblähung (▸ Lungenemphysem), auch 2) pathol. subkutane Luftansammlung (Hautemphysem)
empirisch	aus der Erfahrung, Beobachtung; auf Erfahrung(en) beruhend
Empowerment	Konzept in der Gesundheitsförderung, der Selbsthilfe, der Psychiatrie, der Jugendhilfe, der Organisationsentwicklung, welches darauf abzielt, dass Menschen die Fähigkeit entwickeln u. verbessern, ihre soziale Lebenswelt und ihr Leben selbst zu gestalten

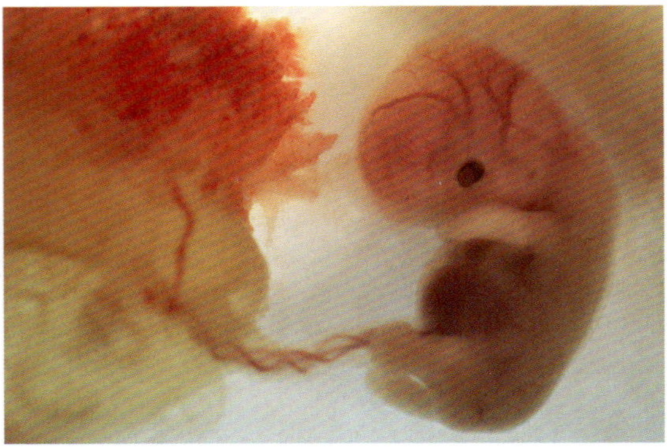

Embryo in der 8. SSW

Begriff	Erklärung
emulgieren	Herstellen einer ▸ Emulsion
Emulsion	Mischung aus Fett und Wasser; z. B. Milch, Creme, Salbe
Enddarm	Sigma, Rektum und Anus ▸ Abb. S. 62
Endemie	örtlich begrenztes Vorkommen eines Erregers in einem (Endemie-)Gebiet, ▸ Epidemie
Endharn	fertig gebildeter Harn; Urin; Ggs. Primärharn
endogen	i. d. Medizin: im Körper selbst, im Körperinneren entstehende, von innen kommende Stoffe/Krankheitserreger/Krankheiten; i. d. Psychologie: anlagebedingt; innen entstehend; Ggs. ▸ exogen
Endokard	Herzinnenhaut; glatte, dünne Epithelschicht auf Herzklappen und Myokard (innen) ▸ Abb. S. 116
Endokarditis	bakterielle Entzündung der Herzinnenhaut (des Endokards und der Herzklappen)
endokrin	Drüseneigenschaft: Drüse gibt ihr Sekret nach innen, d. h. ins Blut ab; Ggs. exokrin ▸ Abb. S. 47
Endokrinologie	Lehre von den ▸ endokrinen Drüsen
Endometriose	Endometriumzellen an falschen Orten; z. B. Ovar, Bauchhöhle, Darm
Endometritis	(bakterielle) Entzündung des Endometriums
Endometrium	Gebärmutterschleimhaut
Endometriumkarzinom (Korpuskarzinom)	Gebärmutterkrebs; maligner epithelialer Tumor, der vom Endometrium ausgeht
Endoprothese	im Körperinneren getragene Prothese; z. B. künstliches Gelenk
Endoskop	Gerät zur Untersuchung von Hohlorganen ▸ Abb. S. 52
Endoskopie	Spiegelung; Ausleuchtung und Inspektion eines Hohlorgans mit einem ▸ Endoskop zur Diagnostik und ggf. Therapie
Energiestoffwechsel	Nährstoffnutzung zur Gewinnung von Wärme und Bewegungsenergie
enteral	bzgl. Arzneimittelgabe: über den Magen-Darm-Trakt, d. h. oral, sublingual, rektal oder über Magensonde ▸ parenteral ▸ Abb. S. 108
Enteritis	Darmentzündung; ▸ Diarrhö
Enthesiopathie	schmerzhafte Erkrankung eines Sehnenansatzes
Entzündung	Reaktion des Gewebes und Immunsystems auf eine Schädigung (Noxe) mit dem Ziel der Heilung ▸ Abb. S. 52
Entzündungswerte	Blutwerte, die Entzündungen anzeigen und abzuklären helfen; z. B. Leukozytenzahl, CRP, BSG ▸ Tab. S. 196 ff.
Enzephalitis	Gehirnentzündung

Die fünf Hauptsymptome der Entzündung				
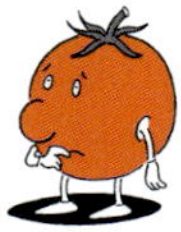	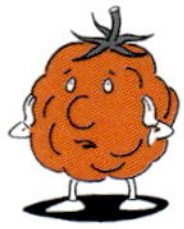	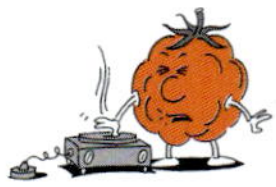	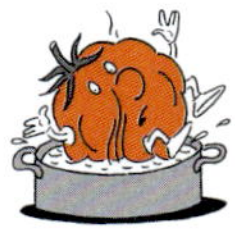	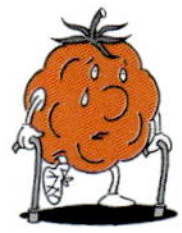
Rötung (lat. Rubor)	*Schwellung (lat. Tumor)*	*Überwärmung (lat. Calor)*	*Schmerz (lat. Dolor)*	*Funktionsstörung/ -verlust (lat. Functio laesa)*

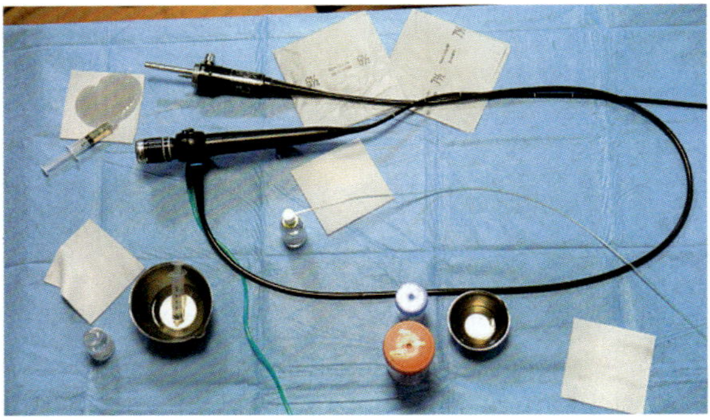

Video-Endoskop (Bronchoskop)

Begriff	Erklärung
Enzym	biochemischer Stoff, der eine chemische Reaktion im Körper ermöglicht ▸ Tab. S. 189
eosinophil	im ▸ Differenzialblutbild rot gefärbt ▸ Abb. S. 43
Epidemie	Massenerkrankung; Ausbruch örtlich begrenzt (z. B. Schule) oder weltweit; ▸ Endemie
Epidemiologie	Basisdisziplin der Gesundheitswissenschaften u. ihrer Teilbereiche, die z. B. die Verteilung von Krankheiten u. von Krankheitsfolgen in der menschl. Bevölkerung bzw. in Bevölkerungsgruppen untersucht
Epidermis	Oberhaut ▸ Abb. S. 53
Epikard	Epithelüberzug des Herzens außen auf dem Myokard; gleichzeitig inneres Herzbeutelblatt ▸ Abb. S. 116
Epikrise	zusammenfassender Abschlussbericht im Arztbrief
Epilepsie (zerebrales Krampfleiden)	Anfallsleiden; durch ungeregelte Aktivität von Gehirnteilen anfallsartig auftretende Hirnfunktionsstörungen
Epithel	Deckgewebe auf inneren oder äußeren Körperoberflächen; z. B. Haut, Schleimhaut

Begriff	Erklärung
erektile Dysfunktion (ED; Impotenz)	Unfähigkeit, eine für befriedigenden Geschlechtsverkehr ausreichende Erektion zu erlangen bzw. aufrechtzuerhalten
Erektion	Aufrichtung des Penis durch Blutfüllung der Schwellkörper
Ergebnisqualität	bezieht sich auf messbares Ergebnis bei einem Produkt o. einer Dienstleistung; in der Medizin bezogen auf das Behandlungsergebnis; z. B. die Heilungsquote; ▸ Prozessqualität; ▸ Strukturqualität; ▸ Qualitätsmanagement
Ergometrie	▸ Belastungs-EKG
Erguss	pathologische Flüssigkeitsansammlung in bestehendem Hohlraum; z. B. Gelenk
Erkrankung	Oberbegriff, der den Zustand beschreibt, wenn das subjektiv empfundene ▸ Kranksein und der objektive Zustand der ▸ Krankheit zusammentreffen ▸ **Abb. S. 103**
Erosion, die (Abschürfung)	oberflächlicher Gewebsdefekt; heilt im Ggs. zum ▸ Ulkus ohne Narbenbildung ▸ **Abb. S. 49**
Erst-Trimester-Screening	Bluttest, Sonografie und Anamnese im ersten SS-Drittel zur Risikoberechnung bzgl. Chromosomenaberrationen wie Trisomie 21
Erys (Ez. Ery)	Kw. für Erythrozyten
Erythrozyt, der	rotes Blutkörperchen 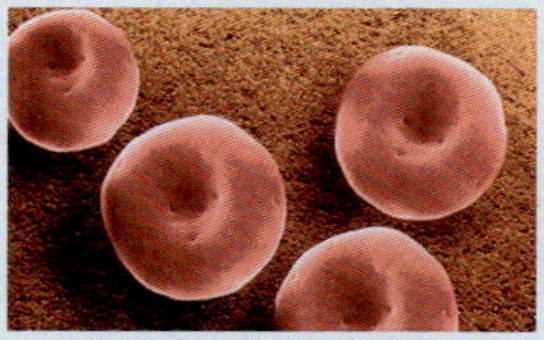 *Erythrozyten*
Esmarch-Handgriff (nach J. von Esmarch)	Handgriff zum Freimachen der Atemwege beim Bewusstlosen; Vorziehen des Unterkiefers hält die Zunge aus dem Rachen ▸ **Abb. S. 54**

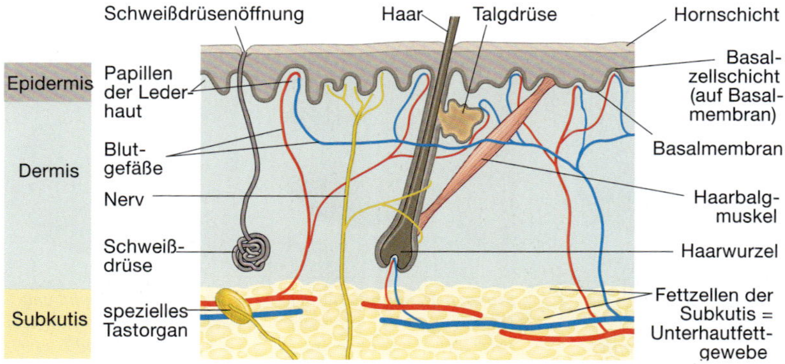

Querschnitt durch die Haut

Begriff	Erklärung
essenziell	1) bzgl. Hypertonie: ohne erkennbare Ursache, 2) bzgl. Fett- bzw. Aminosäuren: lebenswichtig
Ethik	1) philosophische Disziplin oder einzelne Lehre, die das sittliche Verhalten des Menschen zum Gegenstand hat; Sittenlehre, Moralphilosophie, 2) Gesamtheit sittlicher Normen und Maximen, die einer (verantwortungsbewussten) Einstellung zugrunde liegen; ▸ Bioethik
Ethikkommission	unabhängiges Gutachtergremium zur Beurteilung medizinisch-wissenschaftlicher Forschungsvorhaben
Ethikraster	Instrument, das den in der Gesundheitsförderung Tätigen erleichtern soll, grundlegende Werte u. Prinzipien zu hinterfragen u. deren Bedeutung u. Absichten für sich zu klären; beabsichtigte Handlungen werden unter ethischen Gesichtspunkten überprüft
Ethikrat	▸ Deutscher Ethikrat
ethnisch	die (einheitliche) Kultur- und Lebensgemeinschaft einer Volksgruppe bezeugend, betreffend (z. B. Pflege, die ethnische Eigentümlichkeiten berücksichtigt)
ethische Grundsätze	in der Gesundheitsförderung: z. B. nach Beauchamp u. Childress 1995: Selbstbestimmung/Autonomie, Gutes zu tun, Schaden abzuwenden, fair und gerecht zu sein
Eubiotik	Lehre vom gesunden (körperlichen und geistigen) Leben; ▸ Diätetik
Europäischer Gesundheitsbericht	eine Publikation des WHO-Regionalbüros; erscheint alle drei Jahre und beschreibt u. a. die gesundheitliche Lage in Europa, Zielvorgaben und Herausforderungen
Eustress	„Eu-Stress", „positiver Stress", der als Herausforderung empfunden wird und zum aktiven Handeln motiviert; anregender, stimulierender Stress; Ggs. ▸ Distress ▸ Abb. S. 153

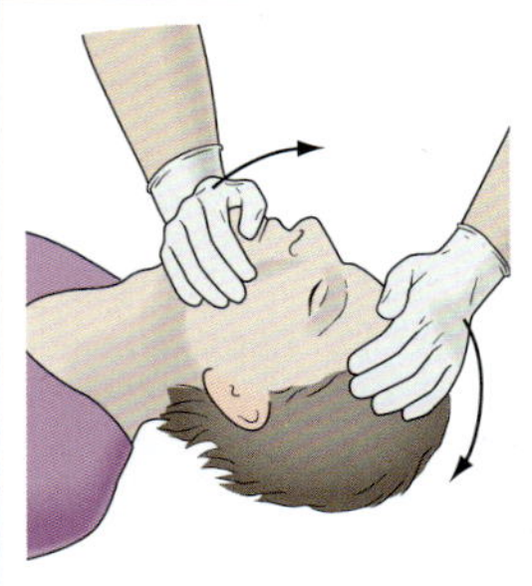

Maßnahmen zur Reanimation: Überstrecken des Kopfes

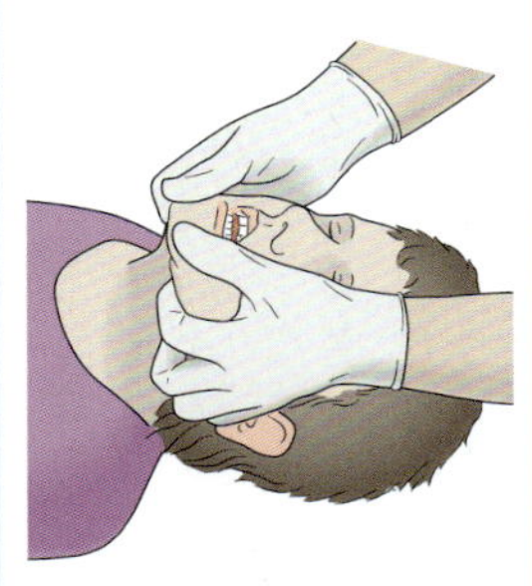

***Esmarch-Handgriff:** Mit den Fingern wird der Unterkiefer nach vorne geschoben und der Mund mit den Daumen geöffnet.*

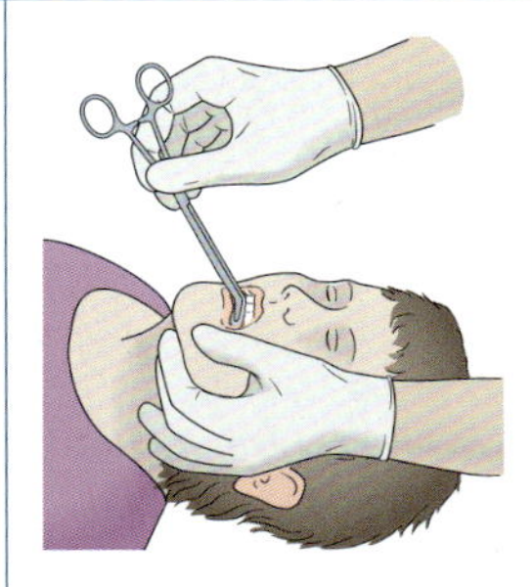

Freimachen von Mund und Rachen, ggf. mit Hilfsmitteln (z. B. Kornzange und Tupfer)

Begriff	Erklärung
Evaluation	Bewertung von Programmen, Maßnahmen u. Institutionen nach Effektivität u. Effizienz; misst die Stärke von Programmen im Sinne ihrer Ziele; Evaluationsformen: z. B. Prozessevaluation (Verlauf wird bewertet u. ggf. optimiert; Überprüfung der Prozessqualität) u. Produktevaluation (Gesamteffekt der Teilmaßnahmen wird bewertet; Überprüfung der Ergebnisqualität)
evidenzbasierte Medizin (EBM)	Evidenz = empirisch erbrachter Nachweis der Wirksamkeit eines Präparats, einer Therapieform o. Ä. ; EbM i. e. S.: Vorgehensweise des medizinischen Handelns, Patienten individuell auf der Basis der besten zur Verfügung stehenden Daten zu versorgen; zugehörig: a) die systematische Suche nach der relevanten Evidenz in der medizinischen Literatur für ein konkretes klinisches Problem; b) die kritische Beurteilung der Validität der Evidenz nach klinisch-epidemiologischen Gesichtspunkten; c) die Bewertung der Größe des beobachteten Effekts; d) die Anwendung dieser Evidenz auf den konkreten Patienten mithilfe der klinischen Erfahrung und der Vorstellungen des Patienten
Exazerbation(en)	(Phasen der) Verschlechterung
existenziell	lebenswichtig; syn. daseinsbedingend, wesenhaft; substanziell, elementar, grundlegend, lebensnotwendig, vital, von entscheidender Bedeutung/Wichtigkeit, wesentlich
Exitus (letalis)	▶ Tod; unumkehrbares Lebensende
exogen	griech. „exo" = von außen kommend; von außen verursacht; i. d. Medizin: Stoffe, Krankheitserreger oder Krankheiten außerhalb des Organismus entstehend; von außen her in den Organismus eindringend; i. d. Psychologie: umweltbedingt; Ggs. ▶ endogen
exokrin	Drüseneigenschaft: Drüse gibt Sekret über einen Ausführungsgang auf eine Oberfläche ab, d. h. auf ein Epithel; Ggs. endokrin ▶ Abb. S. 47
experimentell	auf wissenschaftlichen Versuchen (Experimenten) beruhend
explizit	ausdrücklich, deutlich
exponiert	der Aufmerksamkeit oder möglichen Angriffen oder Gefahren (z. B. Belastungen, Krankheiten) ausgesetzt; ungeschützt; ▶ Exposition; ▶ Odds Ratio; ▶ Relatives Risiko
Exposition	lat. expositio = „Aussetzung", „Darstellung": Faktor, dem man ausgesetzt ist; Summe aller Umgebungseinflüsse (biologischer, chemischer oder physikalischer Natur), die auf einen Gegenstand oder ein Lebewesen einwirken; z. B. Krankheitserreger, Hitze, Lärm, Strahlung
exsikkiert (dehydriert)	ausgetrocknet ▶ Abb. S. 56

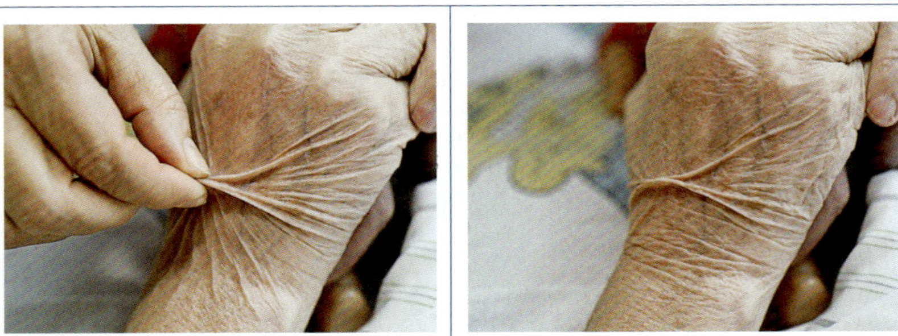

Exsikkose (Dehydratation): fehlende Hautfaltenrückbildung bei schwerem Wassermangel

Begriff	Erklärung
Exsikkose (Dehydratation)	Austrocknung des Körpers ▸ Abb. oben
Exspiration	Ausatmung; Ausatmen; Ggs. Inspiration
extern	außen, äußerlich, in der Umwelt; Ggs. ▸ intern
Extrauteringravidität (EUG)	Schwangerschaft außerhalb des Uterus; d. h. in Eileiter (Tubargravidität) oder Bauchhöhle
Extremitäten (Pl.)	Gliedmaßen (Arme und Beine)
Extremitätenableitungen	EKG-Ableitungen mit Elektrodenanlage an den Extremitäten: I, II, III (nach Einthoven), aVR, aVL, aVF (nach Goldberger) ▸ Abb. S. 49
extrinsisch	1) von außen angeregt, beeiflusst, gesteuert, 2) außerhalb, z. B. einer Zelle gelegen Ggs. ▸ intrinsisch
Exzision (Ektomie)	chirurgische Entfernung (Entnahme)
EZ	**E**rnährungs**z**ustand; ▸ AZ

Facies	Gesicht
Fakultät	eine Gruppe zusammengehörender Wissenschaften oder Wissenschaftsgebiete umfassende Abteilung als Lehr- und Verwaltungseinheit einer Universität oder Hochschule; Gesamtheit der Lehrenden und Studierenden, die zu einer Fakultät gehören; Gebäude, Räumlichkeiten als Sitz einer F.; syn. Abteilung, Fachbereich
fakultativ pathogen	Eigenschaft von Mikroorganismen: unter Umständen krank machend ▸ Abb. S. 19
falsch negativ	Diagnostikfehler: negativer Befund trotz Krankheit; z. B. Nitritnachweis negativ trotz Harnweginfekts wegen hoher Trinkmenge (Verdünnungseffekt)
falsch positiv	Diagnostikfehler: positiver Befund ohne Krankheit; z. B. Nitritnachweis positiv im zu lange gelagerten Harn eines Gesunden

Begriff	Erklärung
Feedback	1) zielgerichtete Steuerung eines technischen, biologischen oder sozialen Systems durch Rückmeldung der Ergebnisse, wobei die Eingangsgröße durch Änderung der Ausgangsgröße beeinflusst werden kann; Rückkoppelung, 2) Reaktion, die jemandem anzeigt, dass ein bestimmtes Verhalten, eine Äußerung o. Ä. vom Kommunikationspartner verstanden wird (und zu einer bestimmten Verhaltensweise oder -änderung geführt hat); zentraler Aspekt im Gesundheits(förderungs)prozess
Fertilität	Fruchtbarkeit; Fortpflanzungsfähigkeit
fetal	zum Fetus gehörig, beim Fetus vorliegend
Fetalperiode (Fetalzeit)	Zeit, in der das Ungeborene ein Fetus ist (13. SSW bis Geburt); ▸ Embryo
Fetopathie	Krankheit bzw. Syndrom durch Schädigung während der Fetalperiode (z. B. Alkohol)
Fetus, der	ungeborenes Kind ab der 13. SSW 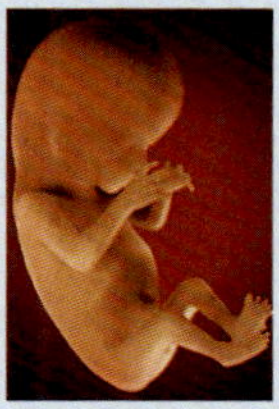 *Fetus*
Fettstoffwechselstörung (Hyperlipidämie; Dyslipidämie)	Störung der Lipidverarbeitung mit erhöhtem Spiegel der Triglyzeride und/oder des Cholesterins und/oder LDL/HDL-Verhältnis ▸ Tab. S. 193
Fibrin	Blutgerinnungseiweiß; vernetztes Fibrinogen umspannt die Blutzellen im Thrombus ▸ Abb. S. 58
Fibromyalgie	schmerzhafte chronische Erkrankung des Bewegungsapparates unbekannter Ursache
Fibrosarkom	maligner Bindegewebstumor
Fieber, rheumatisches	Streptokokkenrheumatismus; Polyarthritis ca. 2–4 Wochen nach Streptokokkeninfektion
Fistel	pathologische oder therapeutisch angelegte röhrenförmige Verbindung zwischen Organen
fixieren	befestigen
Fixierung	Befestigung 1) einer Wundauflage mit Verband, 2) eines Patienten im Bett
Follikel	1) Eibläschen im Ovar, 2) Sekretbläschen der Schilddrüse, 3) Haartrichter der Körperhaut
Follikulitis	eitrige Haarbalgentzündung; ugs. Eiterpickel ▸ Abb. S. 58
Formaldehyd (Formalin)	Konservierungsflüssigkeit in Transportröhrchen für Gewebeproben
Fragment, das	Knochenbruchstück

A B C D E F G H I J K L M N O P Q R S T U V W X Y Z

Blutgerinnung: eine Kettenreaktion

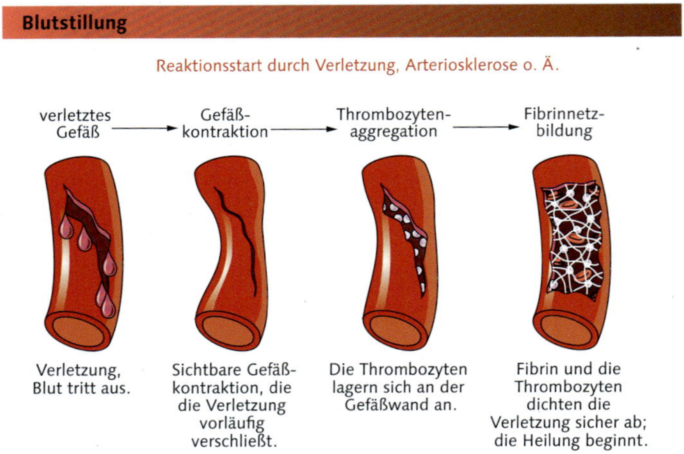

Begriff	Erklärung
Fraktur, die	Knochenbruch
Freie Wohlfahrts-pflege	Gesamtheit aller sozialen Hilfen, die organisiert und auf frei-gemeinnütziger Grundlage erfolgen (z. B. Caritas, Diakonie, AWO); als wichtiger Bestandteil unseres Sozialstaates für das Gemeinwesen tätig; ▸ Subsidiaritätsprinzip
Frequenz, die (lat. = Häufigkeit)	1) Eigenschaft von Wellen; z. B. Schallwellen, 2) Herzschlagfolge
Frontalebene	Stirnebene; „wie ein Brett vor dem Kopf"
FSH (**F**ollikel **s**timu-lierendes **H**ormon)	Hypophysenhormon, das die Follikel- und Östrogenbildung in den Ovarien anregt
FSME (**Früh****s**ommer-**M**eningo**e**nzephalitis)	virale Gehirn(haut)entzündung nach Zeckenstich
fulminant	schnell und heftig verlaufend
Functional Food	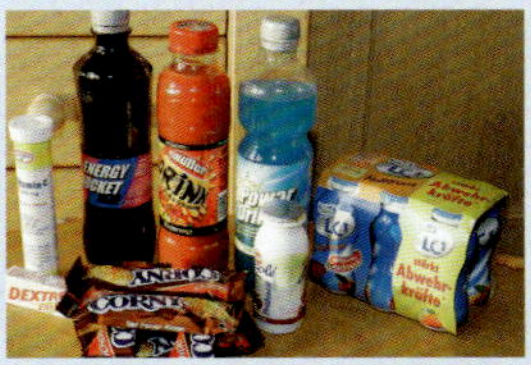 auch Nutraceutical – von Nutrition = Ernährung und engl. pharmaceutical = Pharmazeutikum; funktionelle Lebensmittel: Nahrungsmittel, die mit zusätzlichen Inhaltsstoffen (vor allem Vitaminen, Mineralstoffen, Bakterienkulturen und ungesättigten Fettsäuren) angereichert sind und mit positivem Effekt auf die Gesundheit beworben werden; besondere Wirkungen auf die Gesundheit sind jedoch wissenschaftlich nicht hinreichend gesichert; keine gesetzliche Definition in Europa; ▸ Novel Food; ▸ Convenience Food

Begriff	Erklärung
fundamental	grundlegend, schwer wiegend
fungistatisch	pilzhemmend (bzgl. Desinfektionsmittel)
fungizid	pilztötend

Gangrän	lokaler Gewebstod beim Lebenden durch mangelnde Blutversorgung; ▸ Nekrose ▸ Abb. S. 119
ganzheitliche Medizin	Ansatz in der Gesundheitsfürsorge, wonach der ganze Mensch in seinem Lebenskontext mit der Betonung von Subjektivität und Individualität betrachtet und behandelt werden soll; danach ist der Mensch ein strukturiertes, nach außen offenes System, dessen Teile in wechselseitiger Beziehung zueinander, zum ganzen Organismus und zur Außenwelt stehen; der Therapeut berücksichtigt die Einheit von Körper, Seele und Geist, Ideale und Wertvorstellungen des Patienten, seine Lebensweise (Bewegung, Ernährung, Stress, Entspannung), die soziale Umwelt mit allen Beziehungen (Partner, Familie, Beruf, Mitmenschen, Gesellschaft), die natürliche Umwelt (Wasser, Boden, Luft, Klima), die künstliche Umwelt (Wohnraum, Arbeitsplatz, Technik) und nach teilweise vertretener Auffassung auch Übersinnliches (Religion, Glaube, Spiritualität); ist nach Ewles u. Simnett ein Kreislauf, der es erfordert, alle Prozessschritte ständig zu überdenken u. ggf. neu anzupassen; syn. holistische Medizin, Ganzheitsmedizin; ▸ Ganzheitlichkeit
Ganzheitlichkeit	von „heil", „unverletzt", „vollständig"; lat. ▸ „Holismus"; das Ganzheitlichsein; ganzheitliche Beschaffenheit; Einbeziehung von Körper, Geist u. Seele; Gesamtheit mit Struktureigenschaften, deren Komponenten in dynamischer Wechselwirkung stehen und ein Selbststeuerungspotenzial besitzen; die Analyse von Einzelkomponenten erlaubt nur einen bedingten Rückschluss auf das Wesen des Ganzen; Kernannahme: das Ganze ist mehr als die Summe seiner Teile; Betrachtung und Behandlung eines Themas, eines Gegenstandes oder einer Beziehung in seiner Ganzheit bedeutet eine umfassende, weitsichtige und weit vorausschauende Berücksichtigung möglichst vieler Aspekte und Zusammenhänge; z. B. ▸ ganzheitliche Medizin
Gaster (Ventriculus)	Magen ▸ Abb. S. 62
Gastrektomie	chirurgische Entfernung des Magens
Gastrin	Hormon, das die Magensäurebildung anregt
Gastritis	Magenschleimhautentzündung; 1) akut durch Stress, Infektionen, Medikamente, 2) chronisch: Typ A (autoimmun), Typ B (H. pylori), Typ C (v. a. durch NSAR)
Gastroenteritis	Magen-Darm-Infektion; meistens virale Infektion mit Erbrechen und Durchfall

Begriff	Erklärung
Gastroenterologe	Magen-Darm-Facharzt (Internist)
Gastrointestinaltrakt (GI-Trakt)	Magen-Darm-Trakt; Verdauungstrakt; definiert als Magen, Dünn- und Dickdarm ▸ **Abb. S. 62**
Gastroskop	biegsames ▸ Endoskop zur Magenspiegelung
Gastroskopie (**Ö**sophago-**G**astro-**D**uodenoskopie; ÖGD)	Magenspiegelung; Endoskopie des Magens, bei der auch Ösophagus und Duodenum inspiziert werden
G-BA	Gemeinsamer Bundesausschuss; 2004 durch ▸ GMG gegründet (§ 91 SGB V); oberstes Beschlussgremium der Selbstverwaltung im Gesundheitswesen in Deutschland; erlässt Richtlinien (z. B. Leistungskatalog der ▸ GKV)
Geburtsphasen	1) Eröffnungsphase vom Wehenbeginn bis zur vollständigen Muttermundöffnung, 2) Austreibungsphase bis zum Austritt des Kindes, 3) Nachgeburtsphase bis zum Plazentaaustritt; dann folgt das ▸ Wochenbett
GEDA-Studie(n)	**Ge**sundheit in **D**eutschland **a**ktuell; vom ▸ Robert-Koch-Institut Im Rahmen des bundesweiten ▸ Gesundheitsmonitorings durchgeführte Gesundheitsbefragungen
Gelbkörper (Corpus luteum)	Rest des Follikels (Eibläschens), das nach dem Eisprung Gelbkörperhormon bildet ▸ **Abb. S. 112**
Gelbkörperhormone (Gestagen, Progesteron)	vom Gelbkörper bzw. in der SS von der Plazenta gebildete Hormone; sog. Schwangerschaftsschutzhormone ▸ **Abb. S. 112**
Gemeinschaftspraxis	auch Berufsausübungsgemeinschaft (BAG); Praxis, die von zwei oder mehreren Ärzten oder Ärztinnen gemeinsam unterhalten wird, wirtschaftliche Einheit ▸ Praxisgemeinschaft
Gen	Teil der Erbinformation der Zelle
generalisierte Widerstandsressourcen	„**g**eneralized **r**esistance **r**esources" (GRR) ermöglichen lt. Antonovsky das konstruktive Umgehen mit den allgegenwärtigen Stressoren; stehen einer Person ausreichend Widerstandsressourcen zur Verfügung, so können die Stressoren ihr gesundheitsschädigendes Potenzial nicht entfalten, da die Person immer wieder die Erfahrung macht, dass sie Stresssituationen meistern kann und ihnen nicht hilflos ausgeliefert ist; sind sowohl im Individuum als auch in dessen Umfeld und in der Gesellschaft zu finden (z. B. gute körperliche Konstitution, gute Problemlösefähigkeit, Frieden); je mehr GRR, desto stabiler der SOC; ▸ Salutogenese
Generikum	Arzneimittel mit nicht patentgeschütztem Wirkstoff; Nachahmerpräparat
Genese	Entstehung, Entwicklung; z. B. Entstehung von Gesundheit

Begriff	Erklärung
genetische Disposition	lat.: disponere = verteilen, aufteilen; Disposition: „Veranlagung“ oder „Anfälligkeit“; die vererbte Veranlagung eines Individuums, bestimmte Krankheiten zu entwickeln; ► atopische Diathese
Genitalorgane	Geschlechts-/Fortpflanzungsorgane ► **Abb. unten**
Geriater	Ärztin/Arzt mit Spezialkenntnissen auf dem Gebiet der ► Geriatrie (Altersheilkunde)

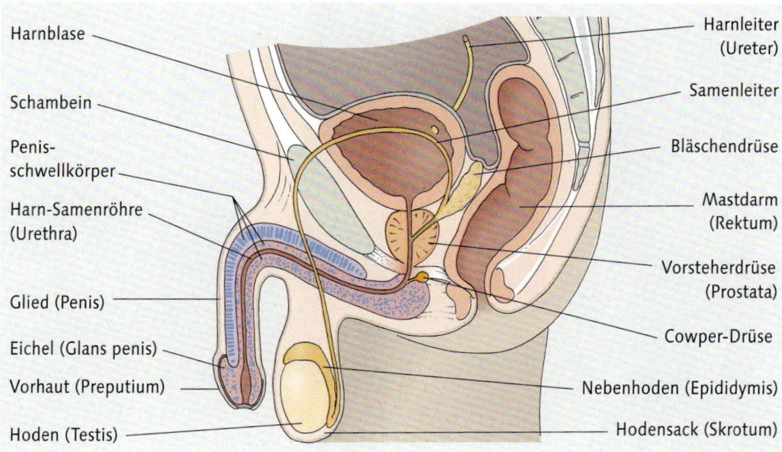

Die männlichen Genitalorgane

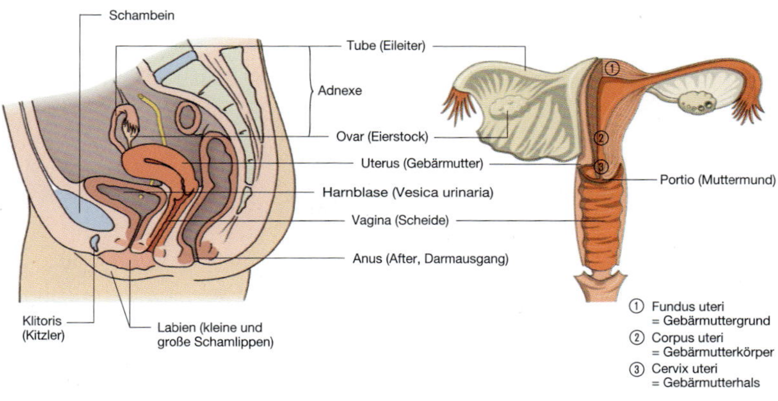

Die weiblichen Genitalorgane

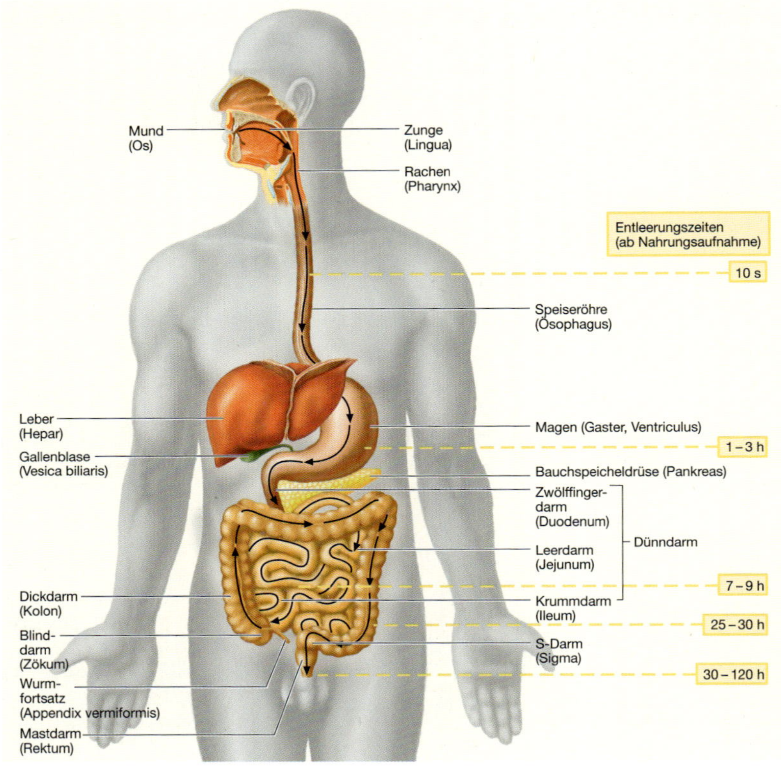

Der Gastrointestinaltrakt

Begriff	Erklärung
Geriatrie (Adj. geriatrisch)	Altersheilkunde; medizinische Spezialdisziplin, die sich mit den körperlichen, geistigen, funktionalen und sozialen Aspekten in der Versorgung von akuten und chronischen Krankheiten, der Rehabilitation und Prävention alter Patientinnen und Patienten sowie deren spezieller Situation am Lebensende befasst; ▸ Gerontologie
Gerinnungsfaktoren I-XIII	Eiweißstoffe im menschlichen Blut, die für die Blutgerinnung notwendig sind
Gerontologie	abgeleitet von griech. geron = Greis und logos = Lehre; Wissenschaft vom Alter und Altern
geschlossene Fragen	Fragen, die mit Ja oder Nein zu beantworten sind; der Gefragte wird auf eine konkrete Antwort fixiert, z. B. „Sind Sie gesund?" (Antw.: Ja/Nein); ▸ offene Fragen

Begriff	Erklärung
gesellschaftliche Gesundheit	die G. des Einzelnen hängt mit der Beziehug zu seiner Umgebung zusammen u. wird von vielen Faktoren beeinflusst (bezieht sich z. B. auf „kranke“ Gesellschaft mit Krieg, Arbeitslosigkeit oder Umweltverschmutzung); ▸ Dimensionen der G. ▸ Abb. S. 44
Geschwür	▸ Ulkus; Ggs. Geschwulst; ▸ Tumor
Gesichtsfeld	Blickfeld; 1) unter dem Mikroskop, 2) einsehbarer Bereich beim Geradeaussehen
Gestation (Gravidität)	Schwangerschaft (SS)
Gestationsalter	aktueller Entwicklungsstand einer Schwangerschaft; in Schwangerschaftswochen (SSW) angegeben
Gestationsdiabetes	Schwangerschaftsdiabetes; Diabetes, der in der SS erstmalig auftritt und sich danach zurückbilden kann; ▸ Diabetes mellitus
Gesunde-Städte-Netzwerk	gebildet nach der Europäischen Regionalstrategie der WHO „Gesunde Städte“; seit 1989 haben sich in Deutschland 70 Städte u. fast 100 weitere Einrichtungen in einer gemeinsamen Selbstverpflichtung diesem Netzwerk zum gegenseitigen Informations- u. Erfahrungsaustausch angeschlossen
Gesundheit	Ursprung: lat. „sanitas“ = körperliche, geistige u. seelische Unversehrtheit, Leistungsfähigkeit u. Wohlbefinden; es gibt keinen allgemein anerkannten Gesundheitsbegriff; die in Deutschland am haufigsten verwendete Definition von Gesundheit ist die der WHO 1948: „Gesundheit ist ein Zustand volligen psychischen, physischen und sozialen Wohlbefindens und nicht nur das Freisein von Krankheit und Gebrechen. Sich des bestmoglichen Gesundheitszustandes zu erfreuen, ist ein Grundrecht jedes Menschen, ohne Unterschied der Rasse, der Religion, der politischen Überzeugung, der wirtschaftlichen oder sozialen Stellung.“ Adj. gesund

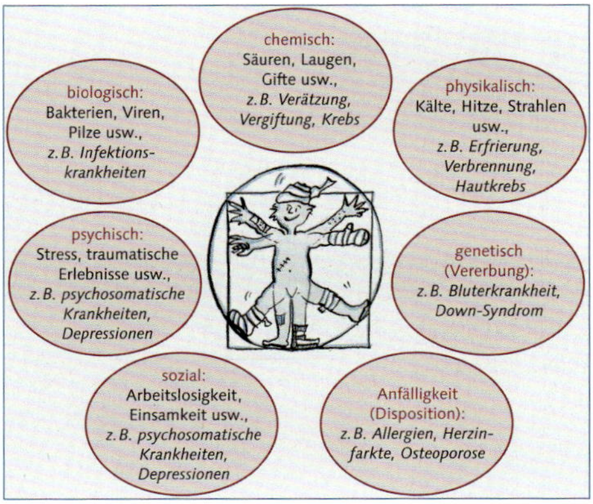
chemisch:
Säuren, Laugen, Gifte usw., z. B. Verätzung, Vergiftung, Krebs
biologisch:
Bakterien, Viren, Pilze usw., z. B. Infektionskrankheiten
physikalisch:
Kälte, Hitze, Strahlen usw., z. B. Erfrierung, Verbrennung, Hautkrebs
psychisch:
Stress, traumatische Erlebnisse usw., z. B. psychosomatische Krankheiten, Depressionen
genetisch (Vererbung):
z. B. Bluterkrankheit, Down-Syndrom
sozial:
Arbeitslosigkeit, Einsamkeit usw., z. B. psychosomatische Krankheiten, Depressionen
Anfälligkeit (Disposition):
z. B. Allergien, Herzinfarkte, Osteoporose

Einflussfaktoren von Gesundheit

Begriff	Erklärung
Gesundheit 2020	Rahmenkonzept und Strategie der Europäischen Region der WHO für das 21. Jh.; ▸ www.euro.who.int/de
gesundheitliche Aufklärung/Gesundheitsaufklärung	zielt ab auf: 1) Anhebung von Wissen und Erfahrung des/der Einzelnen über Gesundheit und Krankheit, über den Körper und seine Funktionen, über Prävention und Abhilfemaßnahmen; 2) Anhebung von Wissen und Erfahrung hinsichtlich der Inanspruchnahme des Gesundheitsversorgungssystems und Kenntnis seiner Funktionsweise; 3) Schärfung des Bewusstseins über soziale, politische und Umweltfaktoren, die von Einfluss auf die Gesundheit sind; früher: „hygienische bzw. gesundheitliche Volksbelehrung"; steht in Zusammenhang zu ▸ Gesundheitsberatung und ▸ Gesundheitsbildung; nebeneinander oder synonym gebraucht (aber Unterschied in Konzeption u. Strategie): ▸ Gesundheitserziehung
gesundheitliche Chancengleichheit	das (Menschen-)Recht auf Herstellung gleicher Chancen, gesund zu sein und gesund zu bleiben (gerechte Verteilung von Zugangs- und Lebenschancen); ▸ Ottawa-Charta; ▸ WHO; ▸ Gesundheitsziele

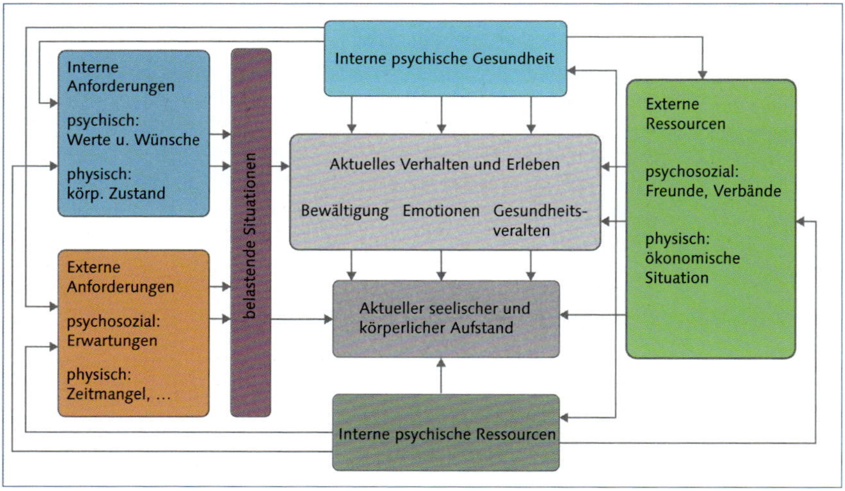

Gesundheitsmodell der WHO

Gesundheit		
Psychische	Emotionale	Soziale
Physische	Gesellschaftliche	Seelische

Dimensionen von Gesundheit

Begriff	Erklärung
gesundheitliche Lage	Beschreibung der gesundheitlichen Situation; derzeitige Trends sind u. a.: Lebenserwartung steigt, sozial bedingte Ungleichheit von Gesundheitschancen nimmt zu, chronisch degenerative Erkrankungen dominieren
Gesundheitsaktionsmodell	▸ HAM
Gesundheitsberichterstattung (GBE)	Instrument zur kontinuierlichen Verlaufsbeobachtung u. zur Steuerung eines Politikbereichs, das der Qualitätsverbesserung dienen soll; Berichtswesen im Abstand von ein bis drei Jahren, z. B. über den Krankenstand der Bevölkerung oder über bedeutsame Gesundheitsrisiken
Gesundheitsbewusstsein	Bewusstsein für die Bedeutung und den Wert der Gesundheit und die entsprechende Lebensweise; ▸ Health Literacy
Gesundheitsbildung	organisierte Lern- und Entwicklungsprozesse, die Menschen (selbstbestimmt) ermöglichen, gezielt Einfluss auf die Faktoren zu nehmen, die ihre Gesundheit bestimmen, d. h. auf Lebensbedingungen und auf Gesundheitshandeln (▸ Determinanten der Gesundheit); G. bezeichnet den Gesundheitsförderungsansatz in der organisierten Erwachsenenbildung (z. B. i. d. VHS); engl. „health education"
Gesundheitsdeterminanten	▸ Determinanten von Gesundheit
Gesundheitsdienst	Gesundheitswesen; Gesundheitsamt; Einrichtung, Organisation, Firma, die im Bereich des Gesundheitsdienstes tätig ist; ▸ Öffentl. G.
Gesundheitserziehung	Erziehungs- und Bildungsmaßnahmen, die Menschen dabei unterstützen, aktiv für ihre eigene Gesundheit zu sorgen (z. B. in Kindergärten und Schulen stattfindend); teilw. syn. verwendet zu ▸ „Gesundheitsbildung" (engl. „health education"); wird manchmal als Teilbereich der ▸ Gesundheitsförderung angesehen
Gesundheitsfaktoren	sachliche u. methodische G.: Grundlage zur Gf.; Schutzfaktoren; Protektivfaktoren; ▸ generalisierte Widerstandsressourcen
Gesundheitsfonds	Einrichtung zur Finanzierung der gesetzlichen Krankenversicherung
gesundheitsfördernde Gesamtpolitik	ist lt. WHO die wesentliche Voraussetzung, um Lebenswelten (Settings) gesundheitsfördernd gestalten zu können; ▸ Healthy Public Policy
gesundheitsfördernde Organisationsentwicklung	Veränderung der Organisation durch Etablierung neuer Strukturen und Prozesse unter dem Leitbild von Gesundheit auf der Basis eines breiten Konsens auf allen Ebenen (Verbindung von Top-down und Bottom-up)

Begriff	Erklärung
Gesundheits-förderung (Gf./GF)	Prozess, allen Menschen ein höheres Maß an Selbstbestimmung über ihre Gesundheit zu ermöglichen und sie damit zur Stärkung ihrer Gesundheit zu befähigen; engl. Health Promotion ► Abb. S. 66
Gesundheitsfürsorge	(staatliche) Bemühung um die Erhaltung und Förderung der Gesundheit
Gesundheitshandeln	das subjektiv bedeutsame Handeln von gesunden oder kranken Menschen, das mehr oder weniger bewusst mit dem Ziel der Gesunderhaltung und im alltäglichen sozialen Kontext erfolgt; wird im Zusammenhang der Salutogenese und ihres ► GKKs verstanden, muss also keiner eindeutigen Zuordnung von Menschen als gesund oder krank folgen, sondern kann das Gesundheitsmotiv bei allen Menschen unterstellen; ist abzugrenzen vom ► Gesundheitsverhalten; baut auf dem Gesundheitsbewusstsein auf (► Health Literacy)

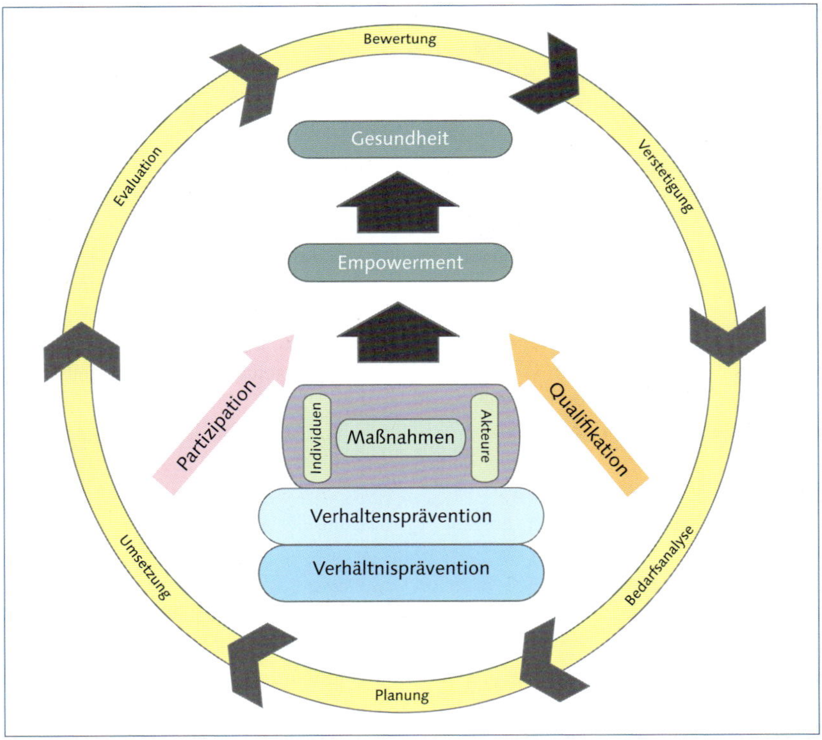

Strukturmodell zur Planung und Umsetzung präventiver und gesundheitsfördernder Maßnahmen

Begriff	Erklärung
Gesundheits-kompetenz	lt. WHO die Gesamtheit aller kognitiven und sozialen Fertigkeiten, die Menschen dazu motivieren und befähigen, Informationen zur Förderung und Erhaltung ihrer Gesundheit zu beschaffen, zu verstehen und zu nutzen; alltagspraktisches Wissen und Fähigkeiten im Umgang mit Gesundheit und Krankheit, mit dem eigenen Körper ebenso wie mit den gesundheitsprägenden sozialen Lebensbedingungen (Determinanten der Gesundheit); Handlungsbereiche: persönliche Gesundheit, Orientierung im Gesundheitssystem, Konsumverhalten, Gesundheitspolitik und Arbeitswelt; syn. ▸ Health Literacy
Gesundheits-Krankheits-Kontinuum (G-K-K)	Gesundheit u. Krankheit schließen sich einander nicht aus, sondern sind nach A. Antonovsky als Endpunkte auf einem Kontinuum zu sehen, zwischen denen sich ein Mensch im Laufe seines Lebens ständig bewegt; Position auf dem G-K-K wird beeinflusst vom Verhältnis zwischen den Stressoren (negative Einflüsse wie Infektionen, Verletzungen, Stress) u. den Widerstandsressourcen (positive Einflüsse wie körperliche Fitness, soziale Unterstützung), die auf das Individuum einwirken; ▸ Kontinuum; HEDE-Kontinuum; ▸ Salutogenese; Ggs. ▸ Dichotomie ▸ Abb. 153
Gesundheits-management	die planvolle Organisation mehr oder weniger komplexer gesellschafts- und sozialpolitischer Maßnahmen zum Zwecke der Erhaltung und zum Ausbau der Gesundheit der Bevölkerung; ▸ Betriebliches Gesundheitsmanagement
Gesundheits-monitoring	Aufgabe am ▸ RKI, kontinuierlich Entwicklungen im Krankheitsgeschehen sowie im Gesundheits- und Risikoverhalten in Deutschland zu beobachten u. Trends und Veränderungen der gesundheitlichen Lage zu identifizieren u. hinsichtlich ihres Verhältnisses zu bisherigen oder zukünftigen Präventionsmaßnahmen zu analysieren (z. B. durch Gesundheitsstudien ▸ KiGGS, DEGS und ▸ GEDA); Auftrag vom BMG

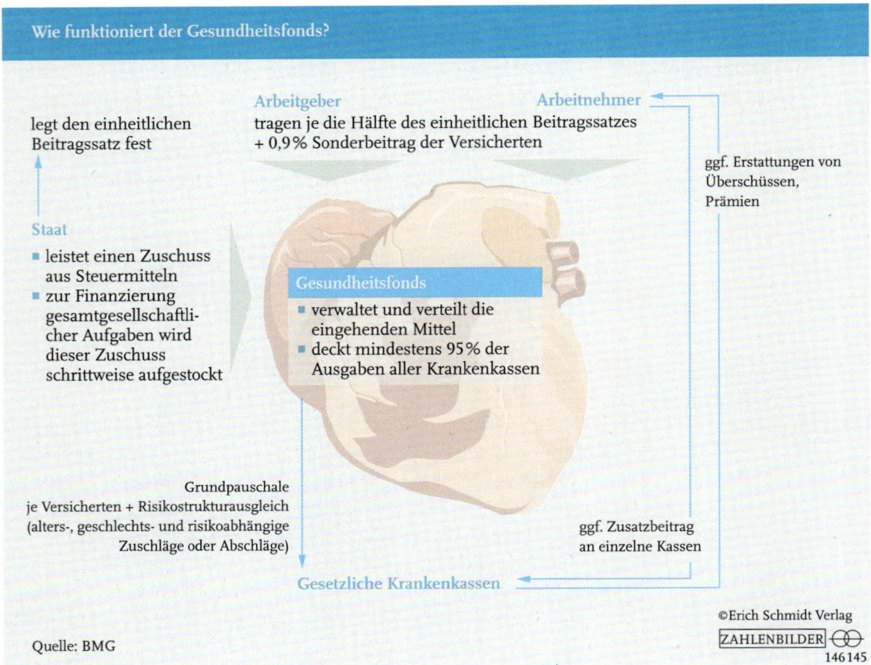

Begriff	Erklärung
Gesundheitspädagogik	Disziplin, die sich an naturwissenschaftlichen Prinzipien orientiert, um die verhaltens- und verhältnisbezogene Maßnahmen (in versch. Handlungsfeldern der Bereiche Gesundheitsförderung, Prävention, Intervention und Rehabilitation, z. B. Ernährung, Bewegung) anhand fachdidaktischer Überlegungen zu entwickeln, zu evaluieren und umzusetzen und aus soziologischer Perspektive zu reflektieren
Gesundheitspolitik	Gesamtheit der organisierten Anstrengungen und Auseinandersetzungen im Hinblick auf die Zielformulierung, Finanzierung, Maßnahmengestaltung und Qualitätssicherung bevölkerungs- bzw. gruppenbezogener Interventionen zum Zwecke der Förderung, Erhaltung und (Wieder-)Herstellung von Gesundheit einschließlich der Bewältigung von Krankheit sowie ihrer Folgen; zugehörig: Gestaltung, Steuerung, Qualifizierung und Finanzierung der damit befassten Institutionen und Berufsgruppen
Gesundheitsressourcen	▸ Ressourcen; dienen der Bewältigung von Gesundheitsbelastungen; objektiv (u. a. Bildung, Einkommen, soziales Kapital) u. subjektiv (z. B. ▸ sense of coherence nach Antonovsky, ▸ empowerment nach Rappaport, hardiness nach Kobasa)

Begriff	Erklärung
Gesundheitsschutz	Maßnahmen, die der Abwehr von Gefahren für das Leben oder die Gesundheit der Menschen dienen (pathogenetischer Handlungsansatz) u. die in der Regel auf einer rechtlichen Grundlage beruhen (z. B. Arbeitsschutz, Infektionsschutz, Verkehrssicherheit); ▸ Gesundheitsförderung
Gesundheitsverhalten	engl. health behavior; Verhaltensweisen von gesunden Menschen, die nach wissenschaftlichen (epidemiologischen) Erkenntnissen die Wahrscheinlichkeit erhöhen, dass Krankheiten vermieden werden oder die Gesundheit erhalten wird; Ggs. ▸ Risikoverhalten; Ggs. illness behavior; abzugrenzen von ▸ Gesundheitshandeln
Gesundheitsversorgung	gesundheitliche Versorgung der Bevölkerung; unterteilt in: ▸ Primärversorgung, Akutversorgung, ▸ Nachsorge
Gesundheitswesen	Gesamtheit der öffentlichen Einrichtungen zur Förderung und Erhaltung der Gesundheit, zur Bekämpfung von Krankheiten oder Seuchen
Gesundheitswissenschaften (GW)	Gesamtheit von Einzeldisziplinen, die einen gemeinsamen Gegenstandsbereich haben: die bevölkerungs- und systembezogene Analyse von Gesundheits- und Krankheitsprozessen sowie die Ableitung von bedarfsgerechten Versorgungsstrukturen und deren Evaluation; befassen sich mit den (körperlichen, psychischen, gesellschaftlichen usw.) Bedingungen von Gesundheit und Krankheit, der systematischen Erfassung der Verbreitung von gesundheitlichen Störungen in der Bevölkerung und den Konsequenzen für Organisation und Struktur des medizinischen und psychosozialen Versorgungssystems; erforschen die hinter den Erkrankungs- und Sterbewahrscheinlichkeiten in einer Population epidemiologisch fassbaren Risikostrukturen, Verursachungszusammenhänge, Bewältigungsmöglichkeiten und Versorgungsformen; integrieren Theorien, Modelle u. Ergebnisse der herkömmlichen Spezialdisziplinen zu Gesundheit und Krankheit; ▸ (New) Public Health
Gesundheitsziele	im Auftrag der ▸ UN formulierte acht Ziele zur Bekämpfung von Armut und Unterentwicklung auf der Welt; Millenniums-Entwicklungsziele (engl. Millennium Development Goals, MDG)
Gesundheitsziele.de	im Jahr 2000 begonnener nationaler Prozess, um gesundheitspolitische Akteure zusammenzubringen u. konkrete, exemplarische ▸ Gesundheitsziele als Empfehlung z. B. an die Politik zu entwickeln
GH	▸ Global Health
Gicht	Stoffwechselerkrankung mit erhöhtem Harnsäurespiegel und ggf. Gichtarthritis
Gichtarthritis (Arthritis urica)	Gelenkentzündung durch Harnsäureablagerungen; ▸ Hyperurikämie

Begriff	Erklärung
Giemen	sog. spastisches Nebengeräusch der Atmung, wie Pfeifen; typ. für Asthma und COPD
G-K-K	► Gesundheits-Krankheits-Kontinuum; ► HEDE-Kontinuum ► Abb. S. 153
GKV	**G**esetzliche **K**ranken**v**ersicherung(en)
GKV-NOG (GKV-Neuordnungsgesetze)	1. und 2. GKV-NOG von 1997 bilden die sog. „dritte Stufe der Gesundheitsreform" (nach dem ► GRG u. dem ► GSG); Hauptziel: die Leistungsfähigkeit und Finanzierbarkeit der sozialen Krankenversicherung gewährleisten; Neuerungen waren: a) Erhöhung der Zuzahlungen; b) Ablösung des Arznei- und Heilmittelbudgets durch Richtgrößen (die jedoch durch das Solidaritätsstärkungsgesetz 1999 wieder rückgängig gemacht wurden)
Glandula (Gl.)	Drüse; z. B. Glandula thyroidea (Schilddrüse)
Glaukom, das (Glaukoma)	grüner Star; fortschreitender Sehnervschaden v. a. durch erhöhten Augeninnendruck
Global Health (GH)	„Globale Gesundheit" beschreibt Entwicklungen und Auswirkungen einer zunehmend globalisierten Welt auf Gesundheit u. adäquate Strategien, um damit verbundenen neuen Herausforderungen zu begegnen; bezieht sich auf die transnationalen Einflüsse der Globalisierung auf gesundheitliche Determinanten u. Probleme, die außerhalb der Kontrolle einzelner Nationen liegen (z. B. auf Ungleichheiten, wie Effekte des Klimawandels); vgl. auch „Internationale Gesundheit"; ► Bangkok-Charta
Glomerulonephritis	Nierenkörperchenentzündung; Autoimmunkrankheit; z. B. nach Scharlach bzw. Streptokokkenangina
Glomerulus, der (Mz. Glomeruli)	Gefäßknäuel in der Nierenrinde, das den Primärharn durch Filterung von Blut herstellt ► Abb. S. 71
Glukagon	Pankreashormon, das den Blutzuckerspiegel (BZ) steigert; Gegenspieler des Insulins
Glukokortikoide (GK)/Glucocorticoide	Hormone, die in der Nebennierenrinde produziert werden und u. a. entzündungshemmend oder immunsuppressiv wirken oder den Blutzuckerspiegel erhöhen
Glukose (Glucose)	Traubenzucker; Zuckerart, die den Blutzuckerspiegel (BZ) bestimmt ► Abb. S. 154
glykiertes Hämoglobin	mit Zucker verbundenes Hämoglobin; z. B. ► HbA_{1c}; sog. Langzeit-Blutzucker ► Tab. S. 195
Glukosetoleranz	Fähigkeit des Stoffwechsels zur richtigen Glukoseverwertung
Glukosetoleranztest	► oraler Glukose-Toleranztest ► Abb. S. 124
Gluten (sprich: „Glutehn")	Getreideprotein, das beim Menschen mit ► Zöliakie, d. h. Glutenunverträglichkeit, chronische Diarrhö hervorruft

Begriff	Erklärung
Glykogen	Speicherform der Glukose in Leber und Muskulatur; sog. tierische Stärke ▸ Abb. S. 154
GMG	**G**esetz zur **M**odernisierung der **g**esetzlichen Krankenversicherung
GMK (Gesundheitsministerkonferenz)	Fachministerkonferenz der (Bundes-)Länder; dient der Zusammenarbeit u. Koordination der Länderinteressen in gesundheitspolitischen Fragestellungen; wichtiges Gremium der fachlichen und politischen Beratung u. Abstimmung gesundheitspolitischer Themen u. Aufgaben zwischen den Ländern
GOÄ	**G**ebühren**o**rdnung für **Ä**rzte (Grundlage der Leistungsabrechnung für Privatpatienten)
Gonadotropine	Hormone aus der Hypophyse, die Geschlechtshormondrüsen anregen; z. B. LH, FSH ▸ Abb. S. 74
Gonorrhö	bakterielle Geschlechtskrankheit; Erreger: Gonokokken; ugs. Tripper
gramnegativ	nach Gram rot gefärbte Bakterien mit relativ dünner Zellwand; z. B. E. coli, Salmonellen
grampositiv	nach Gram blau gefärbte Bakterien mit relativ dicker Zellwand; z. B. Streptokokken ▸ Abb. unten
Granulozyt (wörtl. = Körnchenzelle)	Leukozytenart mit gekörntem Zytoplasma und meist geteiltem Kern; sog. Mikrophage ▸ Abb. S. 43
Gravida	Schwangere
Gravidität (Gestation)	Schwangerschaft; Zeit von der Konzeption bis zur Geburt (266 Tage/38 Wo.); ggf. ab 1. Tag der letzten Regel gerechnet (280 Tage/40 Wo.)

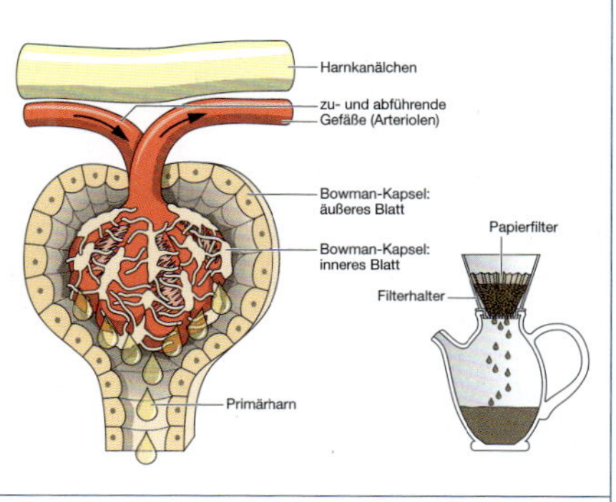

Glomerulus: Primärharngewinnung durch Filterung

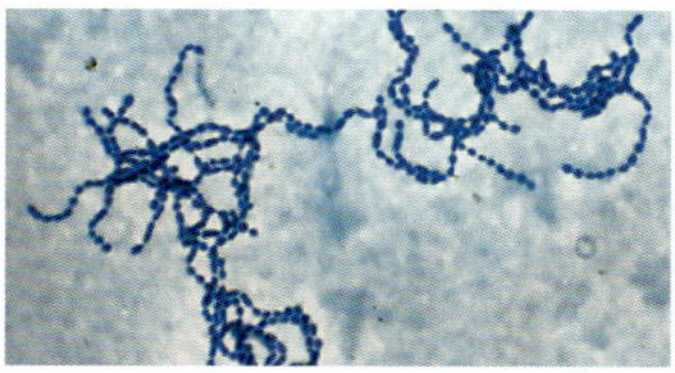

Streptokokken in der Gramfärbung

A B C D E F **G** **H** I J K L M N O P Q R S T U V W X Y Z

Begriff	Erklärung
GRG (Gesundheitsreformgesetz)	Neuregelung des Rechts der gesetzlichen Krankenversicherung (GKV) von 1989, zusammengefasst im Fünften Buch des Sozialgesetzbuchs (SGB V); inzwischen vom Gesundheitsstrukturgesetz (▶ GSG) und den GKV-Neuordnungsgesetzen (GKV-NOG) abgelöstes Gesetz; ▶ § 20 SGB V
grippaler Infekt	akute, meist leicht verlaufende virale Atemwegsinfektion; ▶ Influenza
Grippe	▶ Influenza; Virusgrippe
GRR	▶ Generalisierte Widerstandsressourcen
GSG (Gesundheitsstrukturgesetz)	Gesetz zur Sicherung und Strukturverbesserung der gesetzlichen Krankenversicherung von 1992; verfolgte das Ziel, langfristig stabile Beitragssätze der Krankenkassen zu gewährleisten; seit 1/2002 sind Arznei- und Heilmittelbudgets für die Ärzte einer Region abgeschafft (siehe Arzneimittelbudget-Ablösungsgesetz – ABAG) und durch Ausgabenvolumen und Zielvorgaben ersetzt; Ziele des GSG nicht erreicht, 1997 GKV-Neuordnungsgesetze
gutartig	▶ benigne; ein gutartiger Tumor ist gut vom umliegenden Gewebe abgrenzbar, wächst langsam und verdrängt dieses nur langsam, er breitet sich jedoch immer weiter aus und kann dann andere Organe oder (Blut-, Nerven-)Gefäße zusammendrücken; lässt sich i. d. R. leichter herausoperieren, kann aber auch zum Tode führen; Ggs. ▶ maligne
Gynäkologie	Fachrichtung der Medizin, die sich mit Frauenkrankheiten und Geburtshilfe befasst; Frauenheilkunde
gynäkologisch	die Gynäkologie betreffend, zur Gynäkologie gehörend; z. B. jemanden gynäkologisch untersuchen

H_2-Blocker	Medikamente, die die Magensäureproduktion leicht hemmen; z. B. Ranitidin, Cimetidin
habituell	lat. = gewohnheitsmäßig, wiederkehrend; z. B. h. Abort: mehrfache Fehlgeburt; h. Luxation: mehrmalige Verrenkung desselben Gelenks
HAM (engl. Health-Action-Model)	Gesundheitsaktionsmodell von Keith Tones; zentrale Aspekte: Selbstachtung, Selbstwertgefühl, Haltung, Lebenseigenschaften, Steigerung der Kontrolle, Umfeld, Glaube, Werte, Motivation
hämatogene Infektion	Infektion (z. B. der Harnwege) durch Keimverschleppung mit dem Blutstrom
Hämatokrit (Hkt)	prozentualer Zellanteil des Blutvolumens
Hämatom	Bluterguss
Hämoglobin (Hb)	roter Blutfarbstoff ▶ Tab. S. 191

Begriff	Erklärung
Hämolyse (griech. = Blutauflösung; Adj. hämolytisch)	Platzen von Erythrozyten; 1) Blutabnahmefehler: langes Stauen, Schütteln oder langes Lagern der Probe, 2) im Körper bei Krankheiten mit Erythrozytenzerfall
Hämophilie (Bluterkrankheit)	erbliche Blutgerinnungsstörung z. B. durch Mangel an Faktor VIII oder IX; Ggs. Thrombophilie
Hämophilus influenzae	Bakterium; Erreger schwerer Atemwegsinfektionen, bei Kindern auch Epiglottitis und Meningitis; ▸ Hib
Handicap/Handikap	Beeinträchtigung, Benachteiligung bzw. Nachteil; z. T. syn. genutzt zu ▸ Behinderung (u. a. auch um Diskriminierung zu vermeiden); lt. WHO-Klassifizierung von 1976 „Behinderung": bezieht sich hier auf die sozialen Benachteiligungen, die Menschen infolge einer Schädigung (Impairment) oder einer Beeinträchtigung (Disability) in ihren körperlichen, beruflichen und gesellschaftlichen Aktivitäten erfahren
Handlungsfelder	hier: in der ▸ Ottawa-Charta fünf beschriebene H. zur nationalen Umsetzung von Gesundheitsförderung
Handlungsstrategien	hier: drei zentrale H. innerhalb der Handlungsfelder zur nationalen Umsetzung von Gesundheitsförderung; ▸ Ottawa-Charta
HAPA-Modell (Health-Action Process Approach)	▸ sozial-kognitives Prozessmodell des Gesundheitsverhaltens nach R. Schwarzer
haptisch	den Tastsinn, das Tasten betreffend, mithilfe des Tastsinns (erfolgend); ▸ sensorisch; ▸ motorisch
Harninkontinenz	unwillkürlicher Harnverlust; 1) Belastungs- bzw. Stressinkontinenz; Urs. Alter bzw. Beckenbodenschwäche, 2) Dranginkontinenz bei überaktivem Blasenentleerungsmuskel
harnpflichtige Stoffe (harnpflichtige Substanzen)	Stoffwechselprodukte, die mit dem Harn ausgeschieden werden müssen; z. B. Harnstoff, Harnsäure und Kreatinin
Harnsediment (Urinsediment)	mikroskopische Untersuchung des Bodensatzes von zentrifugiertem Harn
Harnstatus	komplette Urinuntersuchung, bestehend aus Urin-Streifentest und Harnsediment
Harnverhalt	Unfähigkeit, die volle Blase zu entleeren
Harnwegsinfektion (HWI)	meist bakterielle Infektion (ggf. in Teilen) der ableitenden Harnwege: 1) Urethritis, 2) Zystitis, 3) Pyelonephritis ▸ **Abb. S. 74**
Hautkrebs	maligner Hauttumor; 1) Melanom: schwarzer Hautkrebs, 2) Spinaliom, 3) Basaliom; 2), 3) und aktinische Keratose: heller Hautkrebs ▸ **Abb. S. 74**
HAV	**H**epatitis-**A**-**V**irus

A B C D E F G **H** I J K L M N O P Q R S T U V W X Y Z

Harnwegsinfektionen

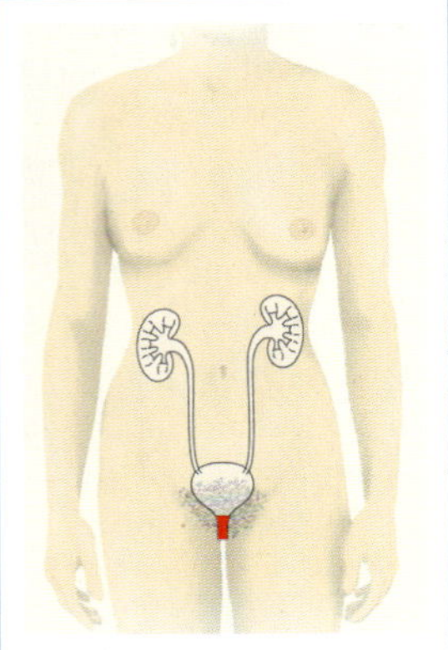

Urethritis (Harnröhrenentzündung)

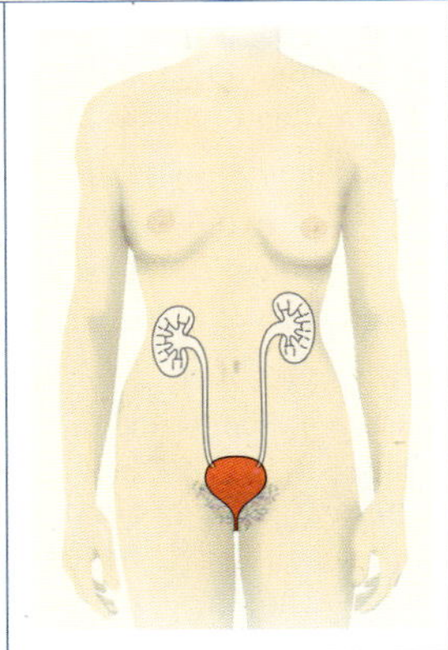

Zystitis (Blasenentzündung)

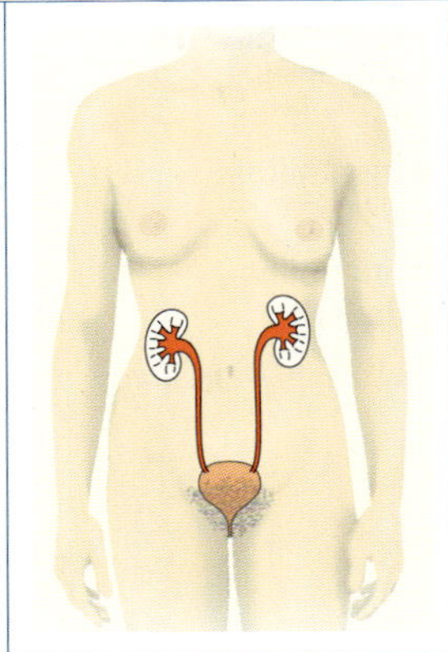

Pyelonephritis (Nierenbeckenentzündung)

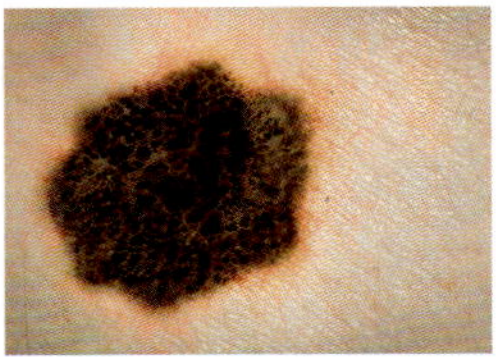

Melanom (schwarzer Hautkrebs)

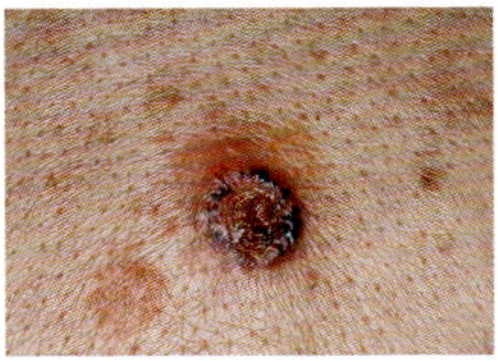

Spinaliom (Variante des hellen Hautkrebses)

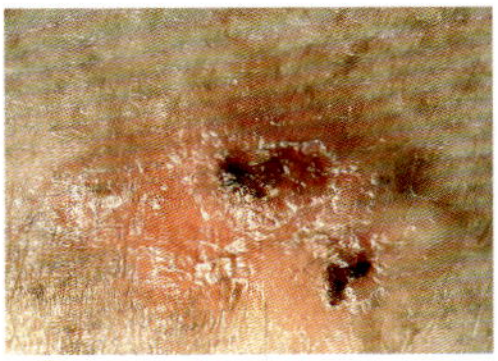

Basaliom (häufigster heller Hautkrebs)

Begriff	Erklärung
HbA_{1c} (Hämoglobin A_{1c})	Hämoglobinanteil, der bei Hyperglykämie Glukose bindet und so über ca. 8 Wochen erhöhte BZ-Werte dokumentiert ▸ Tab. S. 191
HBs-Ag (**H**epatitis-**B**-Virus-**s**urface-**A**nti**g**en)	Hepatitis-B-Virus-Oberflächen-Antigen; nachweisbar bei infektiösen Hepatitis-B-Patienten
HBV-DNA	Erbsubstanz des Hepatitis-B-Virus; der Nachweis beweist Infektiosität
HCG (**h**umanes **C**horion**g**onadotropin)	Schwangerschaftshormon; wird beim SS-Test im Urin nachgewiesen
HCV	**H**epatitis-**C**-**V**irus
HDL-Cholesterin (HDL)	**H**igh-**D**ensity-**L**ipoprotein-Cholesterin; nützlicher Cholesterinanteil; ▸ LDL ▸ Tab. S. 193
health behavior	▸ Gesundheitsverhalten

Begriff	Erklärung
Health-Belief-Modell	psychologisches Modell, welches davon ausgeht, dass menschl. Handeln u. (Gesundheits-)Verhalten rational bestimmt sind; subjektive gesundheitsbezogene Einstellungen (health beliefs) sind entscheidend für Gesundheitsverhalten
Health Literacy	1) in der Gesundheitsförderung: alltagspraktisches Wissen und Fähigkeiten im Umgang mit Gesundheit und Krankheit, mit dem eigenen Körper ebenso wie mit den gesundheitsprägenden sozialen Lebensbedingungen (Determinanten der Gesundheit); Gesundheitsbewusstsein; Fähigkeit des Einzelnen, im täglichen Leben Entscheidungen zu treffen, die sich positiv auf die Gesundheit auswirken, 2) in der Medizin: individuenbezogener Ansatz zur Verbesserung des Patientenwissens, 3) in der Entwicklungszusammenarbeit: Bestandteil der Entwicklung von Gemeinschaften – „community development"; synonym: ▸ Gesundheitskompetenz
Health Promotion	engl. für ▸ Gesundheitsförderung
Health Technology Assessment (HTA)	umfassende Bewertung neuer oder bereits auf dem Markt befindlicher Technologien (Medikamente, Instrumente, Eingriffe und Verfahren sowie Organisationssysteme zur Gesundheitsversorgung) im Rahmen einer strukturierten Analyse
Healthy Public Policy	lt. Ottawa-Charta der WHO von 1986 die Schlüsselstrategie für ein aktives gesundheitsförderliches Handeln; ▸ gesundheitsfördernde Gesamtpolitik
HEDE-Kontinuum	▸ „**G**esundheits-**K**rankheits-**K**ontinuum" (G-K-K); Endpunkte des Kontinuums bezeichnet Antonovsky als **H**ealth-**e**ase und **D**is**e**ase und das Kontinuum entsprechend als HEDE-Kontinuum; die Lokalisation einer Person wird durch objektive Parameter des Befundes und durch subjektive des individuellen Befindens beeinflusst; ▸ Salutogenese
Helicobacter pylori (H. pylori; Hp)	Bakterium, das Gastritis, Ulkus ventrikuli und Magenkarzinom erzeugen bzw. fördern kann; ▸ Eradikationstherapie; ▸ Gastritis
Hemiparese (-plegie)	Halbseitenlähmung (Halbseitenschwäche)
HEP	**He**il**e**rziehungs**p**flegerin/Heilerziehungspfleger
Hepar	Leber ▸ Abb. S. 76
Heparin	gerinnungshemmendes Medikament; nur parenteral (s. c., i. v., ggf. kutan) anwendbar
Hepatitis	Leberentzündung (infektiös, toxisch, autoimmun oder kombiniert)
hepatotoxisch	leberschädlich
Hernie	Eingeweidebruch; Hervortreten („Hervorbrechen") von Bauchorganen durch natürliche oder erworbene Schwachstellen der Bauchwand; z. B. Leistenhernie

Begriff	Erklärung
Herpes simplex	Virusinfektion der Haut durch HSV (Herpes-simplex-Virus); z. B. Lippenherpes
Herpes zoster (Kw. Zoster)	Gürtelrose; Aufflammen einer chronischen ▶ VZV-Infektion Jahre nach Varizellen (Windpocken) ▶ Abb. S. 77
Hertz (Hz; nach H. Hertz)	Einheit für die Frequenz von Wellen; 1 Hz = 1 Welle/sec, 1 kHz = 1000 Wellen/sec
Herzaktion	zweiphasige Herzaktion bzw. -tätigkeit, bestehend aus Systole und Diastole ▶ Abb. S. 42
Herzfrequenz	Herzschlagfolge; Anzahl der Herzaktionen/min
Herzinfarkt (HI; Myokardinfarkt; MI)	Nekrose eines Herzmuskelbezirks durch akuten Verschluss einer Koronararterie ▶ Abb. S. 77
Herzinsuffizienz	Herzschwäche; Unfähigkeit des Myokards, die erforderliche Pumpleistung zu erbringen; 1) Rechtsherzinsuffizienz, 2) Linksherzinsuffizienz, 3) globale Herzinsuffizienz (1) und (2), 4) terminale Herzinsuffizienz (Endstadium)

Rechtsherzinsuffizienz macht **r**ichtig dicke Beinödeme, **L**inksherzinsuffizienz macht **L**uftnot und **L**ungenödem, bei **G**lobalinsuffizienz ist das **g**anze Herz schwach, **t**erminale Herzinsuffizienz ist **t**ödlich.

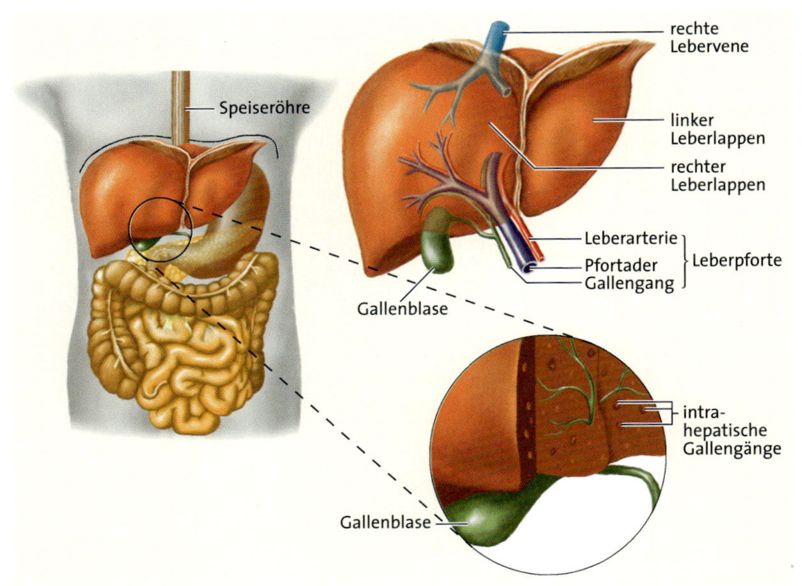

Leber (Hepar)

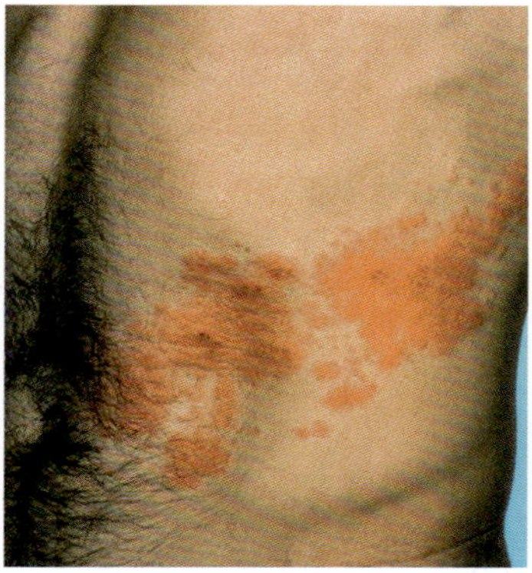

Gürtelrose (Herpes zoster)

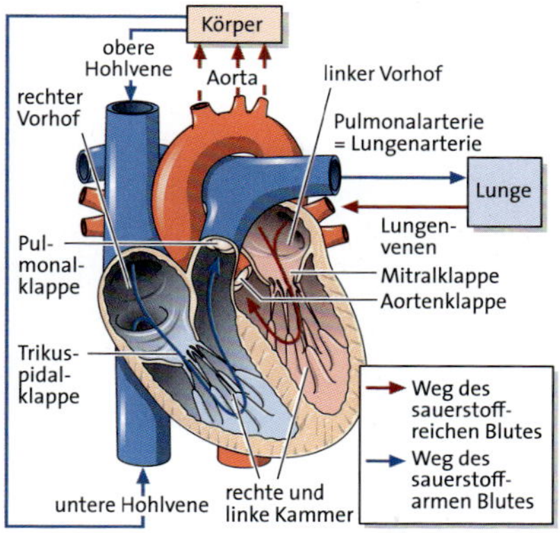

Aufbau des Herzens

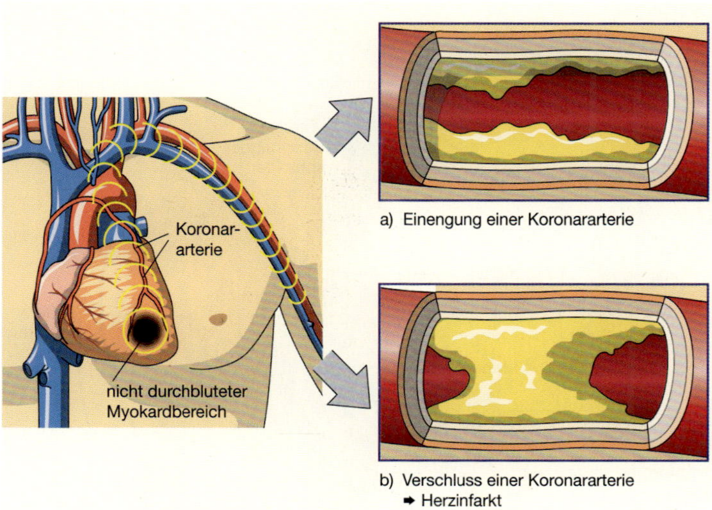

Herzinfarkt (Myokardinfarkt)

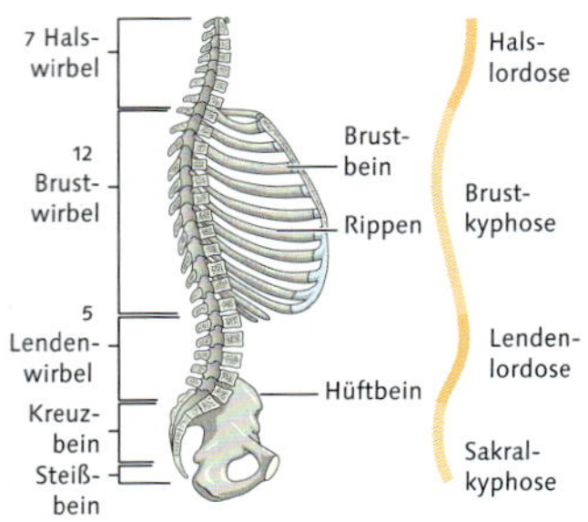

Wirbelsäule mit Abschnitten und physiologischen Krümmungen

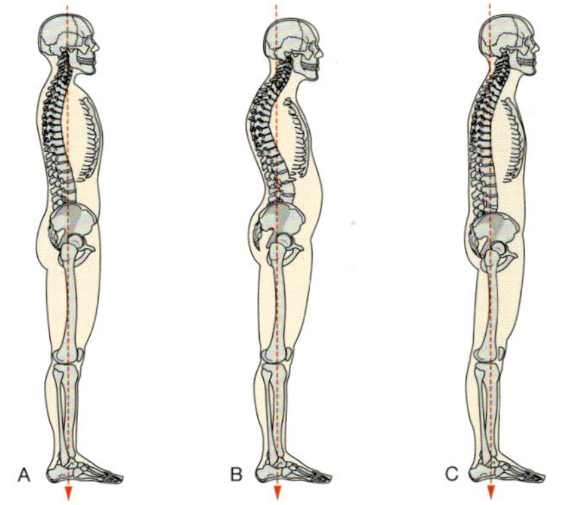

A Normale Wirbelsäulenstellung

B Hohlrundrücken (Hyperkyphose der BWS und Hyperlordose der LWS)

C Flachrücken

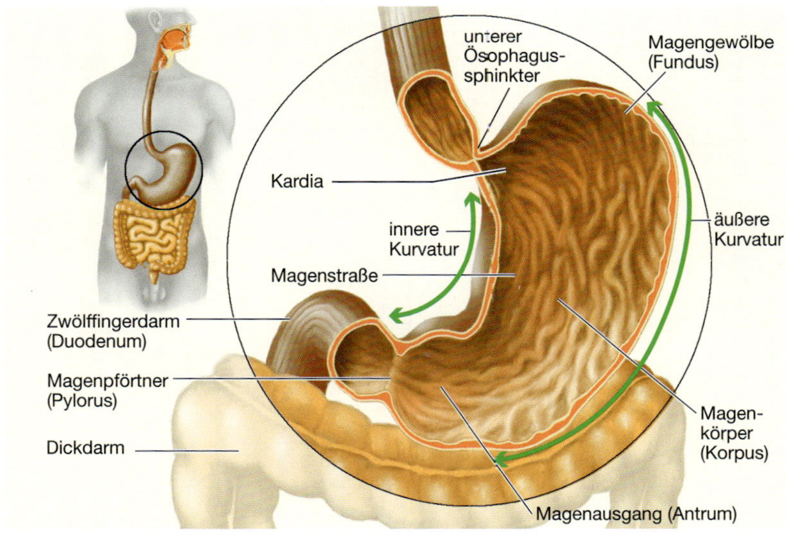

Magenaufbau und -lage

Begriff	Erklärung
Herzklappe	ventilartige Teile des Herzens, die die Richtung des Blutstroms bestimmen ▸ Abb. S. 77
Die vier Herzklappen: **T**üchtig **p**ulsiert **m**eine **A**orta (**T**rikuspidalklappe, **P**ulmonalklappe, **M**itralklappe, **A**ortenklappe)	
Herzklappenfehler	▸ Vitium
Herzschrittmacher (Schrittmacher; SM; engl. Pacemaker; PM)	batteriebetriebenes implantierbares Gerät, das v. a. bei bradykarden Herzrhythmusstörungen die fehlende Sinusknotenfunktion ersetzt ▸ Abb. unten
Hib (**H**ämophilus **i**nfluenzae Typ **b**)	1) virulentes Bakterium; kann bei Kleinkindern Epiglottitis und Meningitis hervorrufen; 2) Impfung; z. B. 6-fach als TdaPHepBHibIPV
High-tech home care	▸ HTHC
Hippokrates von Kos	berühmtester Arzt des Altertums; gilt als Begründer der abendländischen Medizin; lebte um 460–377 v. Chr. auf der griech. Insel Kos
Hippokratischer Eid	Der Eid des Hippokrates gilt als erste grundlegende Formulierung der ärztlichen Ethik und wurde später von der Genfer Deklaration (▸ Genfer Gelöbnis) abgelöst; er wird heute nicht mehr von den Ärzten abgeleistet
His-Bündel (nach W. His)	Teil des Reizleitungssystems des Herzens ▸ Abb. S. 144
Histologie	Gewebelehre
histologisch	die Gewebelehre bzw. den feingeweblichen Befund (einer Gewebeprobe) betreffend
HIV (**H**umanes **I**mmunschwäche-**V**irus)	menschliches Immunschwäche-Virus; Erreger der Krankheit ▸ Aids ▸ Abb. unten

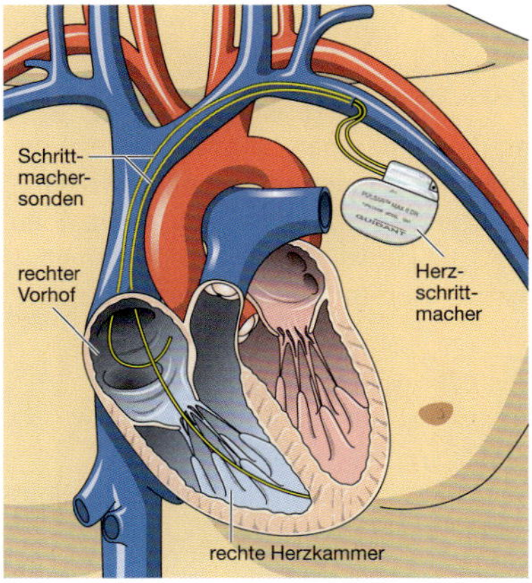

Herzschrittmacher

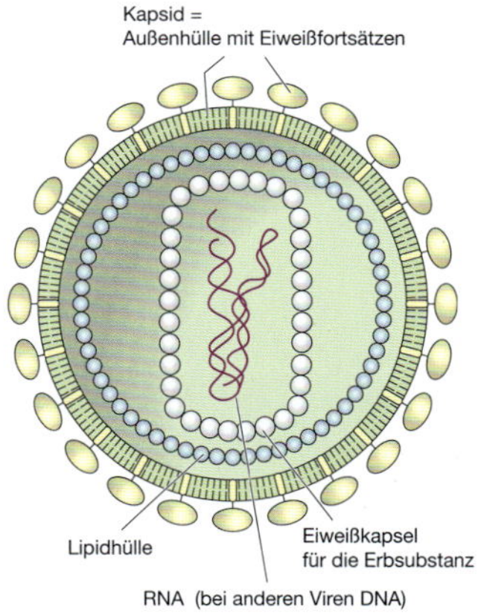

HI-Virus

A B C D E F G H I J K L M N O P Q R S T U V W X Y Z

Begriff	Erklärung
HIV-Test	Bluttest, der Antikörper gegen HIV nachweist und so nach ca. 6–12 Wochen eine HIV-Infektion beweist; fälschlich „Aids-Test" genannt
Hodenhochstand	▶ Kryptorchismus ▶ Abb. S. 101
Holismus	1) anthropologischer H.: betrachtet den Menschen als Einheit (engl. unitary) und nicht als Summe von Einzelheiten, 2) kosmologischer H.: betrachtet den Kosmos bzw. das Universum als Ganzes und der Mensch ist ein kleines Zahnrad davon im Getriebe der Welt; ▶ Ganzheitlichkeit
Homöopathie	griech. = ähnliches Leiden, alternativmedizinische Behandlungsmethode, bei der die Kranken mit solchen Mitteln in hoher Verdünnung behandelt werden, die in größerer Menge bei Gesunden ähnliche Krankheitserscheinungen hervorrufen; nach Samuel Hahnemann: „Ähnliches soll durch Ähnliches geheilt werden" (Ähnlichkeitsprinzip, Verdünnungsprinzip)
Homöostase	Aufrechterhaltung des Gleichgewichtszustandes in einem dynamischen System
Hormon	Botenstoff, der Funktionsänderungen im Körper bewirkt ▶ Abb. S. 81, 144
Hormon(ersatz)-therapie (HET/HT)	Östrogen- und ggf. Gestagengaben gegen Wechseljahrsbeschwerden
Hospitalkeim	Krankenhauskeim; gefährlicher Erreger, der sich unter bestimmten Bedingungen in Kliniken bildet und verbreitet; z. B. ▶ MRSA
Hospiz	1) Einrichtung zur professionellen Pflege und ganzheitlichen Begleitung/Betreuung Schwerstkranker oder Sterbender, 2) bei einem Kloster befindliches Haus, in dem besonders Pilger übernachten können, 3) Hotel oder Pension, die in christlichem Geist geführt wird; ▶ Palliativ care; ▶ Palliativversorgung
HTA	▶ **H**ealth **T**echnology **A**ssessment
HTHC (High-tech home care)	eine Versorgungsform, die im Rahmen häuslicher Pflege bei Schwerstpflegebedürftigen, die einer intensivpflegerischen und medizinisch-technischen Versorgung bedürfen, realisiert wird; z. B. bei Patienten, die künstlich ernährt u. beatmet werden u. ein dauerhaftes Monitoring ihrer Herz-Kreislauf-Funktionen benötigen
Humanismus	1) (auf das Bildungsideal der griechisch-römischen Antike gegründetes) Denken und Handeln im Bewusstsein der Würde des Menschen; Streben nach Menschlichkeit, 2) Bewegung des 14.–16. Jh., die durch literarische, philologische und wissenschaftliche Neuentdeckung und Wiedererweckung der antiken Kultur, ihrer Sprachen, ihrer Kunst und Geisteshaltung gekennzeichnet ist

Begriff	Erklärung
Humaninsulin (lat. humanus = menschlich)	Insulin, das dem menschlichen Insulin genau entspricht; wird gentechnisch hergestellt
Humerus	Oberarmknochen ▸ Abb. S. 162
HWI	1) **H**arn**w**egs**i**nfektion, 2) **H**inter**w**and**i**nfarkt
HWS	**H**als**w**irbel**s**äule ▸ Abb. S. 182
HWS-Schleudertrauma	Verletzung von Muskeln und Bändern durch Vor- und Zurückschleudern der HWS; z. B. bei einem Auffahrunfall ohne Kopfstütze
Hyaluronsäure	Bestandteil von Knorpel und Synovia
Hymen	ring- oder halbringförmige Schleimhautfalte am Eingang der Vagina; „Jungfernhäutchen"
Hyperämie	verstärkte Durchblutung
Hypercholesterinämie	Fettstoffwechselstörung mit erhöhtem Cholesterinspiegel ▸ Tab. S. 192
Hyperemesis gravidarum	verstärktes Schwangerschaftserbrechen
Hyperglykämie	erhöhter Blutzuckerspiegel ▸ Tab. S. 195
Hyperinsulinämie	zu hoher Insulinspiegel

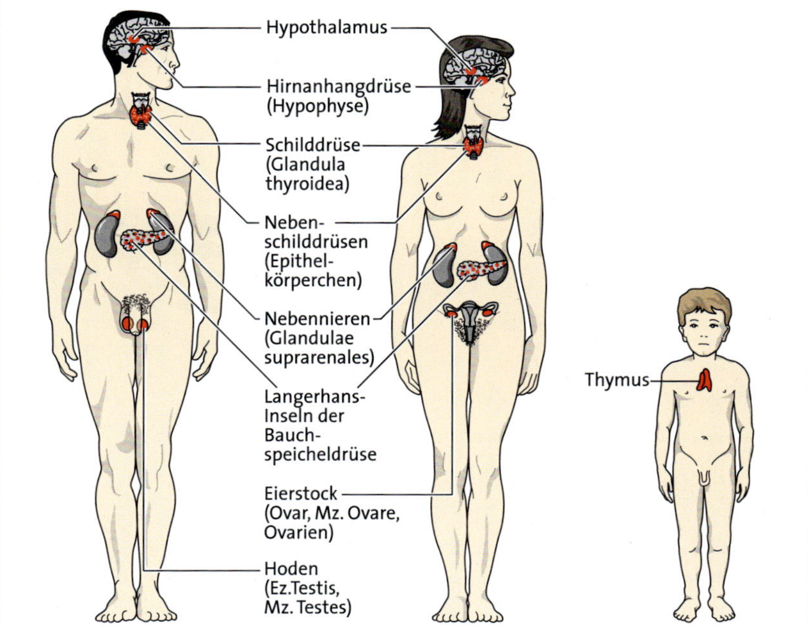

Hormondrüsen (endokrine Drüsen)

Begriff	Erklärung
Hyperkeratose	verstärkte Verhornung der Haut (Schwiele)
Hyperlipidämie (Hyperlipoproteinämie; Dyslipidämie; Dyslipoproteinämie)	erhöhter Blutfettspiegel; Fettstoffwechselstörung (Oberbegriff); die verschiedenen Begriffe bedeuten das Gleiche, da die Blutfette (Lipide) von Proteinen als Lipoproteine transportiert werden
Hyperlordose	verstärkte Biegung der Wirbelsäule nach ventral; lumbale H.: syn. Hohlkreuz ▸ Abb. S. 78
Hypermenorrhö (Menorrhagie)	zu starke Menstruation
Hyperopie	Weitsichtigkeit; Ggs. Myopie
hyperosmolares Koma (ketoazidotisches bzw. hyperglykämisches Koma)	Koma bei Typ-1-Diabetikern durch extreme Hyperglykämie und Ketoazidose; das Blut wird „eingedickt" (hyperosmolar) durch den hohen Wasserverlust bei Glukosurie
Hyperplasie (Adj. hyperplastisch)	Organvergrößerung durch Zellzahlvermehrung; ▸ Hypertrophie ▸ Abb. unten
Hyperthyreose	Schilddrüsenüberfunktion; typische Symptome: Tachykardie, Schwitzen, Unruhe, Gewichtsverlust, usw.
hyperton	erhöhte 1) ▸ RR-Werte, 2) Muskelspannung ▸ Tab. S. 187

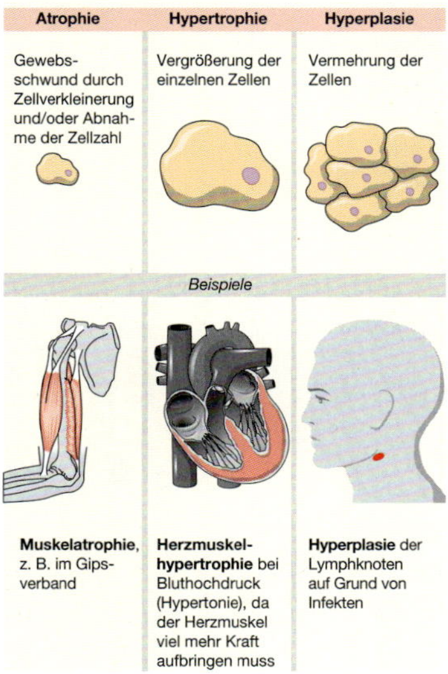

Gewebeveränderungen

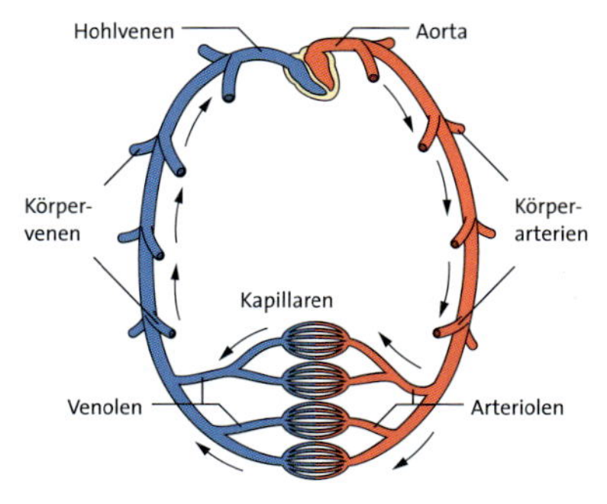

Blutkreislauf (schematisch)

Begriff	Erklärung
Hypertonie, arterielle (Hypertonus, arterieller)	Bluthochdruck; für den RR Erwachsener gilt: <120/<80 mmHg: optimal 120–129/80–84 mmHg: normal 130–139/85–89 mmHg: hochnormal 140–159/90–99 mmHg: Hypertonie Grad 1 160–179/100–109 mmHg: Hypertonie Grad 2 ≥180/≥110 mmHg: Hypertonie Grad 3
Hypertrophie (Verb hypertrophieren)	Organvergrößerung durch Vergrößerung der einzelnen Zellen; ▸ Hyperplasie ▸ **Abb. S. 82**
Hyperurikämie	erhöhter Harnsäurespiegel; Gichtvorstufe
Hypoglykämie	erniedrigter Blutzuckerspiegel; Unterzuckerung
Hypomenorrhö	zu schwache Menstruation
Hypophyse	Hirnanhangdrüse; bildet Steuerungshormone; z. B. LH, FSH, TSH, ADH, Prolaktin ▸ **Abb. S. 81**
Hyposensibilisierung	▸ Desensibilisierung
Hypothalamus	Teil des Zwischenhirns; steuert die Hormonbildung der Hypophyse durch Freisetzungshormone; z. B. FSH-RH, LH-RH ▸ **Abb. S. 81**
Hypothese	zunächst unbewiesene Annahme; Vorentwurf für eine Theorie; syn. Unterstellung; Adj. ▸ hypothetisch
hypothetisch	auf einer unbewiesenen Vermutung (Hypothese) beruhend; fraglich; z. B. sind hypothetische Gesundheitstypen gedankliche Modelle von Menschen, die auf verschiedene Art u. Weise mit ihrer Gesundheit umgehen; ▸ Hypothese
hypoton	bezogen auf RR-Werte: zu niedrig
Hypotonie (arterielle Hypotonie)	Niedrigblutdruck (RR <100/60 mmHg); nur bei Beschwerden und Herzinsuffizienz krankhaft
Hypoxie	Mangelversorgung des Gewebes/des Körpers mit Sauerstoff; z. B. bei Asthma oder Embolie; syn. Sauerstoffmangel
hypovolämischer Schock	Volumenmangelschock; Kreislaufschock durch Blut- bzw. Flüssigkeitsverlust/-mangel
Hypovolämie	Mangel an Blut(volumen) bzw. Blutmenge
Hysterektomie	operative Entfernung des Uterus
Hz	▸ Hertz

i. a. (**i**ntra**a**rteriell)	(Injektion) in eine Arterie
iatrogen	durch den Arzt bzw. medizinische Maßnahme verursacht; z. B. Organverletzung bei OP
i. c. (**i**ntra**k**utan)	(Injektion) in die oberste Hautschicht; z. B. bei Allergietests ▸ **Abb. S. 87**
I. E. (I. U.)	**I**nternationale **E**inheiten; engl. **U**nits

A B C D E F G **H** I J K L M N O P Q R S T U V W X Y Z

Begriff	Erklärung
ICD (engl. = **i**mplantable **c**ardio-verter-**d**efibrillator)	schrittmacherähnliches implantierbares Gerät, das bei gefährlichen Herzrhythmusstörungen automatisch ▸ defibrilliert
ICD 10 (**I**nternational **C**lassification of **D**iseases)	Internationales System der Diagnoseerfassung und -verschlüsselung, Version 10; z. B. Asthma bronchiale: ICD J45.9
Ischämie	lokaler Blutmangel; Blutleere
ICN (**I**nternational **C**ouncil of **N**urses)	Zusammenschluss von nationalen Berufsverbänden zum Weltverband der beruflich Pflegenden
ICR	▸ **I**nter**k**ostal**r**aum ▸ Abb. S. 49
ICSI (sprich „ixi"; **i**ntra**z**ytoplasmatische **S**permien**i**njektion)	Methode zur künstlichen Befruchtung: ein ausgewähltes Spermium wird in die Eizelle eingespritzt; ▸ IVF
ICT (**i**ntensivierte **k**onventionelle Insulin**t**herapie)	anspruchsvolles Therapieprinzip für optimale BZ-Kontrolle bei Diabetes mellitus; syn. Basis-Bolus-Therapie ▸ Abb. S. 89
Ideal	1) Idealbild; Inbegriff der Vollkommenheit, 2) als ein höchster Wert erkanntes Ziel; Idee, nach deren Verwirklichung man strebt; syn. ▸ Leitbild; Adj. ▸ idealistisch
idealistisch	an Ideale glaubend u. nach deren Verwirklichung strebend, dabei die Wirklichkeit etwas außer Acht lassend; ▸ Ideal; Ggs. realistisch
Identität	die als Selbst erlebte innere Einheit einer Person
IDZ	Institut der deutschen Zahnärzte; www.idz-koeln.de
IfSG (Infektionsschutzgesetz)	Gesetz zur Verhütung und Bekämpfung von Infektionskrankheiten beim Menschen
IgA (**I**mmun**g**lobulin **A**)	Schleimhautantikörper; Blutspiegel bei einigen Immundefekten erniedrigt
IgE (**I**mmun**g**lobulin **E**)	Antikörper, die bei Allergien vermehrt sind
IgG (**I**mmun**g**lobulin **G**)	Antikörper, die vor ≥ 6 Monaten gebildet wurden; Zeichen zurückliegender Infektion
IGeL	▸ individuelle Gesundheitsleistungen
IgM (**I**mmun**g**lobulin **M**)	Antikörper, die vor < 6 Monaten gebildet wurden; Zeichen frischer Infektion
IHR (engl. **I**nternational **H**ealth **R**egulations)	Internationale Gesundheitsvorschriften; 1971 von der WHO verabschiedet und seither dreimal revidiert, zuletzt 2005; Regelungswerk der WHO

Begriff	Erklärung
Ikterus	Gelbsucht; sichtbare Gelbfärbung von Haut und Schleimhaut durch Bilirubineinlagerung; 1) bei Hämolyse, 2) bei Leberkrankheit, 3) bei Gallengangsverschluss 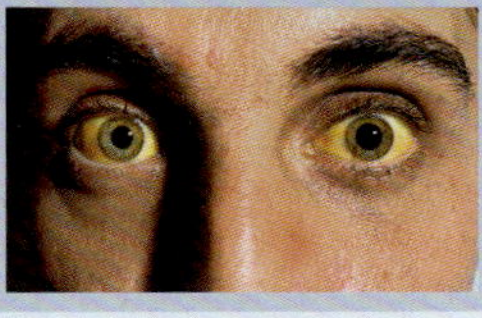
Ileum	Krummdarm; längster Dünndarmabschnitt; zwischen Jejunum und Zökum ► **Abb. S. 62**
Ileus	Darmverschluss
illness	das Erleben von Beeinträchtigungen u. Unwohlsein; Krankheit als subjektive Störung des Befindens; ► Krankheit
illness behavior	Verhalten von Personen, die bereits Symptome einer Krankheit wahrnehmen und sich darum bemühen, diese abzuklären, eine Diagnose vorzunehmen u. eine geeignete Behandlung zu erreichen; ► Krankenrollenverhalten; ► Risikoverhalten; Ggs. ► Gesundheitsverhalten (engl. health behavior)
i. m. (**i**ntra**m**uskulär)	(Injektion) in einen Muskel; z. B. M. gluteus medius, M. deltoideus ► **Abb. S. 87**
Immobilisation	Ruhigstellung; 1) einer verletzten Extremität, 2) eines Kranken im Sinne von Bettruhe
immun	unempfindlich gegen einen Krankheitserreger; gefeit
Immunantwort	Reaktion des Immunsystems auf ein Antigen
Immunglobulin	Antikörper gegen Krankheitserreger; 1) im Serum messbar, 2) aus Spenderblut gewonnen als Medikament (z. B. als Passivimpfstoff) einsetzbar
Immunisierung	► Impfung
Immunität	erworbener spezifischer Schutz gegen Krankheitserreger durch Impfung oder überstandene Infektionskrankheit
Immunologie	Wissenschaft, die sich mit der Reaktion des Organismus auf das Eindringen körperfremder Substanzen befasst
Immunstimulans (Mz. Immunstimulanzien)	die Immunabwehr anregendes Arzneimittel; z. B. Interferon; Ggs. Immunsuppressivum
Immunsuppressivum	die Immunabwehr schwächendes Arzneimittel
Immunsystem	körpereigenes Abwehrsystem
Impfung (Schutzimpfung; Immunisierung)	Erzeugung von Infektionsschutz durch Impfstoffgabe; 1) Aktivimpfung (enthält Antigene), 2) Passivimpfung (enthält fertige Antikörper)
Implantation	chir. Einpflanzen (z. B. Herzschrittmacher)
Implementierung	Umsetzung (von Planungen); konkrete Realisierung oder Durchsetzung (z. B. von UN-Resolutionen), Einführung
Inappetenz	Appetitmangel; fehlender Appetit

A B C D E F G H I J K L M N O P Q R S T U V W X Y Z

Begriff	Erklärung
Indikation (Adj. indiziert)	Heilanzeige; Grund zur Anwendung eines Medikaments oder einer medizinischen Maßnahme; Ggs. Kontraindikation
Individuelle Gesundheitsleistungen (IGeL)	ärztliche Leistungen, die von den gesetzlichen Krankenkassen nicht finanziert werden (z. B. weil keine ausreichenden Belege für ihren Nutzen vorliegen) u. daher von den Versicherten selbst bezahlt werden müssen (z. B. weitere Früherkennungsuntersuchungen; weitere Laboruntersuchungen)
Individuum	der Mensch als Einzelwesen (in seiner jeweiligen Besonderheit); i. d. Biologie: einzelnes pflanzliches oder tierisches Lebewesen (als Vertreter seiner Spezies)
indizierte Prävention	Klassifizierung von ► Präventionsmaßnahmen nach der ZG; richtet sich an Einzelne, die bereits an einer Krankheit oder Störung leiden; nutzt individuelle Präventionskonzepte; ► Prävention ► Abb. S. 141
Induktion	das Schließen vom Besonderen/vom Einzelfall auf das Allgemeine; mit induktiven Methoden werden Tatsachen durch Beobachtung ermittelt u. daraus theoretische Überlegungen/Theorien abgeleitet; Adj. ► induktiv; Ggs. ► Deduktion
induktiv	vom Einzelnen, Einzelfall, Besonderen zum Allgemeinen hinführend; ► Induktion; Ggs. ► deduktiv
induzieren	bewirken, hervorrufen, auslösen; z. B. persönlichkeitsinduziert: durch die Persönlichkeit hervorgerufen
Infekt, der	Kw. für leichte Infektionskrankheit
Infektion, die	Ansteckung; Eindringen von Krankheitserregern und ihre Vermehrung im Körper
Infektionskrankheit	Krankheit durch pathogene Mikroorganismen
infektiös	ansteckend; erregerhaltig
inferior	der untere; unten
Infiltration (Verb infiltrieren)	Durchsetzen; 1) Einbringen (Injizieren) von Medikamenten in Gewebe; z. B. Lokalanästhetika, 2) Gewebe durchsetzendes Krebswachstum ► Abb. S. 175
Influenza	Virusgrippe; echte Grippe; akute Atemwegsinfektion durch Influenzaviren; verläuft zumeist schwerer als ein grippaler Infekt
informell	ohne (formalen) Auftrag, ohne Formalitäten, nicht offiziell; z. B. sind informelle Beziehungsnetzwerke meist persönliche Kontakte
Infrarotlicht	Licht mit einer Wellenlänge unterhalb des sichtbaren roten Lichts; erwärmt Gewebe
Infusion (Verb infundieren)	Einleiten von Flüssigkeiten in den Körper, (zumeist) in eine Vene; sog. Tropf
Inhalation (Verb inhalieren)	Anwendung von z. B. Arzneistoffen durch Einatmen

A B C D E F G H I J K L M N O P Q R S T U V W X Y Z

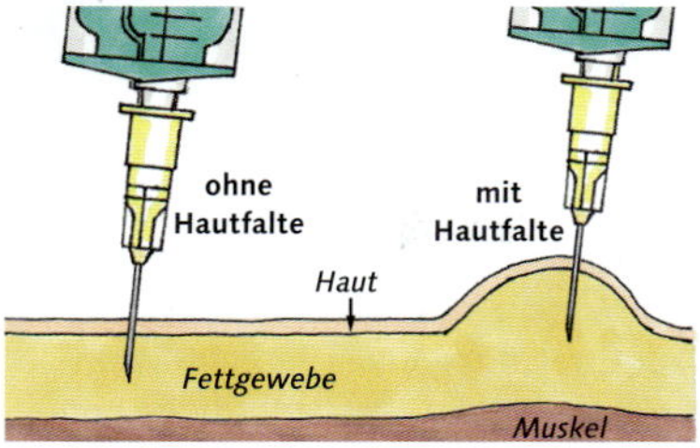

Injektion in das subkutane Fettgewebe bei der s. c.-Injektion (mit und ohne Hautfaltenbildung)

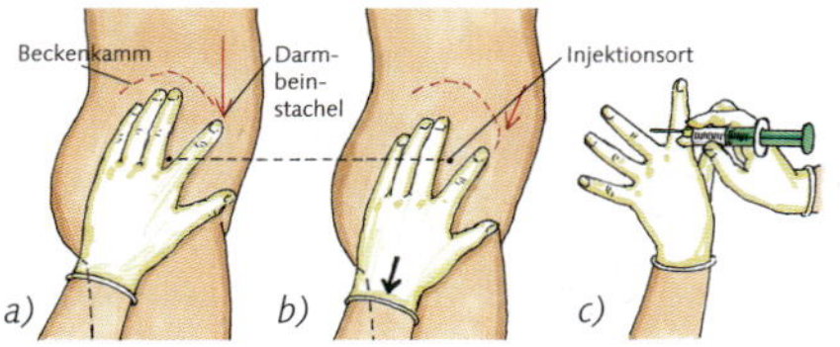

Injektion in den Gesäßmuskel (Methode nach Hochstetter)
a) Aufsuchen des Injektionsortes
b) Die palpierende Hand wird zu ihrem Schutz vor der Injektion etwas nach kaudal verlagert.
c) Injektionstechnik

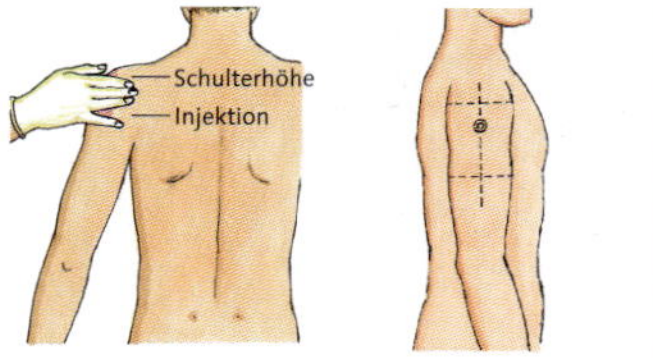

Injektion in den M. deltoideus (sprich: „delto-ideus")

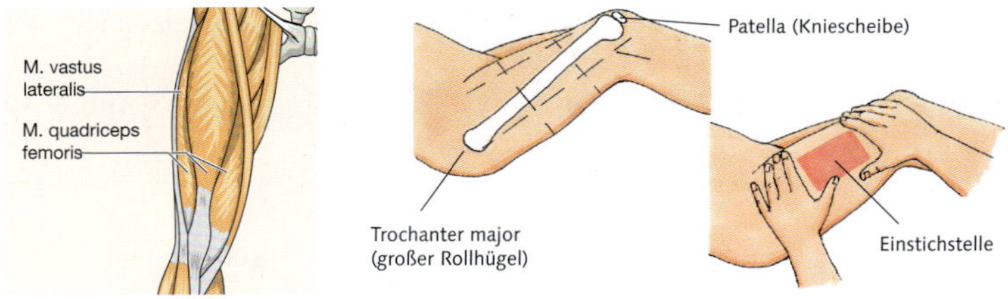

Injektion in den M. vastus lateralis

A B C D E F G H I J K L M N O P Q R S T U V W X Y Z

Begriff	Erklärung
inhalativ	Stoffaufnahme durch Einatmen (Inhalation)
Initiative	erster tätiger Anstoß zu einer Handlung; erster Schritt, Anregung bei einem bestimmten Handeln; Entschlusskraft; Fähigkeit, aus eigenem Antrieb zu handeln; Zusammenschluss von Bürgern, Verbänden, Vereinen, Firmen und/oder öffentlichen Einrichtungen zur Erreichung eines gemeinsamen (größer angelegten) Ziels; (Recht auf) das Einbringen von Gesetzesvorlagen; syn. Impuls
initiieren	den Anstoß zu etwas geben; in die Wege leiten; in eine Gemeinschaft aufnehmen; syn. anregen, veranlassen, anstoßen, einleiten
Injektion (Verb injizieren)	Einspritzung; Einspritzen von Medikamenten in den Körper; ugs. Spritze ► **Abb. S. 87**
inkludieren	einschließen, mit beinhalten
Inklusion	Einschließung, Einbeziehung, Dazugehörigkeit; jeder Mensch wird unabhängig von einer möglichen Behinderung in seiner Individualität angenommen; z. B. gemeinsame Erziehung behinderter und nicht behinderter Kinder in Kindergärten; die Beziehung des Enthaltenseins; das Miteinbezogensein; gleichberechtigte ► Teilhabe an etwas; Ggs. Exklusion ► **Abb. unten**
Inkontinenz	unwillkürlicher Harn- und/oder Stuhlabgang
Inkretin	Darmhormon, das die Insulinfreisetzung nach Mahlzeiten BZ-gesteuert anregt
Inkubation	Bebrütung; 1) Lagerung im Wärmeschrank (Bakterienkultur), 2) Vermehrungsphase von Krankheitserregern im Körper
Inkubationszeit	Zeitspanne zwischen Infektion und Infektionskrankheit (Beginn der Symptome)
Innenrotation	Einwärtsdrehen einer Extremität ► **Abb. S. 10**

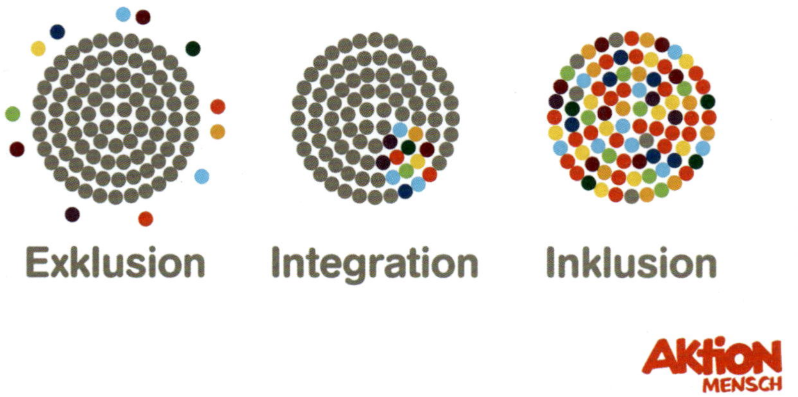

Begriff	Erklärung
Innere Kälte	Verlust des Kontaktes zu sich selbst
inoperabel	nicht operabel, d. h. kann nicht operiert bzw. entfernt werden; z. B. metastasierter Tumor
insistieren	auf etwas bestehen, nachdrücklich einfordern, etwas hartnäckig durchsetzen wollen
Inspektion	Betrachten des Patienten bzw. erkrankter Körperstellen, ggf. mit Lampe und/oder Lupe
Inspiration	Einatmung; Ggs. Exspiration
inspiratorisch	bei der Einatmung
instabile Angina pectoris (akutes Koronarsyndrom)	neu aufgetretene, bei leichter Belastung und in Ruhe auftretende Angina pectoris; ggf. Vorstufe des Herzinfarkts; Notfall
Insuffizienz (Adj. insuffizient)	Schwäche; 1) unzureichende bzw. fehlende Funktion; z. B. Herzinsuffizienz, 2) bzgl. Herzklappen: unvollständiger Schluss ▸ Herzinsuffizienz
Insulin	BZ senkendes Hormon der Inselzellen des Pankreas; schleust Glukose in Zellen ein; 1) Altinsulin (Normalinsulin): schnell wirksam, Injektion kurz vor den Mahlzeiten, 2) Langzeitinsulin (Basal-, Verzögerungs-, Depot-, NPH-Insulin), Injektion mahlzeitenunabhängig, 3) Mischinsulin aus 1) und 2) zur ▸ CT; ▸ ICT **▸ Abb. unten**

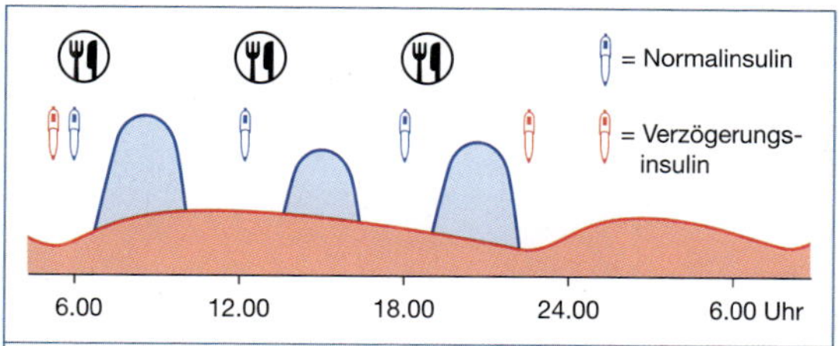

Insulinfreisetzung bei ICT

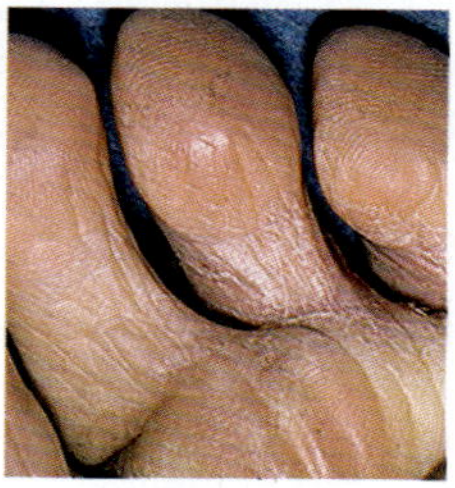

Interdigitalmykose

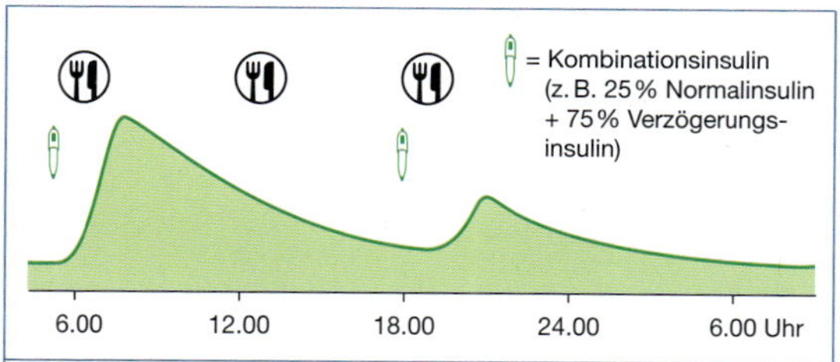

Insulinfreisetzung bei CT

Begriff	Erklärung
Insulinanaloga (Pl.)	chemisch veränderte Insuline mit schnellerem Wirkeintritt als Normalinsulin
Insulinresistenz	mangelnde bzw. nachlassende Insulinwirkung
Insult, apoplektischer	▸ Schlaganfall
Integration	(Wieder-)Herstellung einer Einheit (aus Differenziertem); Vervollständigung; Einbeziehung, Eingliederung in ein größeres Ganzes; i. d. Soziologie: Verbindung einer Vielheit von einzelnen Personen oder Gruppen zu einer gesellschaftlichen und kulturellen Einheit; syn. z. B. Einheit, Ganzheit
integrieren	zu einem übergeordneten Ganzen zusammenschließen; in ein übergeordnetes Ganzes aufnehmen; vereinheitlichen; in ein größeres Ganzes eingliedern, einbeziehen, einfügen
Integrierte Versorgung (IV)	Zusammenarbeit verschiedener Akteure des Gesundheitswesens in einem gemeinsamen fach- und/oder sektorenübergreifenden Versorgungsprozess; der ambulante und stationäre Sektor werden besser verzahnt, die Zusammenarbeit erfolgt interdisziplinär, Ärzte und nicht-ärztliche Berufsgruppen kooperieren eng miteinander u. die Behandlungsabläufe werden unter direkter Einbeziehung des Patienten optimiert; ▸ SGB V, § 140a
intellektuell	verstandesmäßig, geistig, den Intellekt betreffend
Intention	Absicht, Bestreben, Vorhaben
Inter-/inter-	„zwischen"; kennzeichnet in Bildungen mit Substantiven, Adjektiven oder Verben eine Wechselbeziehung; zwischen zwei oder mehreren (bestehend, sich befindend, sich vollziehend)
Interaktion	aufeinander bezogenes Handeln zweier oder mehrerer Personen; Wechselbeziehung zwischen Handlungspartnern
Interdependenz	gegenseitige Abhängigkeit
Interdigitalmykose	Pilzerkrankung der Zehenzwischenräume; Fußpilz ▸ **Abb. S. 89**
Interferon	Botenstoff des Immunsystems; z. B. gegen Viren; Therapieeinsatz u. a. bei Hepatitis B und C
interindividuell	zwischen Einzelpersonen
Interkostalmuskulatur	Zwischenrippenmuskulatur
Interkostalraum (ICR)	Zwischenrippenraum ▸ **Abb. S. 49**
Interleukin	Botenstoff des Immunsystems
intermediär	Testergebnis im Antibiogramm: (für ein Antibiotikum) wenig empfindlich
intermittierend	nicht ständig; nur ab und zu auftretend

A B C D E F G H I J K L M N O P Q R S T U V W X Y Z

Begriff	Erklärung
intern	innen, innerlich, im Menschen bzw. in seiner Seele ansässig; Ggs. ▸ extern
internalisieren	Werte, Normen, Auffassungen o. Ä. übernehmen und sich zu eigen machen; verinnerlichen; syn. sich einprägen
interpersonal	zwischen zwei oder mehreren Personen (ablaufend), zwei oder mehrere Personen betreffend
Interruptio	Schwangerschaftsabbruch; syn. ▸ Abruptio
Intervall	zeitlicher Zwischenraum; zwischen zwei Zeitpunkten liegender Zeitraum; Pause, Zeitspanne; syn. Stadium, Zwischenraum, Zwischenzeit; Periode, Phase
intervenieren	(vermittelnd) in ein Geschehen, einen Streit o. Ä. eingreifen, sich (als Mittler) einschalten; sich protestierend in bestimmte Vorgänge einschalten; Protest gegen etwas anmelden; syn. dazwischenfahren, dazwischentreten, durchgreifen, Einfluss nehmen, eingreifen, ein Machtwort sprechen, sich einmischen, schlichten, unterbrechen
Intervention	▸ intervenieren; syn. Einflussnahme, Einmischung, Klärung, Schlichtung, Unterbrechung, Vermittlung, Einspruch, Protest, Veto
Interventionsstudie	Experiment, mit dem die ▸ Effektivität einer bestimmten ▸ Intervention untersucht werden soll; z. B. wird bei Einteilung in zwei Gruppen bei der Interventionsgruppe die zu untersuchende Intervention durchgeführt, bei der Kontrollgruppe unterbleibt sie
Intoxikation	Vergiftung; Überdosierung
intraarteriell (i. a.)	Injektionsart: in eine Arterie
intraartikulär	Injektionsart: in ein Gelenk
intragluteal	Injektionsart: in den Gesäßmuskel; ▸ i.m.-Injektion
intrakutan (i. c.; intracutan)	Injektionsart: in die Haut; sog. Quaddelung 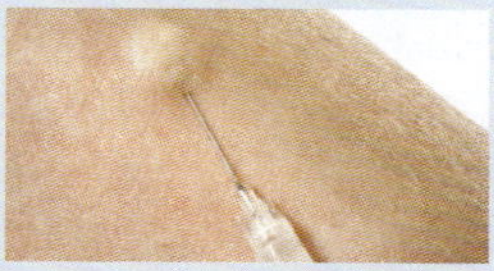 *i. c.-Injektion (hier: Tuberkulintest)*
intramuskulär (i. m.)	Injektionsart: in einen Muskel ▸ Abb. S. 87
Intrauterinpessar (IUP)	in die Gebärmutter eingesetztes Gebilde zur Empfängnisverhütung; sog. Spirale
intravenös (i. v.)	Injektions- und Infusionsart: in eine Vene
intrazellulär	im Zellinneren
intrinsisch	von innen heraus; z. B. intrinsicher Risikofaktor Sehbeeinträchtigung; Ggs. ▸ extrinsisch
Intrinsic-Faktor	Stoff aus der Magenschleimhaut, der für die Aufnahme von Vitamin B_{12} benötigt wird

A B C D E F G H I J K L M N O P Q R S T U V W X Y Z

Begriff	Erklärung
Intubation (Verb intubieren)	Einbringen eines Beatmungsschlauches in die Atemwege eines Patienten; z. B. vor Narkose
Intuition	das unmittelbare, nicht auf Reflexion beruhende Erkennen, Erfassen eines Sachverhalts oder eines komplizierten Vorgangs; Eingebung, (plötzliches) ahnendes Erfassen; syn. Empfinden, Gefühl, Gespür, innere Stimme, Instinkt; ugs. Bauchgefühl, Ahnung, Anwandlung, (plötzliche) Erkenntnis
intuitiv	auf Intuition beruhend; mit Intuition erfolgend, Intuition besitzend; syn. gefühlsmäßig, instinktiv, unbewusst, unwillkürlich; ugs. aus dem Bauch; i. d. Psychologie: unterbewusst
Invasion	Einfall; übertragen: z. B. Bakterieninvasion
invasiv	bzgl. Untersuchungs- und Therapiemethoden: eingreifend; verletzend; Ggs. konservativ
Inzidenz	i. d. Medizin: Anzahl der neu auftretenden Erkrankungen innerhalb einer Personengruppe von bestimmter Größe während eines bestimmten Zeitraums; z. B. HIV-Inzidenz = Anzahl der neu mit dem Hi-Virus infizierten Menschen; syn. Häufigkeit; ► Epidemiologie
Ion	elektrisch geladenes Teilchen
ionisierende Strahlen	energiereiche Strahlen, die z. B. DNA verändern können; z. B. Röntgenstrahlen
Iontophorese (wörtlich = Ionen-Hineinbringen)	therapeutisches Einschleusen von Wirkstoffen in die Haut mittels Strom-Wasser-Bad
IQWiG	**I**nstitut für **Q**ualität und **W**irtschaftlichkeit **i**m **G**esundheitswesen, das den Nutzen und den Schaden von med. Maßnahmen für Pat. untersucht und über die Vor- und Nachteile von Untersuchungs- u. Behandlungsmaßnahmen informiert
Iris	Regenbogenhaut des Auges ► Abb. S. 177
irreversibel	unumkehrbar; Ggs. reversibel
Isolation	1) soziale I.: Lebenssituation von Menschen, die wenig soziale Kontakte zu anderen Menschen haben; 2) i. d. Medizin: getrennte Unterbringung vpn Patienten bei Infektionsgefahr, 3) i. d. Biologie: a) reproduktive I. (Unterbrechung des Genflusses zwischen Populationen der ursprünglich selben Art), b) ökologische I. (Besetzung verschiedener ökologischer Nischen durch Populationen derselben Art im selben Gebiet), c) geografische I. (räumliche Trennung von Populationen derselben Art)
Item (Sing.) / items (Pl.)	etwas einzeln Aufgeführtes; Einzelangabe, Posten, Bestandteil, Element, Einheit; z. B. einzelne Fragen oder Aufgabenstellungen in Fragebögen oder Tests
IUP	► **I**ntra**u**terin**p**essar
i. v.	► **i**ntra**v**enös

Begriff	Erklärung
IVF (**I**n-**v**itro-**F**ertilisation)	Befruchtung im Laborgefäß; sog. künstliche Befruchtung; ▸ ICSI

J	▸ **J**oule
Jejunum	Leerdarm ▸ **Abb. S. 62**
Jo-Jo-Effekt	Effekt sog. Blitzdiäten: Abnahme des Grundumsatzes mit der Folge Gewichtszunahme
Joule (J; nach J. Joule)	Einheit für Energie; ▸ Kilojoule

Kachexie	Auszehrung, Abmagerung; ▸ Anorexie
kachektisch	ausgezehrt; abgemagert
Kalorie (cal)	Energiemenge; meist kcal (1 kcal = 1000 cal)
Kammerflimmern	schnelle, ungeregelte Herzkammertätigkeit ohne Pumpleistung; ohne Defibrillation tödlich
Kanüle	schräg geschliffene Hohlnadel
Kanzerogen	Krebs erregender Stoff; syn. Karzinogen
Kapillarblut	Blutprobe, die kapillär gewonnen wurde, also aus Kapillaren stammt ▸ **Abb. S. 95**
Kapillaren (Ez. Kapillare, die)	Haargefäße; kleinste Blutgefäße, in denen Gasaustausch stattfindet ▸ **Abb. S. 82**
Kardiainsuffizienz	unzureichender Verschlussmechanismus zwischen Magen und Speiseröhre; ▸ Reflux

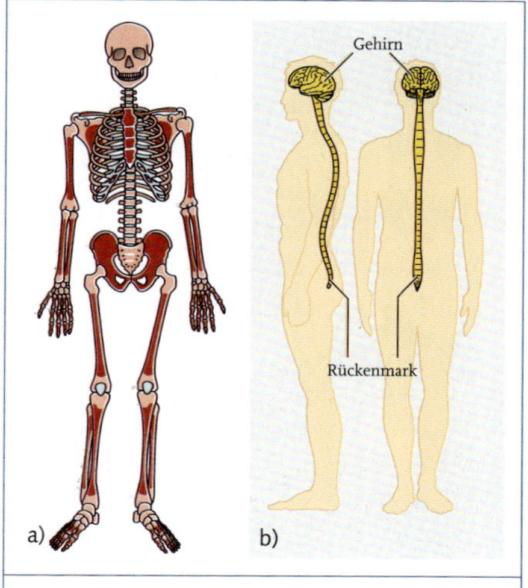

a) rot: Knochenmark
b) gelb: Rückenmark und Gehirn bilden das ZNS

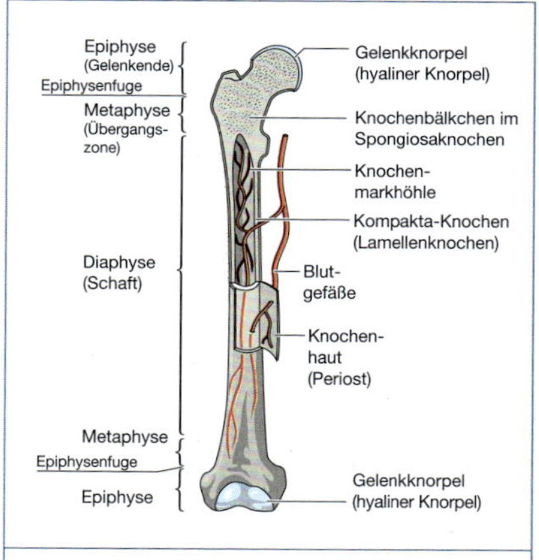

Aufbau des Röhrenknochens (hier: re. Femur)

Begriff	Erklärung
kardial (cardial)	Herz-; zum Herzen gehörig; das Herz betreffend
kardiogener Schock	durch Herzversagen auftretender ▸ Schock
Kardiologie	Teilgebiet der Medizin, das sich mit der Funktion und den Erkrankungen des Herzens befasst
Kardiotokogramm	▸ CTG
kardiovaskulär	das Herz-Kreislauf-System betreffend
Karotis (A. carotis; Mz. Karotiden)	Halsschlagader
Karzinogen	Krebs erregender Stoff; syn. Kanzerogen
Karzinom (engl. Cancer)	Krebs; maligner (bösartiger) Tumor, der von Epithelgewebe ausgeht; ▸ Sarkom ▸ Ca. ▸ **Abb. S. 175**
Karzinom, kolorektales	Oberbegriff für Dick-, End- und Mastdarmkrebs
Kassenärztliche Vereinigung (KV)	vertritt die Interessen von niedergelassenen Vertragsärzten u. ärztlichen und psychologischen Psychotherapeuten sowie Kinder- u. Jugendlichenpsychotherapeuten (Pflichtmitglieder); zentrale Aufgabe: Sicherstellung der ambulanten ärztlichen Versorgung; Körperschaft des öffentlichen Rechts
Katarakt, die (Cataracta)	grauer Star; Linsentrübung
Katarrh	Sekretbildung bei Atemwegsinfekt
Katheter	Sonde; schlauchförmiges Gerät zum Einführen in ein Hohlorgan; z. B. Blasenkatheter
Katheterurin	Urinprobe, die durch Einführung eines Katheters in die Blase gewonnen wird
kausale Therapie	Therapie, die sich gegen die Krankheitsursache richtet; Ggs. symptomatische Therapie
kausal	auf dem Verhältnis zwischen Ursache und Wirkung beruhend; ursächlich; begründend; syn. ätiologisch; Subst. Kausalität
kcal	▸ Kilokalorie; Maßeinheit für Energie

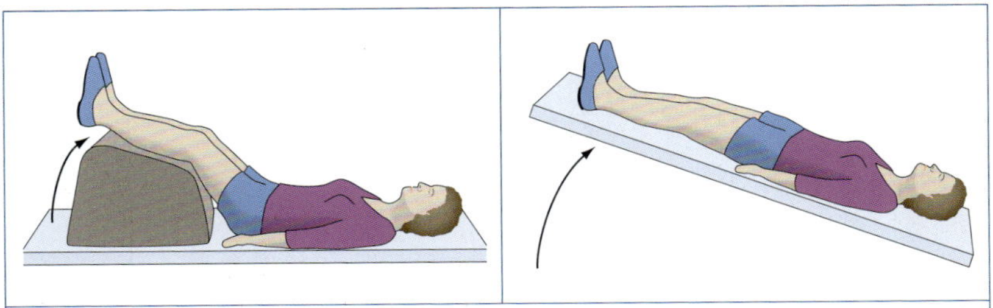

Schocklagerung: Hochlagern der Beine bzw. Tieflagern von Kopf und Oberkörper gleicht den Blutmangel im Gehirn aus, der zum Kollaps führte.

Technik der Kapillarblutentnahme		
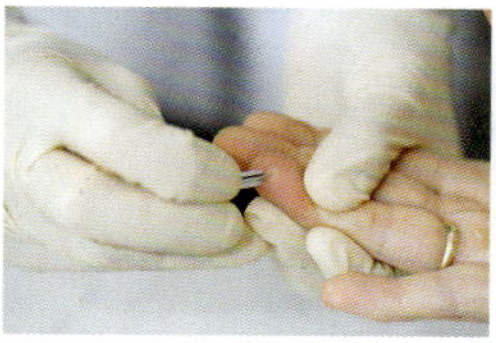	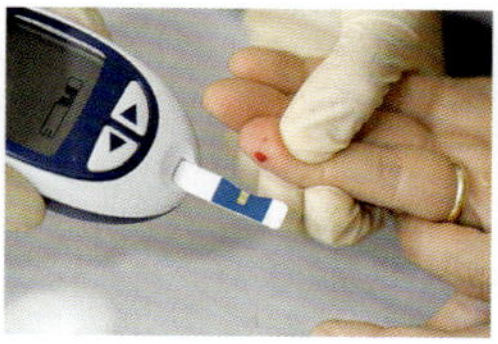	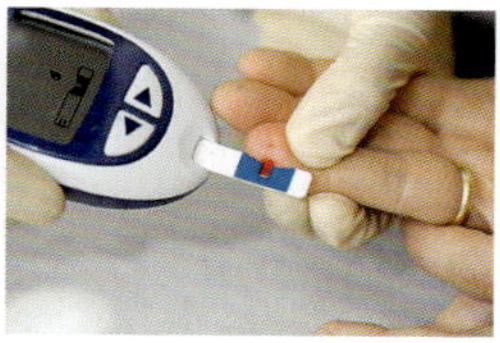
Einstich seitlich an der Fingerspitze des Mittel- oder Ringfingers	*Gewinnung des Blutstropfens mit nur geringem Druck, ggf. Verwerfen des ersten Tropfens*	*Auftragen des Blutstropfens auf das Testfeld*

Begriff	Erklärung
KE (Kohlenhydrateinheit)	Rechengröße für die Diabetesdiät; 1 KE = 10 g Kohlenhydrate; ▸ BE
Keimzellen	Zellen, aus denen ein neues Lebewesen entstehen kann: Ei- und Samenzellen
Keratose	verstärkte Verhornung der Haut
Kernspin	▸ Magnetresonanztomografie
Ketoazidose	Ketonanhäufung und Übersäuerung des Blutes bei Hyperglykämie (wegen Diabetes Typ 1)
ketoazidotisches Koma (hyperglykämisches diabetisches Koma)	Notfall bei schwerster Hyperglykämie: Bewusstseinstrübung, Azidose, Austrocknung durch Polyurie, Atemgeruch nach Azeton ▸ Diabetes mellitus
Keton	Fettabbauprodukt; z. B. bei Hunger, Fieber und ggf. bei Diabetikern (Typ 1) nachweisbar
KH (**K**ohlen**h**ydrat)	▸ Saccharid; Zuckerstoff
KHK	▸ **k**oronare **H**erz**k**rankheit
kHz	1 **K**ilo**h**ert**z** = 1000 Hertz; ▸ Hz
KI	▸ **K**ontra**i**ndikation; Gegenanzeige
KiGGS (Kinder- u. Jugendgesundheitssurvey)	Langzeitstudie im Rahmen des Gesundheitsmonitorings des ▸ RKI über die gesundheitliche Situation von Kindern und Jugendlichen in Deutschland; zugehörig: ESKIMO (Ernährungsstudie), MoMo (Motorik), KUS (Kinder-Umwelt-Survey), Bella (Studie zur psych. G.); ▸ www.kiggs-studie.de
Kilojoule (kJ)	Einheit für eine Energiemenge; z. B. der Nahrung; 1 Kilojoule = 1000 Joule; ▸ Kilokalorie
Kilokalorie (kcal; Kw. Kalorie)	gebräuchliche Einheit für den Energiegehalt der Nahrung; 1 kcal = 4,2 kJ

A B C D E F G H I J **K** L M N O P Q R S T U V W X Y Z

Begriff	Erklärung
Kinästhesie	Fähigkeit, Bewegungen der Körperteile unbewusst zu kontrollieren und zu steuern
Kinesiologie	1) i. d. Medizin: Lehre von der Physiologie der Bewegungsabläufe und den damit zusammenhängenden Fragen, 2) Verfahren in der Naturheilkunde, dessen Untersuchungs- und Behandlungsgegenstand die Muskulatur ist
Klasse	gesellschaftliche Schicht (z. B. Arbeiter, Angestellte, Akademiker)
Klassifikation	das Klassifizieren; das Einordnen, die Einteilung (in aufgestellte Klassen); etwas Klassifiziertes; syn. Abstufung, Aufgliederung, Einteilung, Rangordnung, Staffelung; Adj. ► klassifizieren
klassifizieren	(eine gegebene Menge) nach aufgestellten Klassen einteilen (z. B. Tiere, Pflanzen nach der Gattung klassifizieren); syn. aufgliedern, aufschlüsseln, aufteilen, eingliedern, eingruppieren, einordnen, unterteilen; kategorisieren, segmentieren; ► Klassifikation
Klient	Auftraggeber; Kunde bestimmter, meist freiberuflich tätiger Berufsgruppen (z. B. von Psychotherapeuten); eine Bezeichnung für Menschen, die eine bestimmte Leistung in Anspruch nehmen, z. B. Hauskrankenpflege
Klimakterium (Adj. klimakterisch)	Wechseljahre; Lebensphase der Frau um die Zeit der Menopause (letzte Menstruation)
Klinik (Adj. klinisch)	1) Erscheinungsbild und Verlauf einer Krankheit; 2) Krankenhaus
klinische Untersuchung	körperliche Untersuchung des Kranken: **I**ch **pa**rke **per**fekt **aus**. **I**nspektion (Betrachten), **Pa**lpation (Abtasten), **Per**kussion (Beklopfen), **Aus**kultation (Abhören)
Klitoris (Clitoris)	sog. Kitzler; Teil des weiblichen Genitals ► **Abb. S. 61**
KM	1) ► **K**ontrast**m**ittel, 2) ► **K**nochen**m**ark
Knochenmark (KM)	Inneres, v. a. der Röhrenknochen; 1) Ort der Blutbildung (rotes KM), 2) Fettspeicher (gelbes KM) ► **Abb. S. 93**
Hinweis: Verwechslungsgefahr: Knochenmark ist das Mark der Röhrenknochen; Rückenmark ist Teil des Zentralnervensystems (ZNS): ein langer Nervenstrang, der sich durch den Wirbelkanal zieht.	
Knochenmarkpunktion (Kw. KM-Punktion)	Knochenmarkentnahme mit Spezialkanüle zur hämatologischen Diagnostik
Knochenmarktransplantation	Übertragung von Spender-Knochenmark bei bestimmten Arten von ► Leukämie
Kochsalzlösung, physiologische (K., isotonische; NaCl 0,9 %)	Kochsalzlösung, deren Salzgehalt der NaCl-Konzentration des menschlichen Körpers entspricht

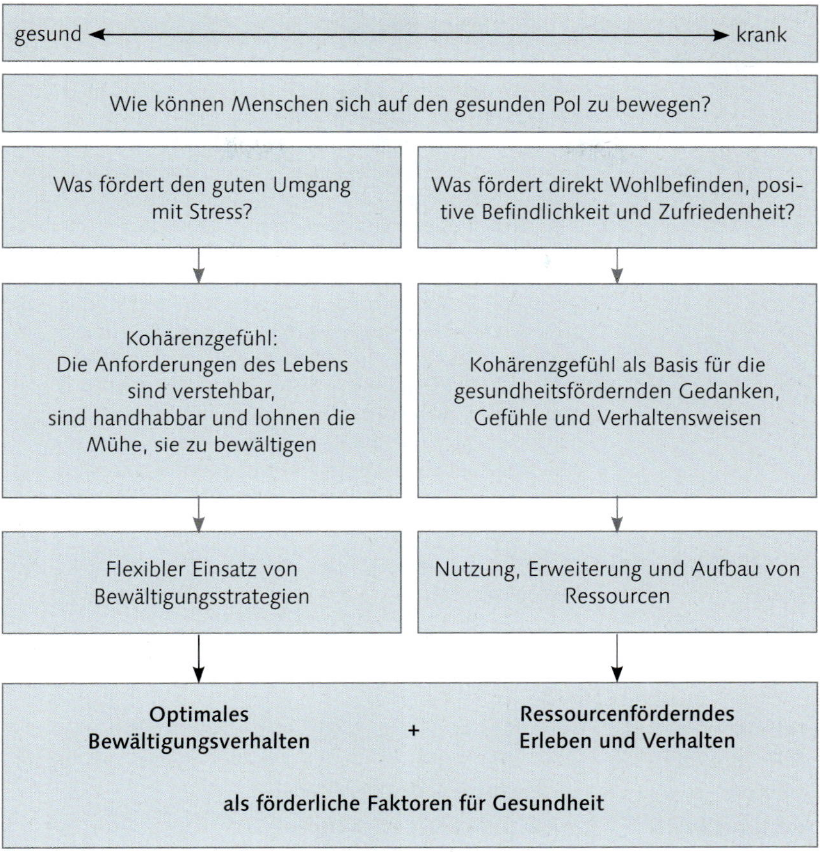

Einfluss des Kohärenzgefühls (nach Franke 2010)

Begriff	Erklärung
Kodex	1) Sammlung von Normen, Regeln eines Sachbereichs, 2) ungeschriebene Regeln des Verhaltens, des Handelns, an denen sich eine (gesellschaftliche) Gruppe orientiert; Verhaltenskodex, 3) (im römischen Recht) Gesetzessammlung
Kognition	Gesamtheit aller Prozesse, die mit dem Wahrnehmen und Erkennen zusammenhängen; syn. Erkenntnis, Verstand
kognitiv	das Denken, Wahrnehmen, Erkennen betreffend; verstandesmäßig; rational, mit dem Verstand zu bewältigen; ▸ affektiv
Kohärenz	Zusammenhang

Begriff	Erklärung
Kohärenzgefühl	„sense of coherence", SOC: (nach A. Antonovsky) dynamisches Verständnis der eigenen Person (eine Grundüberzeugung), dass man mit den Anforderungen des Lebens zurechtkommen kann, dass man in der Lage ist, sich selbst und die eigenen Lebensbedingungen steuern und gestalten zu können; Menschen mit einem stark ausgeprägten K. fühlen sich den Anforderungen gewachsen, erleben sich nicht als ausgeliefert oder fremdbestimmt und sind bereit, Verantwortung für sich und andere zu übernehmen. Sie erleben Stressoren als weniger angstauslösend, können sie häufig sogar als Herausforderung bewerten, an deren Bewältigung sie wachsen; allgemeine Grundhaltung mit den drei Teilkomponenten a) dem Gefühl der Verstehbarkeit der eigenen Person und der Umwelt (▸ comprehensibility), b) dem Gefühl der Handhabbarkeit und Bewältigbarkeit (▸ manageability), c) dem Gefühl der Bedeutsamkeit und Sinnhaftigkeit (▸ meaningfulness); ▸ Salutogenese ▸ Abb. S. 153
Kohlenhydrat (KH; Saccharid)	Energie liefernder Nährstoff; 4,1 kcal bzw. 17,3 kJ/g
Koitus	Geschlechtsverkehr
Kokanzerogen (Kokarzinogen)	zur Krebsentstehung beitragender Faktor; ▸ Karzinogen
Kokken	Kugelbakterien ▸ Abb. S. 71
Kolik, die (Mz. Koliken)	wellenförmiger, krampfartiger Schmerz durch heftige Kontraktion eines Hohlorgans, z. B. (Gallengang, Ureter)
Kollagen	Fasersubstanz des Bindegewebes
kollagene Fasern	Fasern des Binde- und Stützgewebes
kollektiv	gemeinschaftlich, alle Beteiligten umfassend, die Masse betreffend
Kollaps (Verb kollabieren)	Zusammensinken, ggf. mit kurzzeitigem Bewusstseinsverlust; ▸ Synkope ▸ Abb. S. 94
Kolon (anat. Colon)	Dickdarm ▸ Abb. S. 35
Kolonie	sichtbare Bakterienansiedlung auf einem Nährboden (mindestens 100 Mio. Keime) ▸ Abb. S. 24
Koloskop	flexibles Endoskop für die ▸ Koloskopie
Koloskopie (Coloskopie; Ileokoloskopie)	Endoskopie des gesamten Dickdarms und des terminalen Ileums 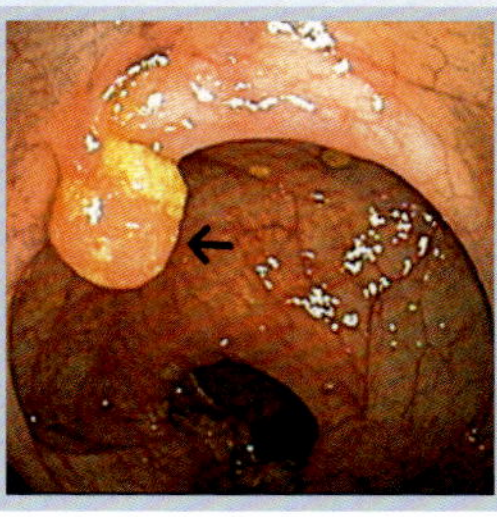

Begriff	Erklärung
Kolpitis (Vaginitis)	Scheidenentzündung
Kolposkopie	Untersuchung des Muttermundes mit Hilfe eines speziellen Sichtgerätes (Kolposkop)
Koma (Coma)	tiefe Bewusstlosigkeit, bei der der Patient nicht durch äußere Reize erweckbar ist
Kombinations-präparat	Medikament mit zwei oder mehr Wirkstoffen; Ggs. Monopräparat
Kombinations-therapie	Therapie mit mindestens zwei Wirkstoffen oder unterschiedlichen Therapieformen, Ggs. Monotherapie
Komorbidität	ein oder mehrere zusätzlich zu einer Grunderkrankung vorliegende, diagnostisch abgrenzbare Krankheits- oder Störungsbilder (Doppel- oder Mehrfachdiagnose); gleichzeitig vorliegende Erkrankungen; syn. Begleiterkrankung
Kompakta	solide Knochensubstanz; Ggs. Spongiosa
kompensatorisch	ausgleichend; eine Kompensation bezweckend
Kompetenz	Sachverstand; Fähigkeit(en); Zuständigkeit; syn. Befähigung, Begabung, Fertigkeit, Können, Qualifikation, Talent; Vermögen; (Entscheidungs-)Befugnis; Ggs. Inkompetenz
komplex	vielschichtig; viele, sehr verschiedene Aspekte oder Dinge umfassend
Komponente	Teil, Bestandteil, Element eines Ganzen
Kompression	Zusammendrücken; z. B. eines verletzten Blutgefäßes zur Blutstillung
Kompressions-therapie	Drucktherapie, die den Blutfluss in den Beinvenen bei chronisch-venöser Insuffizienz (▸ CVI) verbessert
komprimieren	(zusammen)drücken; ▸ Kompression
Kondition	körperlich-seelische Verfassung eines Menschen; (gute) körperliche Leistungsfähigkeit, Ausdauer (z. B. eines Sportlers); Fähigkeit, über eine bestimmte Zeit hin eine körperlich anstrengende Tätigkeit auszuführen
Konjunktivitis	Entzündung der Augenbindehaut ▸ Abb. S. 177
Konkrement	Stein aus normalerweise löslichen Stoffen (z. B. in Nieren, Harnwegen oder Gallenblase)
Konsens	Übereinstimmung; z. B. konsensuelle Definition des Gesundheitsbegriffs ▸ Abb. S. 63
konservativ (lat. = bewahrend)	beschreibt Therapien bzw. Methoden, die den Körper nicht verletzen; z. B. Arzneimittel-, Physiotherapie; Ggs. chirurgisch, invasiv
Konstellation	Zusammentreffen best. Umstände und die daraus resultierende Lage
Konstitution	Körperbau; (allgemeine, besonders körperliche) Verfassung; i. d. Politik: Verfassung, Satzung; i. d. Kirche: Erlass

Begriff	Erklärung
konstruktiv	1) aufbauend, den sinnvollen Aufbau fördernd, entwickelnd, 2) bes. i. d. Technik: die Konstruktion betreffend, darauf beruhend, 3) bes. i. d. Mathematik: operativ herleitend, begründend, in methodisch grundlegender Weise konstruierend, operativ verfahrend; syn. förderlich, nützlich, hilfreich, brauchbar
kontaminiert	mit Krankheitserregern verschmutzt; verseucht
Kontamination	Verschmutzung mit Krankheitserregern
Kontext	Zusammenhang
Kontinuum	„enthalten", „zusammen-", etwas lückenlos Zusammenhängendes; Kontinuierliches; z. B. ▸ Gesundheits-Krankheits-Kontinumm; ▸ pathophysiologisch; ▸ Dichotomie
Kontraindikation (Adj. kontraindiziert Verb: kontrahieren)	Gegenanzeige; medizinischer Grund, der die Anwendung eines Arzneimittels oder einer medizinischen Maßnahme verbietet
Kontraktion	Zusammenziehen; Verkürzen eines Muskels
Kontrastmittel (KM)	flüssiges Medikament, das auf Röntgen- oder MRT-Bildern sichtbar ist, und in Hohlorgane gefüllt wird, um deren Lumen darzustellen
Kontrazeption	Maßnahmen zur Schwangerschaftsverhütung bzw. Empfängnisregelung/Familienplanung; ▸ Konzeption
Kontrazeptivum	Verhütungsmittel
Konzentration	Stärke; Wirkstoffgehalt; z. B. bei 3 %iger Lösung: 3 % Wirkstoff, 97 % Wasser
Konzept der Lebensweisen (Lebensstile)	Konzept, welches auch ökologisch-soziales Konzept genannt wird und in Projekten wie z. B. „Gesunde Städte", „Gesunde Schulen" und „Gesunde Betriebe" eine praktische Umsetzung versucht; zentrale Aspekte: die persönliche Gesundheit entwickelt sich im Wechselspiel zwischen dem Individuum und der sozialen Gruppe als eine besondere „Lebensweise", als Gesamtheit der Bedeutungsmuster und Ausdrucksformen, die sich in einer Gruppe als Normen herausgebildet haben (inkl. Bewältigungsmuster des Einzelnen wie z. B. Rauchen in Stresssituationen); versch. Bedingungen und Faktoren vernetzen sich als „gesundes oder krankmachendes Verhalten" im Leben des Individuums; dieser Lebensstil gilt als entscheidendes Kriterium für die individuelle Realisation von Gesundheit; Gesundheit wird hier als kulturelle Leistung einer Gruppe verstanden, die sich im konkreten Leben des Einzelnen manifestiert; Gesundheits- und Krankheitsverhalten sind damit weitgehend erlernte soziale Verhaltenweisen; Sozialpolitik kann somit als eine Bedingung von Gesundheit und Krankheit gesehen werden, folglich können für Maßnahmen auch sozialpolitische Aspekte eine Rolle spielen, um besonders gefährdete Gruppen der Bevölkerung zu erreichen

Begriff	Erklärung
Konzept der Salutogenese	▸ Salutogenese
Konzeption	Empfängnis; Befruchtung der Eizelle
kooperieren	zusammenarbeiten
Kornea (Cornea)	Hornhaut des Auges ▸ **Abb. S. 177**
Koronarangiografie (Kw. Koro)	Herzkatheter(untersuchung); Röntgenuntersuchung der Herzkranzarterien mit Kontrastmittel; ggf. mit ther. Eingriff; ▸ PTCA
Koronararterien (Koronarien)	Herzkranzgefäße; Blutgefäße, die den Herzmuskel versorgen ▸ **Abb. unten**
koronare Herzkrankheit (KHK)	arteriosklerosebedingte Verengung der Koronararterien; die Minderdurchblutung des Myokards führt u. a. zu A. pectoris und Herzinfarkt ▸ **Abb. S. 77**
Koronarsklerose	Arteriosklerose der Herzkranzarterien; KHK-Vorstufe
Koronarsyndrom, akutes	akute Gefährdung des Herzmuskels durch drohenden oder tatsächlichen Koronararterienverschluss ▸ instabile Angina pectoris; ▸ Herzinfarkt
Korpus (Corpus)	Körper; größter Organteil 1) des Magens (C. ventriculi), 2) der Gebärmutter (C. uteri) ▸ **Abb. S. 61**
korrektiv	bessernd, zurechtweisend
Korrelation	wechselseitige Beziehung; Mathe: nur statistisch, mithilfe der Wahrscheinlichkeitsrechnung zu erfassender (loser, zufälliger) Zusammenhang zwischen bestimmten Erscheinungen; i. d. Medizin: funktionelle Wechselbeziehung zwischen verschiedenen Körperorganen
korrelieren	in eine ▸ Korrelation bringen; einander bedingen, gemeinsam auftreten, miteinander einhergehen
Kortison (Cortison)	entzündungshemmendes Hormon der NNR; ther. Gabe bei pathol. Entzündungen

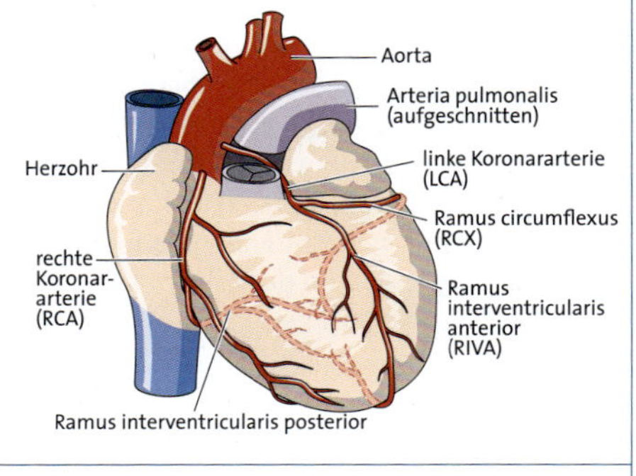

Die Koronararterien

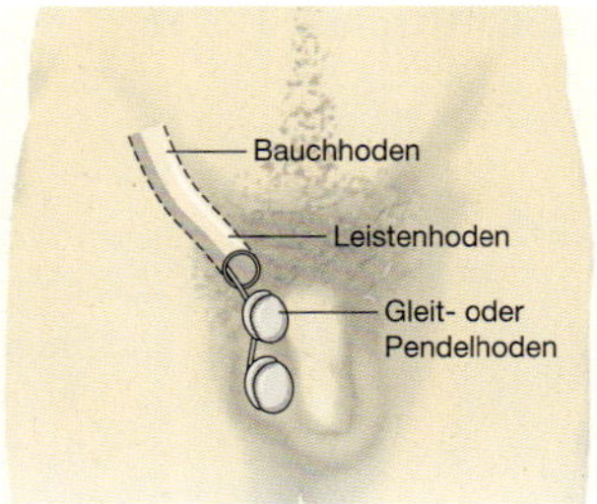

Varianten des Kryptorchismus; Risiken des Bauchhodens: Hodenkrebs, Sterilität

A B C D E F G H I J K L M N O P Q R S T U V W X Y Z

Begriff	Erklärung
Kostenerstattungsprinzip	der privat Versicherte (Privatpatient) erhält vom Arzt eine Rechnung, begleicht sie und reicht sie bei seiner Krankenkasse ein, um den Gesamtbetrag oder einen Teil davon zurückzubekommen; in der ▸ PKV ist es das Standardverfahren, in der ▸ GKV eine seltene Ausnahme; ▸ Sachleistungsprinzip
Krampfanfall (epileptischer Anfall)	anfallsweise Hirnfunktionsstörung, ggf. mit Bewusstlosigkeit und abnormen Bewegungen
Krankenrollenverhalten	▸ sick role behavior
Krankheit	1) Krankheit ist ein Stadium des Ungleichgewichtes von Risiko- und Schutzfaktoren, das eintritt, wenn einem Menschen eine Bewältigung von inneren (körperlichen und psychischen) und äußeren (sozialen und materiellen) Anforderungen nicht gelingt; Krankheit vermittelt einem Menschen eine (akute oder dauerhafte) Beeinträchtigung seines Wohlbefindens und seiner Lebensfreude, 2) Störung des körperlichen, seelischen und sozialen Wohlbefindens, Unterscheidung nach Krankheitsursache, ihren sichtbaren Anzeichen (Symptomen) und nach Verlauf: akute K. (setzt plötzlich und heftig ein), chronische K. (Malum; beginnt langsam und verläuft schleichend), K. mit Verlauf in Schüben (Wechsel von Phasen der Besserung und Phasen der Verschlechterung = Exazerbationen) oder K. mit erneutem Auftreten (nach scheinbarer Ausheilung = Rezidiv); die Feststellung einer K. (Diagnose) beruht auf der Erhebung der Krankengeschichte (Anamnese) sowie der Untersuchung des Betroffenen mit Auswertung der geschilderten und festgestellten Symptome, 3) objektiver Zustand einer Erkrankung, der nachgewiesen werden kann; häufig syn. verwendet ▸ Erkrankung; ▸ disease; ▸ illness; ▸ sickness **▸ Abb. S. 100**
Krankheitsmodelle/ Biomedizinisches Krankheitsmodell	engl. models of disease; im biomedizinischen Krankheitsmodell werden alle Krankheiten durch physiologische Prozesse im Organismus erklärt; es wurde für lange Zeit zum dominanten wissenschaftlichen Paradigma und zur Grundlage eines darauf aufbauenden kurativen medizinischen Gesundheitssystems; der Körper wird zum Naturgegenstand erklärt, die Krankheit wird als Störung im normalen Funktionieren des Organismus verstanden und die kranke Person als passiver Träger einer Krankheit; die medizinische Behandlung ist objektiv-neutral und orientiert sich an der Erkrankung und ihren spezifischen Ursachen, nicht an der Person **▸ Abb. S. 100**

Begriff	Erklärung
Krankheitsprävention	zielt in erster Linie auf Risikogruppen mit erwartbaren, erkennbaren oder bereits im Ansatz eingetretenen Anzeichen von Gesundheitsstörungen und Krankheiten; Ansatzpunkt und Bezug ist eine medizinisch oder psychiatrisch definierte und diagnostizierbare Gesundheitsstörung, d. h. eine manifeste Krankheit und deren Vorläufer; wichtigste Voraussetzung für effektive Krankheitsprävention ist die wissenschaftliche und praktische Kenntnis pathogener Dynamiken (unterschiedlichen Entwicklungsstufen und Verlaufsstadien – einschließlich auch symptomloser Vorläufer – eines Krankheitsgeschehens) sowohl beim einzelnen Betroffenen als auch in größeren Kollektiven und Populationen; Ziele: Verhinderung des Voranschreitens einer Gesundheitsstörung oder Krankheit in ein jeweils schlimmeres Stadium, Vermeiden von Folgestörungen somatischer, psychischer und sozialer Art, Reduzieren von Folgekrankheiten und chronischen Verläufen; erzielter Gesundheitsgewinn: Abbau einer zu erwartenden individuellen oder kollektiven Krankheitslast; ▸ Prävention ▸ **Abb. S. 140**

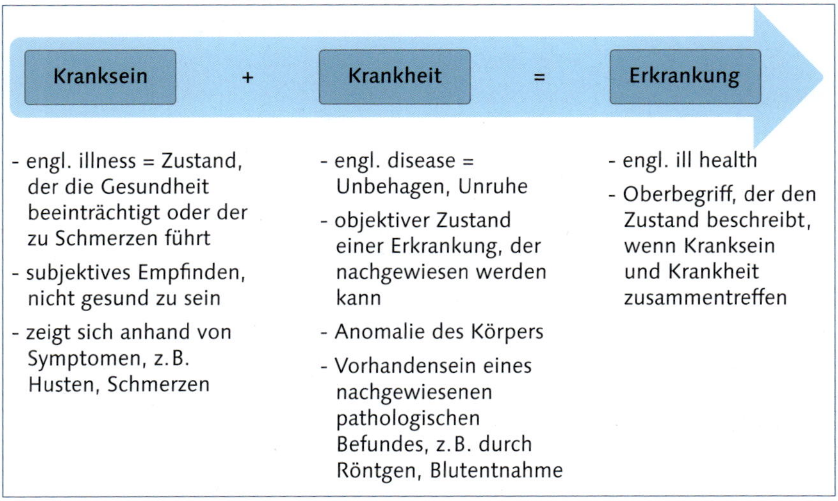

Zusammenhang von Kranksein, Krankheit und Erkrankung

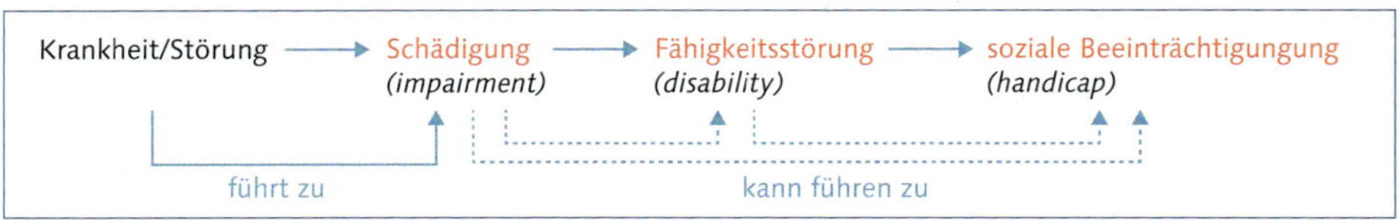

Krankheitsfolgenmodell der WHO

Begriff	Erklärung
Krankheitsverhalten	▸ illness behavior
Kranksein	subjektives Empfinden, nicht gesund zu sein; ▸ Krankheit; ▸ Erkrankung ▸ Abb. S. 100
Kreuzallergie	Allergie mit Reaktionen auch gegen chemisch verwandte Stoffe (z. B. Latex und Bananen)
Kreuzprobe (Bedside-Test)	Schnelltest auf Verträglichkeit von Spender- und Empfängerblut(produkten) vor Transfusion
KrPflG (Krankenpflegegesetz)	Gesetz über die Berufe in der Krankenpflege
Kryotherapie (Kw. Kryo)	Kältetherapie; 1) dermatologische Lokaltherapie mit Flüssigstickstoff, sog. „Vereisen", 2) Kältetherapie bei Arthritis bzw. Rheuma
Kryptorchismus (Maldescensus testis)	Hodenhochstand; Schweregrade: Bauchhoden ▸ Leistenhoden ▸ Pendelhoden ▸ Gleithoden; Risiken: Unfruchtbarkeit und Hodenkrebs
Kuration	von lat. curare = „pflegen", „bewahren" und „behandeln"; i. d. Medizin: kurative Therapie, die auf eine vollständige Wiederherstellung der Gesundheit eines Patienten abzielt u. so auch gleichzeitig eine Verschlechterung verhindert; i. Gesundheitsmanagement: Behandlung; ▸ Prävention; ▸ Rehabilitation; ▸ Palliativversorgung
kurativ	heilend; z. B. kurative Behandlung durch einen Arzt
Kürettage	Ausschabung zumeist der Gebärmutter mit einer Kürette
KV	▸ **K**assenärztliche **V**ereinigung;
Kybernetik	„Steuermannskunst"; „Regelungstechniken"; wissenschaftliche Forschungsrichtung, die Systeme verschiedenster Art (z. B. biologische, technische, soziologische Systeme) auf selbsttätige Regelungs- und Steuerungsmechanismen hin untersucht; zugehörige Kernbegriffe: z. B. Homöostase, Selbstregulation, Rückkopplung, Volition
Kyphose	Biegung der Wirbelsäule nach dorsal; physiologisch in BWS und Kreuzbein ▸ Abb. S. 78

Labien	SchamLippen (kleine und große) ▸ Abb. S. 61
Laktase	Milchzucker spaltendes Enzym
Laktation	Milchbildung in der Stillzeit
Laktose (Lactose)	Milchzucker
Laktoseintoleranz	Laktoseunverträglichkeit durch Laktasemangel
Längsschnittstudie	zu versch. Zeitpunkten wiederholt durchgeführte Untersuchung einer ▸ Stichprobe, um individuelle oder soziale Wandlungsprozesse zu erfassen

Begriff	Erklärung
Langzeit-EKG	EKG mit tragbarem Gerät über 24–48 h zur Diagnostik von Herzrhythmusstörungen
Langzeit-RR-Messung (Kw. 24-Stunden-RR)	vielfache RR-Messung mit tragbarem Gerät über 24–48 h; dient zur Diagnostik bzw. Therapiekontrolle bei Hypertonie
Lanzette	kleines zweischneidiges Messerchen; z. B. zum Einstich bei Kapillarblutentnahme
Laparoskopie (Adj. laparoskopisch)	Bauchspiegelung; diagnostisch-therapeutischer Eingriff; ▸ Schlüssellochchirurgie
Laryngitis	Kehlkopfentzündung
Laryngitis, stenosierende	▸ Pseudokrupp
Laryngoskopie	Untersuchung des Kehlkopfes mit speziellem Sichtgerät (Laryngoskop)
Larynx	Kehlkopf (Organ der Stimmbildung) ▸ Abb. S. 23
Laser (LASER)	stark gebündelte Lichtstrahlen, die Gewebe (therapeutisch) zerstören können
latent	vorhanden, aber (noch) nicht in Erscheinung tretend; nicht unmittelbar sichtbar oder zu erfassen; syn. nicht offenkundig, schlummernd, unbemerkt, unter der Oberfläche, unterschwellig, verborgen, verdeckt, verhüllt, versteckt
lateral	seitwärts; seitlich ▸ Abb. S. 16
LDL-Cholesterin (LDL)	**L**ow-**D**ensity-**L**ipoprotein-Cholesterin; schädlicher Cholesterinanteil; ▸ HDL ▸ Tab. S. 192
LDL/HDL-Quotient	LDL-Wert geteilt durch HDL-Wert; Maß für das Arterioskleroserisiko ▸ Tab. S. 192
Lebenskompetenzen	engl. ▸ „lifeskills"; Fähigkeiten, die einen angemessenen Umgang sowohl mit unseren Mitmenschen als auch mit Problemen und Stresssituationen im alltäglichen Leben ermöglichen; bedeutsame Fähigkeiten für die Stärkung der psychosozialen Kompetenz; zugehörig: 1) Selbstwahrnehmung und Einfühlungsvermögen, 2) Umgang mit Stress und negativen Emotionen, 3) Kommunikation, Selbstbehauptung/Standfestigkeit, 4) kreatives, kritisches Denken, Problemlösen, 5) Information; ▸ WHO; ▸ Alltagskompetenzen
Leberfibrose	beginnende Lebervernarbung infolge Zellschädigung(en); Leberzirrhose-Vorstufe
Leberinsuffizienz	Leberschwäche; Leberversagen durch alle Schädigungsarten; schwerste Form und Endstadium: Leberkoma
Leberwerte	Laborwerte, die Auskunft über Leberfunktion und -krankheiten geben; z. B. Gamma-GT, GOT/ASAT, GPT/ALAT, AP, Bilirubin ▸ Tab. S. 194 ff.

Begriff	Erklärung
Leberzirrhose	Lebervernarbung mit weitgehendem Verlust funktionsfähigen Gewebes; Endzustand verschiedener Leberschädigungen 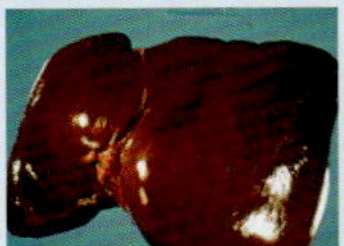 *a) normale Leber* 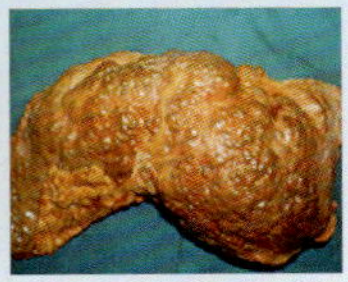 *b) Leberzirrhose*
Leistenhernie	Leistenbruch; ▸ Hernie
Leitbild	leitende Vorstellung oder deren Verkörperung; ▸ Ideal, Vorbild; syn. Modell, Richtschnur, Inbegriff, Idee
letal	tödlich, zum Tode führend, todbringend
Letalität	Wahrscheinlichkeit, an einer Krankheit zu sterben
Lethargie	1) Zustand körperlicher und psychischer Trägheit, in dem das Interesse ermüdet ist, 2) i. d. Medizin: Schlafsucht; starkes Schlafbedürfnis mit Bewusstseinsstörungen; syn. Bequemlichkeit, Geistesträgheit, Gleichgültigkeit, Interesselosigkeit, Passivität, Stumpfsinn, Teilnahmslosigkeit, Trägheit, Uninteressiertheit; Apathie, Desinteresse, Indolenz, Phlegma
Leukämie (griech. = Weißblütigkeit)	Blutkrebs; extrem erhöhte Leukozytenzahl (mit Anämie und Thrombopenie)
Leukopenie	verminderte Leukozytenzahl (< 4000/µL) ▸ Tab. S. 191
Leukozyt (Kw. Leuko)	weißes Blutkörperchen ▸ Abb. S. 43

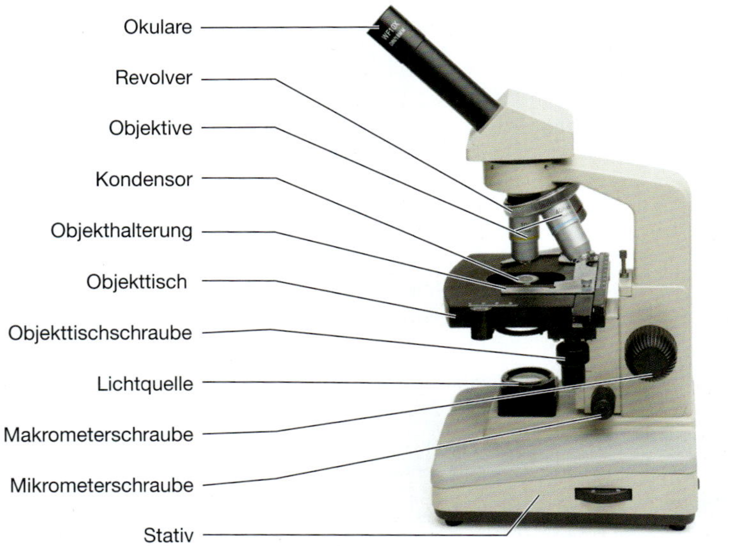

Aufbau des Lichtmikroskops (Gesamtvergrößerung des Lichtmikroskops = Okular x Objektiv; z. B. 10fach x 100fach = 1000fach)

Begriff	Erklärung
Leukozytose	Vermehrung der Leukozyten (>10.000/µL) ► Tab. S. 191
LH (**l**uteinisierendes **H**ormon)	Hypophysenhormon, das die Ovarien zur Gelbkörperbildung anregt
Libido	sexuelles Verlangen; sexuelle Lust
„Life-skills"-Konzept	Element der personen- u. verhaltensbezogenen Gesundheitsförderung; ► Alltagskompetenzen; ► Lebenskompetenzen
Linksherzinsuffizienz	Linksherzschwäche; führt zu Leistungsschwäche, Luftnot und ggf. Lungenödem ► S. 76
Lipase	Fett spaltendes Enzym ► Tab. S. 196
Lipid (Mz. Lipide)	Fett
LK	► **L**ymph**k**noten
lokal	örtlich; 1) z.B. auf der Ebene von Gemeinden oder politischen Bezirken, 2) auf eine Stelle des Körpers bezogen; Ggs. systemisch ► national
Lokalanästhetikum	Arzneimittel zur örtlichen Betäubung
Lokalisation	Ort des Auftretens; z. B. von Symptomen
Longitudinalachse	Längsachse des Körpers „von Kopf bis Fuß"
Lordose	Biegung der Wirbelsäule nach ventral; physiologisch in HWS und LWS ► Abb. S. 78
L-Thyroxin	oral einzunehmende Form des Schilddrüsenhormons Thyroxin = T_4
Lues (Syphilis)	bakterielle Geschlechtskrankheit durch Treponema pallidum
Lumbago (Lumbalgie)	plötzlich einschießender Schmerz in der Muskulatur der LWS; sog. Hexenschuss
Lumboischialgie	plötzlich einschießender Kreuz-(LWS-) und Beinschmerz; sog. Ischias; ► Lumbago
Lumen, das	Lichtung; Innenraum eines Hohlorgans; z. B. eines Blutgefäßes: Gefäßlumen
Lumbalpunktion	Einstich zwischen zwei Lendenwirbeln zur Entnahme von Liquor cerebrospinalis
Lungenembolie	Verschluss einer Lungenarterie durch Einschwemmen eines Thrombus aus einer Vene; ► Embolus
Lungenemphysem	Lungenüberblähung mit Alveolenverlust
Lungenfunktionsprüfung (Kw. LuFu)	apparative Überprüfung von Atemmechanik und Lungenvolumen; syn. Spirometrie ► Abb. S. 105
Lungenkreislauf (kleiner Kreislauf)	Anteil des Herz-Kreislauf-Systems; führt O_2-armes Blut vom Herzen zur Lunge und O_2-reiches Blut zum Herzen zurück
Lungenödem	WasseransammLung in Lungengewebe und Alveolen bei schwerer Linksherzinsuffizienz ► S. 76

A B C D E F G H I J K L M N O P Q R S T U V W X Y Z

Lokale Arzneimittelapplikation				
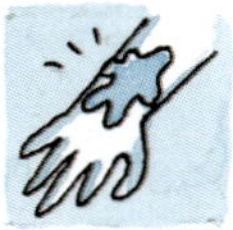	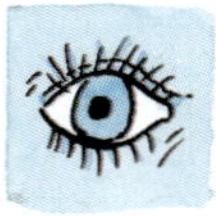	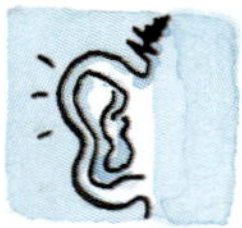	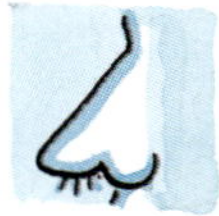	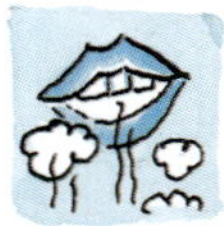
kutan	*konjunktival*	*in den Gehörgang*	*nasal*	*inhalativ*

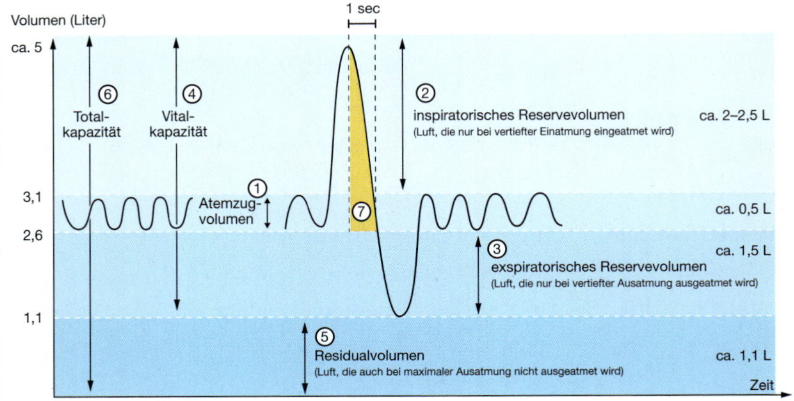

Lungenfunktionsprüfung (Spirometrie)

Begriff	Erklärung
Luxation (Verb luxieren)	Verrenkung; Auseinanderweichen der knöchernen Gelenkanteile (Kopf und Pfanne)
LWS	**L**enden**w**irbel**s**äule ▸ Abb. S. 182
Lyme-Krankheit	▸ Borreliose
Lymphknoten (LK)	kleines rundes Organ des Immunsystems
Lymphödem	Wassereinlagerung im Gewebe durch Stauung der Lymphe; z. B. nach Verletzung oder OP
Lymphom	1) geschwollener Lymphknoten, 2) Lymphdrüsenkrebs
Lymphozyt	Zelle der spezifischen Immunabwehr ▸ Abb. S. 43

M. (lat. **M**usculus = Muskel; Mz. Mm. = Musculi; lat. **M**orbus = Krankheit)	1) Muskel; z. B. M. biceps (zweiköpfiger Oberarmbeuger), 2) Morbus (Krankheit; stets mit dem Eigennamen des Erstbeschreibers; z. B. M. Down, M. Crohn)

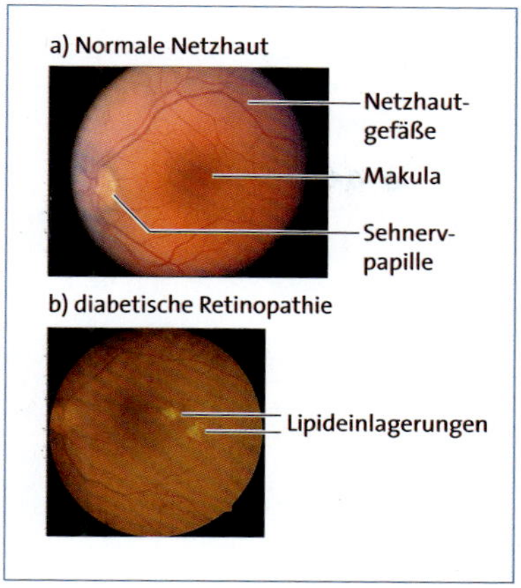

fundoskopisches Bild, d. h. Augenhintergrund
a) beim Gesunden
b) bei kranker Netzhaut

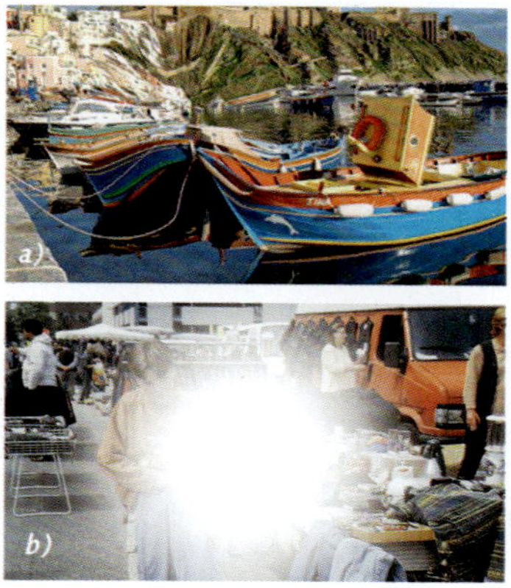

a) beginnende Makuladegeneration: Verzerrung
b) fortgeschrittene Makuladegeneration: zentrale Erblindung

Begriff	Erklärung
Magnetresonanz-tomografie (MRT)	Kernspinaufnahme; Schnittbilderzeugung mit Hilfe von Magnetkräften (strahlenfrei)
Makrophage (Monozyt)	Riesenfresszelle des Immunsystems, die Fremdstoffe bzw. Antigene phagozytiert ▸ S. 192; ▸ Abb. S. 43
Makula	1) gelber Fleck des Auges; Stelle schärfsten Sehens der Netzhaut, 2) Hautfleck ▸ Abb. oben links
Makuladegeneration	Abbauvorgänge der Netzhaut, die das zentrale Blickfeld stark beeinträchtigen ▸ Abb. oben rechts
Malaria	schwere tropische Infektionskrankheit durch Protozoen (Plasmodien); Infektion durch Mückenstich; verläuft hoch fieberhaft, ggf. tödlich
maligne (Subst. Malignität)	Tumoreigenschaft: bösartig; krebsartig; wächst gewebszerstörend und metastasiert; Ggs. benigne ▸ Abb. S. 175
Mamille	Brustwarze
Mamma	weibliche Brustdrüse
Mammakarzinom	Brustkrebs
Mammografie	Röntgenuntersuchung der Brustdrüse; ▸ Screening 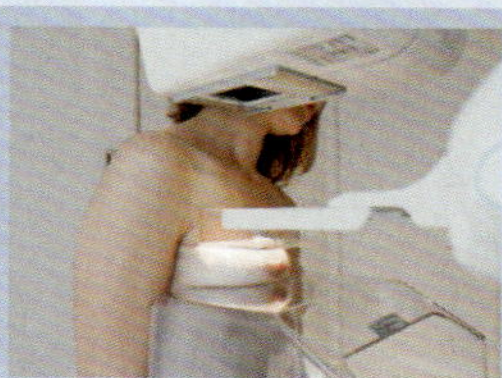

A B C D E F G H I J K L M N O P Q R S T U V W X Y Z

A B C D E F G H I J K L M N O P Q R S T U V W X Y Z

Begriff	Erklärung
Mammografie-Screening	Mammografie als Reihenuntersuchung bei symptomfreien Frauen von 50–69 Jahren zur Früherkennung des Mammakarzinoms
Manageability	Sense of M.; nach A. Antonovsky: Gefühl von Handhabbarkeit, Bewältigbarkeit; eines der drei Elemente des ▸ Kohärenzgefühls (SOC); ▸ Salutogenese ▸ Abb. S. 153
Mandrin (frz. sprich „Mandrä")	Kunststoff-Einlegestab zum Verschließen einer Venenverweilkanüle 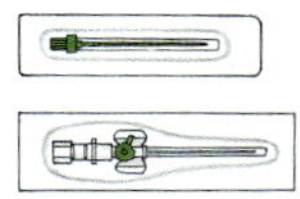 *a) Mandrin* *b) Venenverweilkanüle*
manifestieren	(sich) als etwas Bestimmtes offenbaren, (sich) zu erkennen geben, sichtbar werden; zum Ausdruck bringen; syn. sich abzeichnen, sich ausbilden, sich ausdrücken, sich ausprägen, deutlich/erkennbar werden, sich entfalten, sich herausbilden, in Erscheinung treten, offenbar werden
Manometer	Druckmessgerät; z. B. zur RR-Messung
manuell	mit der Hand, mit den Händen
manuelle Therapie (Chirotherapie)	Handgrifftechnik zur Behandlung von Krankheiten des Bewegungsapparates
Massenkommunikation	Kommunikation mit großen Teilen der Bevölkerung; erfolgt mithilfe von Massenmedien (z. B. durch Zeitung, Radio, TV, Internet)
Mastektomie	operative (Teil-)Entfernung der Brustdrüse, z. B. nach ▸ Mammakarzinom, wenn eine brusterhaltende OP nicht möglich ist; syn. Brustamputation

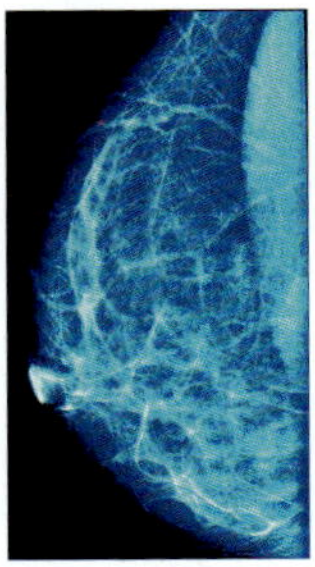

normaler Mammografiebefund mit gleichmäßiger Darstellung des Drüsengewebes

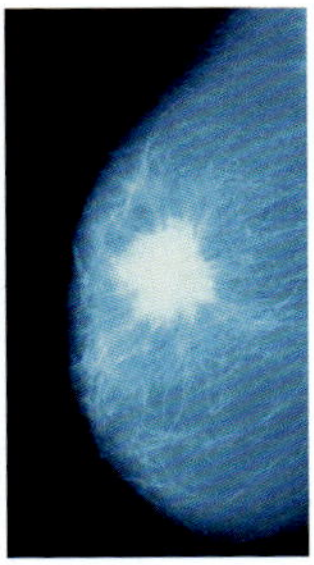

Mammografiebefund bei Mammakarzinom: Der Tumor zeigt sich als verdichtetes, verkalktes Gewebe.

Begriff	Erklärung
Mastitis	bakterielle Entzündung der Milch bildenden (laktierenden) Brustdrüse
Mastopathie	benigne hormonabhängige Veränderungen des Brustdrüsengewebes in der 2. Zyklushälfte
MBG (**m**ittlere **B**lut**g**lukose)	BZ-Mittelwert der letzten Wochen, der aus dem HbA_{1c} errechnet wird
MDG (engl. **M**illennium **D**evelopment **G**oals)	Millenniums-Entwicklungsziele; ▸ Gesundheitsziele
Meaningsfulness	Sense of M.; nach A. Antonovsky: Gefühl von Bedeutsamkeit, Sinnhaftigkeit; eines der drei Elemente des ▸ Kohärenzgefühls (SOC); ▸ Salutogenese ▸ Abb. S. 153
mechanistisch	den Mechanismus betreffend, dazu gehörend; (nur) auf einem Mechanismus beruhend; nur mechanische Ursachen anerkennend
medial	zur Mitte hin; der mittlere ▸ Abb. S. 16
Medikament	Arzneimittel
Medikation	medikamentöse Therapie
Medizin	1) Heilkunde, 2) Arzneimittel
Medizinisches Versorgungszentrum (MVZ)	fachübergreifende, ärztlich geleitete Einrichtung, in der im Arztregister eingetragene Ärzte als Angestellte oder Vertragsärzte tätig sind; strukturierte Zusammenarbeit mehrerer ärztlicher Fachgebiete zur patientenorientierten Versorgung aus einer Hand; ähnl. frühere Poliklinik in DDR
Medizinproduktegesetz (MPG)	Gesetz über Herstellung, Inverkehrbringen und Verwendung von Medizinprodukten
Mee-Too-Präparate	engl. wörtlich: „Ich-auch-Präparate"; Arzneistoffe, die pharmakologisch ähnliche oder gleichwertige Wirkungen wie bereits existierende Medikamente, gewöhnlich aber keine besonderen therapeutischen Vorteile gegenüber dem Ursprungsmedikament haben, oft aber wesentlich teurer sind; syn. Analogpräparat
Meiose	Reifeteilung; Zellteilung, die zur Bildung der Keimzellen, d. h. Ei- und Samenzellen führt
Melanin	Hautpigment, das vor UV-Strahlen schützt
Melanom (Melanom, malignes)	schwarzer Hautkrebs; bösartigste Form von Hautkrebs; neigt sehr zur Metastasierung ▸ Abb. S. 74
Melanozyt	Pigment (▸ Melanin) bildende Hautzelle
Melatonin	beim Schlafen gebildetes Hormon; Nutzung als Medikament gegen Schlafstörungen
Menarche	erste Monatsblutung im Leben einer Frau
Meningitis	Gehirnhautentzündung (Hirnhautentzündung)

A B C D E F G H I J K L M N O P Q R S T U V W X Y Z

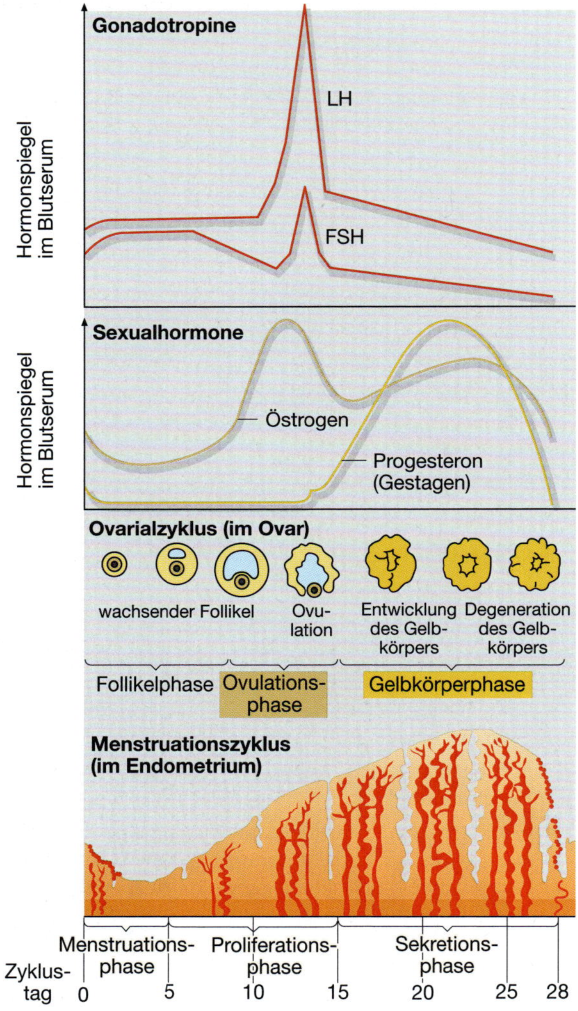

Der Menstruationszyklus

Begriff	Erklärung
Meningoenzephalitis	Entzündung von Gehirn und Gehirnhaut; ▸ FSME
Menopause	letzte Monatsblutung im Leben einer Frau
Menorrhagie (Hypermenorrhö)	zu starke Menstruation

Begriff	Erklärung
Menstruation (Mens; Menses)	Monatsblutung; Regelblutung der geschlechtsreifen Frauen; ▸ Menarche; ▸ Menopause; Ggs. Amenorrhö
Menstruationszyklus (Kw. Zyklus)	wiederkehrender Ablauf hormoneller, physischer und psychischer Funktionen im geschlechtsreifen weiblichen Körper ▸ Abb. S. 112
mental	den Bereich des Verstandes betreffend; geistig; gedanklich; syn. intellektuell, verstandesmäßig, ▸ psychisch
metabolisches Syndrom (Wohlstandssyndrom)	Stoffwechselstörung durch Übergewicht und Bewegungsmangel mit 1) Übergewicht mit Stammfettsucht, 2) arterieller Hypertonie, 3) Hyperurikämie bzw. Gicht, 4) Diabetes mellitus Typ 2, 5) Hyper- bzw. Dyslipidämie
metabolisieren	„verstoffwechseln“; Nährstoffnutzung für ▸ Energiestoffwechsel, ▸ Baustoffwechsel
Metabolismus	Stoffwechsel; biochemische Stoffnutzung
Metastase, die	Tochtergeschwulst eines malignen Tumors
Metastasierung	Tochtergeschwulstbildung durch Absiedelung lebensfähiger maligner Tumorzellen ▸ Abb. S. 175
Metapher	ein Wort mit übertragener Bedeutung; eine bildliche Wendung; z. B. die Metapher vom Fluss des Lebens von A. Antonovsky
MFA	**M**edizinische **F**ach**a**ngestellte/Medizinischer Fachangestellter
mg (Milligramm)	1/1000 Gramm (1 Millionstel Kilogramm)
Migräne (frz. = Halbseitenkopfschmerz)	anfallsweiser, meist halbseitiger starker Kopfschmerz; ggf. mit Sehstörungen und/oder Erbrechen, selten neurologischen Ausfällen
Mikroalbumintest	Urin-Streifentest (z. B. Micral-Test®) zum Nachweis geringer Albuminausscheidung zur Frühdiagnose der ▸ diabetischen Nephropathie
Mikrobiologie	Lehre von den Kleinstlebewesen
Mikroliter (µL)	Kubikmillimeter (mm^3); 1/1000 mL; 1 Millionstel Liter
Mikroorganismen (Ez. Mikroorganismus)	Kleinstlebewesen, d. h. nur mit Hilfsmitteln; z. B. Mikroskop, sichtbare Lebewesen; z. B. Bakterien, Viren, Pilze, Protozoen
Mikrophage	kleine Fresszelle; Granulozyt ▸ Abb. S. 43
Mikroskop	Gerät zur Betrachtung kleinster Gegenstände; 1) Lichtmikroskop, 2) Elektronenmikroskop ▸ Abb. S. 106
Mikrowellentherapie	Muskulatur durchwärmende und entspannende physikalische Therapie mit Hilfe elektromagnetischer Wellen von 0,3–300 mm Wellenlänge
Miktion, die	Harnentleerung; Wasserlassen
Mineralstoff	energiefreier Nährstoff, der in Gramm-Menge täglich benötigt wird; z. B. Calcium

Begriff	Erklärung
MIPH	**M**annheimer **I**nstitut für **P**ublic **H**ealth, Sozial- und Präventivmedizin; primäres Ziel: Entwicklung und Implementierung innovativer und ganzheitlicher Strategien zur Erhaltung der Gesundheit und zur Krankheitsprävention in der Gesellschaft; Mittelpunkt der Forschung: Public Health im biopsychosozialen Kontext; www.miph.de
Mischinsulin	Insulin, das in Kombination (z. B. 25 % zu 75 %) Alt- und Verzögerungsinsulin enthält
Missbrauch	▸ Abusus; 1) fortgesetzter Konsum von Suchtmitteln, obwohl bereits (z. B. körperliche) Schäden eingetreten sind; z. B. übermäßiger Alkoholkonsum bei bekanntem Leberschaden, 2) Medikamentenkonsum ohne Indikation
Mitose	Zellteilung; ▸ Meiose
Mitralklappe	Zweisegelklappe zwischen linkem Vorhof und linker Herzkammer ▸ Abb. S. 77
Mittelschmerz (Ovulationsschmerz)	einseitiger Unterbauchschmerz vor der Ovulation bei geschlechtsreifen Frauen
Mittelstrahlurin (MSU)	Urinprobe, die aus dem „mittleren Strahl" während der ▸ Miktion genommen wird
mL	Milliliter; 1/1000 Liter
mmHg	Millimeter Quecksilbersäule; Einheit für die Blutdruckmessung nach Riva-Rocci; ▸ RR
Mobilisation	Mobilmachung; pflegerische Maßnahmen, um (z. B.) selbstständiges Aufstehen u. Sich-Bewegen (wieder) zu erlernen oder zu unterstützen
mobilisieren	1) i. d. Medizin: (ein Gelenk, einen Körperteil o. Ä.) wieder beweglich oder bewegungsfähig machen, 2) dazu bringen, (in einer Angelegenheit) (politisch, sozial) aktiv zu werden, 3) mobil machen, aktivieren, verfügbar und wirksam machen; syn. ▸ Kinästhesie
Modell	Objekt oder Gebilde (z. B. Abbildung, Schema), das die inneren Beziehungen und Funktionen von etwas (z.B. von einer Theorie) abbildet bzw. [schematisch] veranschaulicht
Modell der Salutogenese	Theoretisches Modell von Aaron Antonovsky, das der Frage nachgeht, wie Gesundheit entsteht bzw. was einen Menschen (trotz widriger Umstände) gesund hält und das sich auf Faktoren und dynamische Wechselwirkungen bezieht, die zur Entstehung und Erhaltung von Gesundheit führen; Gesundheit wird hier als Prozess verstanden, nicht als ein Zustand ▸ Abb. S. 153
Modell der stufenweisen Veränderung	Modell, das (von Gesundheitsberatern) als Methode (zur Diagnostik) genutzt wird, um gesundheitsbezoge Entscheidungen nachzuvollziehen u. sich ändernde Verhaltensmuster zu verstehen; zentrale Aspkete: Phasen der Verhaltensänderung/der Veränderung des Gesundheitsverhaltens

A B C D E F G H I J K L M N O P Q R S T U V W X Y Z

Begriff	Erklärung
Modell gesundheitlicher Überzeugungen	▸ Health-belief-Modell
Modelle der Gesundheit	syn. ressourcenorientierte Modelle; Gesundheitsmodelle; theoretische Modelle, welche die Erklärung und Bedingungen von Gesundheit in den Vordergrund stellen; sie lassen sich abgrenzen von Krankheitsmodellen, in denen die Erklärung und die Bedingungen von Krankheiten (Krankheit) im Mittelpunkt stehen; die Modelle versuchen die Frage nach den Faktoren und Prozessen, die einen Menschen trotz vielfacher Risiken und Belastungen gesund erhalten, zu beantworten; sie bilden damit eine Perspektivenerweiterung zu den ätiologischen Modellen (Ätiologie), in denen Risikofaktoren für spezifische Krankheiten und Funktionsbeeinträchtigungen betrachtet werden; i. d. R. basieren sie auf stresstheoretischen Ansätzen, stellen dabei aber die Bewältigung von Belastungen und die dafür verfügbaren Ressourcen in den Mittelpunkt
Mol (mol)	Mengeneinheit für eine Stoffmenge, d. h. die in einer Lösung befindliche Molekülanzahl
monokausal	auf nur eine Ursache zurückgehend, sich auf nur eine Grundlage stützend (z. B. Erkrankung aufgrund nur einer Ursache); ▸ multifaktoriell
Monopräparat	Arzneimittel mit nur einem Wirkstoff
Monotherapie	Arzneitherapie mit nur einem Wirkstoff
Monosaccharid	Saccharid aus einem Zuckermolekül ▸ Abb. S. 154
morbid	1) (vom körperlichen Zustand) nicht sehr widerstandsfähig; kränklich; syn. anfällig, angegriffen, angeschlagen, krankheitsanfällig, schwach, von Krankheit gekennzeichnet; labil, 2) (vom inneren, sittlichen, moralischen Zustand) im Verfall begriffen, brüchig
Morbidität	1) Häufigkeit der Erkrankungen innerhalb einer Bevölkerungsgruppe; Erkrankungsrate, 2) morbider Zustand; das Morbidesein; syn. Empfindlichkeit, Schwäche
Morbilli	Masern
Morbus (M.; lat. = Krankheit)	Krankheitsbezeichnung mit dem Eigennamen des Erstbeschreibers; z. B. M. ▸ Down
Mortalität	Verhältnis der Zahl der Todesfälle zur Zahl der statistisch berücksichtigten Personen; Sterberate; ▸ Epidemiologie
Motivation	Gesamtheit der Beweggründe, Einflüsse, die eine Entscheidung, Handlung o. Ä. beeinflussen, zu einer Handlungsweise anregen; das Motiviertsein; syn. Anreiz, Ansporn, Antrieb, Triebfeder, Veranlassung
Motorik	Bewegung, Beweglichkeit

A B C D E F G H I J K L **M** N O P Q R S T U V W X Y Z

Begriff	Erklärung
motorisch	die Motorik betreffend, auf ihr beruhend, ihr dienend; gleichmäßige Bewegungsabläufe, ohne oder nur mit geringfügigen Schwankungen; ► sensorisch; ► haptisch
MPG	► **M**edizin**p**rodukte**g**esetz
MRSA	1) **M**ethicillin-(multi-)**r**esistenter **S**taphylokokkus **a**ureus; Klinikkeim, 2) **m**orbiditätsorientierter **R**isiko**s**truktur**a**usgleich (GKV-Begriff)
MRT	► **M**agnet**r**esonanz**t**omografie
MS	► **M**ultiple **S**klerose
MTLA	**M**edizinisch-**t**echnische **L**aboratoriums**a**ssistentin/Medizinisch-technischer Laboratoriumsassistent
MTRA	**M**edizinisch-**t**echnische **R**adiologie**a**ssistentin/Medizinisch-technischer Radiologieassistent
Mukolytikum	schleimlösendes Arzneimittel; z. B. Ambroxol, ACC®
multidisziplinär	fächerübergreifend, fachübergreifend, interdisziplinär, gleichzeitig mehrere Disziplinen/Fächer betreffend
multifaktoriell	durch viele Faktoren, Einflüsse bedingt (z. B. Erkrankungen, die mehr als eine Ursache haben); ► monokausal
multimorbide	mehrfach krank
Multimorbidität	auch: Polymorbidität; Mehrfacherkrankung; das gleichzeitige Bestehen mehrerer Krankheiten bei einer einzelnen Person (inbesondere im Alter auftretend); ► Geriatrie
Multiorganversagen	tödlicher Funktionsausfall vieler Organe
Multiple Sklerose (MS)	Autoimmunkrankheit mit Markscheidenabbau im ZNS; erzeugt z. B. Lähmungen
multiresistent (Subst. Multiresistenz)	bzgl. Bakterien: gegen viele Antibiotika resistent (unempfindlich)
Musculus (M.)	Muskel
Mutation	Erbgutveränderung; DNA-Veränderung
MVZ	► **M**edizinisches **V**ersorgungs**z**entrum
Myalgie	Muskelschmerz; ► Myogelose
Mykose	Pilzerkrankung ► **Abb. S. 89**
Myogelose	Muskelverhärtung, -verspannung
Myokard	Muskelanteil des Herzens; Herzmuskulatur

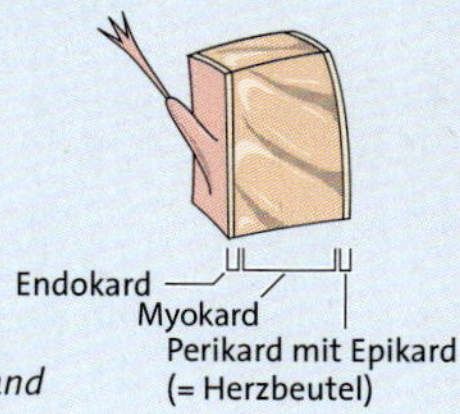

Schichten der Herzwand

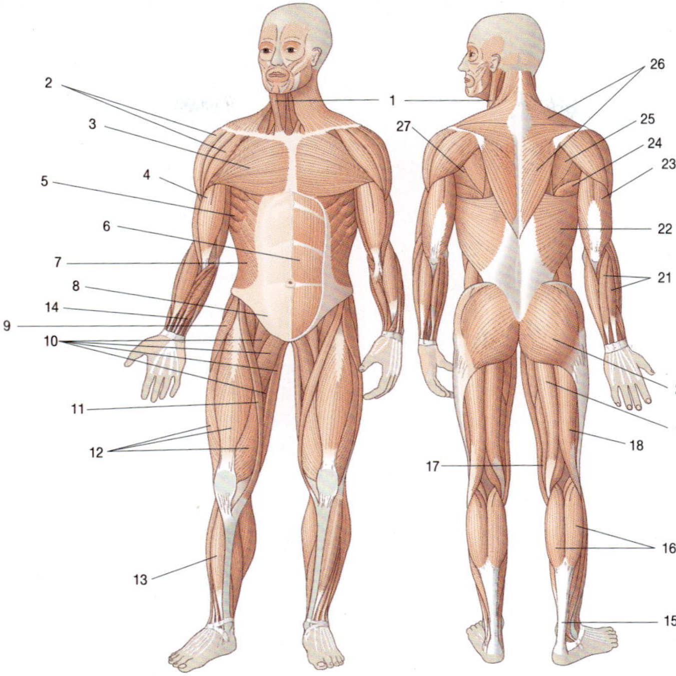

1 Kopfwender (M. sternocleidomastoideus)
2 Deltamuskel (M. deltoideus)
3 großer Brustmuskel (M. pectoralis major)
4 zweiköpfiger Oberarmmuskel (M. biceps brachii)
5 vorderer Sägezahnmuskel (M. serratus anterior)
6 gerader Bauchmuskel (M. rectus abdominis)
7 schräger äußerer Bauchmuskel (M. obliquus abdominis externus)
8 Leistenband (Ligamentum inguinale)
9 Schenkelbindenspanner (M. tensor fasciae latae)
10 Adduktoren (Mm. adductores)
11 Schneidermuskel (M. sartorius)
12 vierköpfiger Oberschenkelmuskel (M. quadriceps femoris)
13 vorderer Schienbeinmuskel (M. tibialis anterior)
14 radiale Handbeuger (Mm. flexores carpi radiales)
15 Achillessehne (Tendo calcaneus)
16 zweiköpfiger Wadenmuskel (M. gastrocnemius)
17 Plattsehnenmuskel (M. semimembranosus)
18 zweiköpfiger Oberschenkelmuskel (M. biceps femoris)
19 Halbsehnenmuskel (M. semitendinosus)
20 großer Gesäßmuskel (M. gluteus maximus)
21 radiale Handstrecker (Mm. extensores carpi radiales)
22 breiter Rückenmuskel (M. latissimus dorsi)
23 Trizeps (M. triceps brachii)
24 großer Rundmuskel (M. teres major)
25 Untergrätenmuskel (M. infraspinatus)
26 Kapuzenmuskel (M. trapezius)
27 kleiner Rundmuskel (M. teres minor)

Begriff	Erklärung
Myokardinfarkt (MI; Herzinfarkt, HI)	Nekrose eines Herzmuskelbereichs durch akuten Verschluss eines Koronargefäßes ▸ Abb. S. 77
Myom	häufige, gutartige Muskelgeschwulst des Myometriums
Myopie	Kurzsichtigkeit
Myosarkom	Muskelkrebs; ▸ Myom

N. (Nervus; Mz. Nn.)	**N**erv; z. B. N. ischiadicus (Ischiasnerv)
Na	**Na**trium; chemisches Element; ▸ Elektrolyte
Nachhaltigkeit	längere Zeit anhaltende Wirkung; ein Handlungsprinzip zur Nutzung von Ressourcen um für zukünftige Generationen etwas zu bewahren (Generationengerechtigkeit), z. B. N., wonach nicht mehr verbraucht werden darf, als auch wieder nachwachsen oder sich regenerieren kann; lt. UN zugehörige Dimensionen: Ökologische N., Ökonomische N., Soziale N. (Drei-Säulen-Modell der nachhaltigen Entwicklung); syn. Nachwirkung; Dauerhaftigkeit
Nachhaltige Gesundheitsförderungsaktionen	▸ Sustainable Health Promotion Actions
Nachsorge	(ärztliche) Betreuung eines Patienten nach einer Krankheit, einer Operation (z. B. ambulante N. nach stationärem Aufenthalt); Behandlung von Patienten im Rahmen der ▸ Rehabilitation; ▸ Gesundheitsversorgung; ▸ Tertiärprävention
NaCl (**Na**trium**c**h**l**orid)	chemische Formel von Kochsalz
NaCl 0,9 %	0,9%ige physiologische ▸ Kochsalzlösung
Naegele-Regel (nach F. Naegele)	Formel zur Errechnung des voraussichtlichen Geburtstermins: 1. Tag der letzten Regel + 7 Tage – 3 Monate + 1 Jahr
Nährstoff	Nahrungsbaustein; 1) energieliefernd: Eiweiß, Kohlenhydrate, Fett, Alkohol, 2) nicht energieliefernd: Vitamine, Mineralstoffe, Spurenelemente, essenzielle Fett- und Aminosäuren, sekundäre Pflanzenstoffe
Narbenhernie	Narbenbruch; z. B. Vorwölbung von Darmschlingen an einer OP-Narbe am Bauch
Narkose (Vollnarkose; Anästhesie)	Betäubung; durch Arzneimittelgabe erzeugter Zustand mit 1) Bewusstseinsverlust, 2) Schmerzfreiheit, 3) Muskelentspannung zum schmerzfreien Durchführen von Operationen
Narkotikum (Mz. Narkotika)	Narkosemittel; Arzneimittel zur Herbeiführung einer Narkose
national	den Staat, die ganze Nation betreffend; ▸ lokal
Nausea	Übelkeit
Nävus, der (Mz. Nävi)	Hautmal; Muttermal; ugs. Leberfleck; begrenzte Hautveränderung, die anders gefärbt ist als die umgebende Haut

Begriff	Erklärung
Nävuszellnävus (NZN; Pigmentnävus)	Hautmal aus speziellen pigmentierten Zellen (Nävuszellen); kann maligne entarten und damit zum ▸ Melanom werden ▸ Abb. S. 10
Nebenwirkung (NW)	durch Gebrauch eines Arzneimittels auftretende unerwünschte Begleiterscheinung oder Folge
NEF	**N**otarzt**e**insatz**f**ahrzeug; Notarztwagen
negative Definition	Bestimmung durch Ausschließen; legt fest, was der Gegenstand nicht ist (z. B. in Bezug auf Gesundheitsdefinition: „Gesundheit ist nicht Kranksein"); Ggs. ▸ positive Definition
Nekrose	lokaler Gewebstod bzw. abgestorbenes Gewebe am lebenden Körper ▸ Abb. unten
Neonatologie	Neugeborenenheilkunde; Teil der Pädiatrie
Nephritis	Nierenentzündung; ▸ Pyelonephritis
Nephrolithiasis	Nierensteinleiden; ▸ Urolithiasis ▸ Abb. S. 120
Nephrologe	Nierenspezialist; spezialisierter Internist oder ▸ Pädiater
Nephron	kleinste Funktionseinheit der Niere: Glomerulus, Bowman-Kapsel, Nierenkanälchen und Sammelrohr ▸ Abb. S. 71
Nephropathie	Nierenleiden; z. B. diabetische Nephropathie
nephrotisches Syndrom	schwere Nierenfunktionsstörung mit den Symptomen: 1) Ödeme, 2) Bluthochdruck, 3) Proteinurie; Urs. z. B. ▸ Glomerulonephritis
nephrotoxisch	nierenschädlich
Neurodermitis (endogenes Ekzem; atopische Dermatitis)	chronisch bzw. schubweise verlaufende, v. a. genetisch bedingte Hauterkrankung mit den Hauptsymptomen Juckreiz und Entzündung ▸ Atopie
Neuroleptikum	Psychopharmakon mit beruhigender und antipsychotischer („Anti-Wahn"-)Wirkung; ▸ Schizophrenie
Neurologie	Lehre von den Nervenkrankheiten
neurologische Ausfälle	Störung/Ausfall von Nervenfunktionen; z. B. von Motorik, Sensibilität, Reflexen

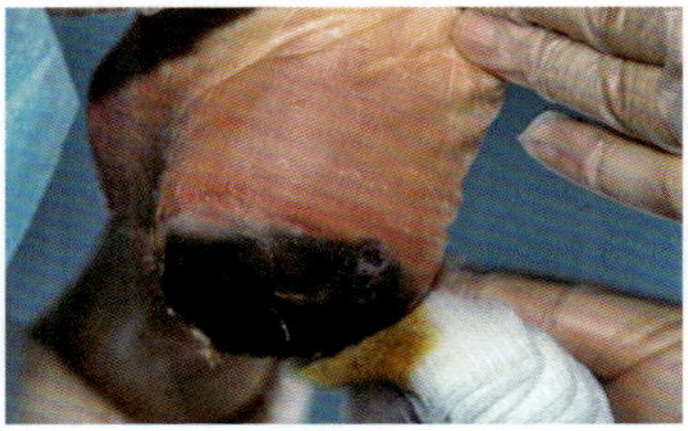

Nekrose (Teil eines Dekubitus-Geschwürs)

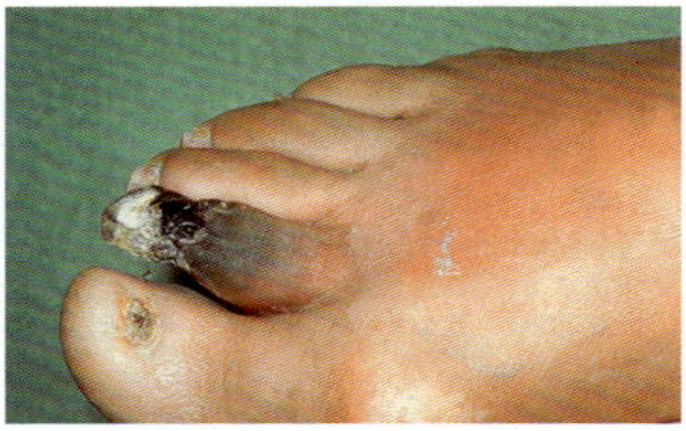

trockene Gangrän

A B C D E F G H I J K L M N O P Q R S T U V W X Y Z

Begriff	Erklärung
Neuron, das	Nervenzelle ▸ Abb. S. 121
Neuropathie	Nervenleiden; ▸ diabetische Neuropathie
Neurose (Adj. neurotisch)	psychische Erkrankung durch unverarbeitete Probleme oder Erlebnisse; ▸ Psychose
New Public Health	▸ Public Health
Niereninsuffizienz	Nierenschwäche; teilweise oder ganz fehlende Fähigkeit der Niere zur Ausscheidung harnpflichtiger Substanzen
Nitrit	bakterielles Stoffwechselprodukt, das v. a. bei bakteriellem Harnwegsinfekt im Urin nachweisbar ist
Nitroglycerin (Nitroglyzerin, Kw. Nitro)	Koronartherapeutikum; Wirkstoff zur symptomatischen Therapie bei ▸ A. pectoris
NNR	**N**eben**n**ieren**r**inde; endokrines Organ ▸ Abb. S. 121
Non-Compliance	Nicht-Einhaltung von (ärztlichen) Ratschlägen seitens des Patienten; mangelnde Mitarbeit; Ggs. ▸ Compliance
Norm	1) allgemein anerkannte, als verbindlich geltende Regel für das Zusammenleben der Menschen; Rechtsnorm; Vorschrift, Regel, Richtlinie, z. B. für die Herstellung von Produkten, die Durchführung von Verfahren, 2) übliche, den Erwartungen entsprechende Beschaffenheit, Größe, Qualität o. Ä.; Durchschnitt, 3) festgesetzte, vom Arbeitnehmer geforderte Arbeitsleistung, 4) im Sport als Voraussetzung zur Teilnahme an einem Wettkampf vorgeschriebene Mindestleistung; syn. Maßstab

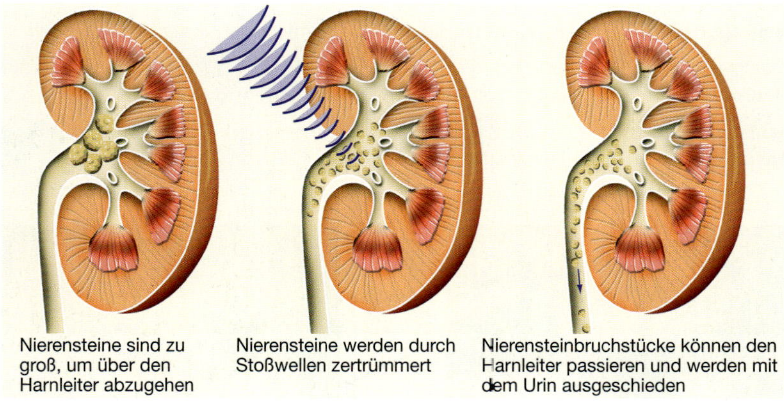

Therapie der Nephrolithiasis durch extrakorporale Stoßwellenlithotripsie (ESWL)

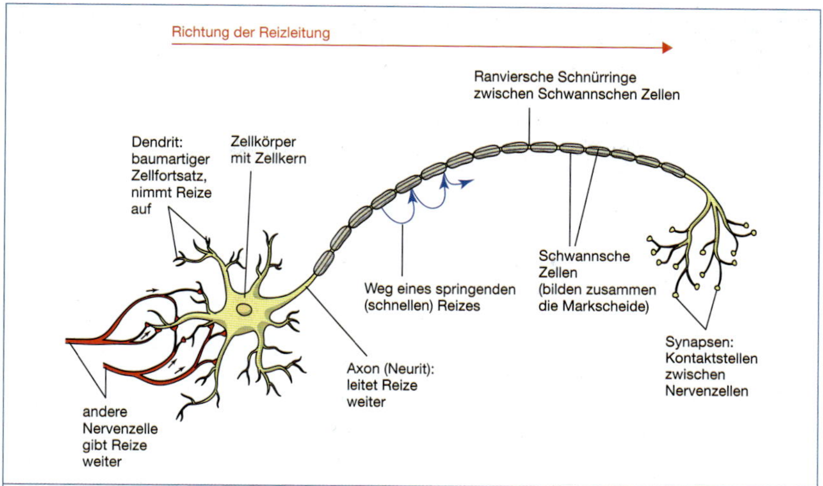

Die Nervenzelle (das Neuron)

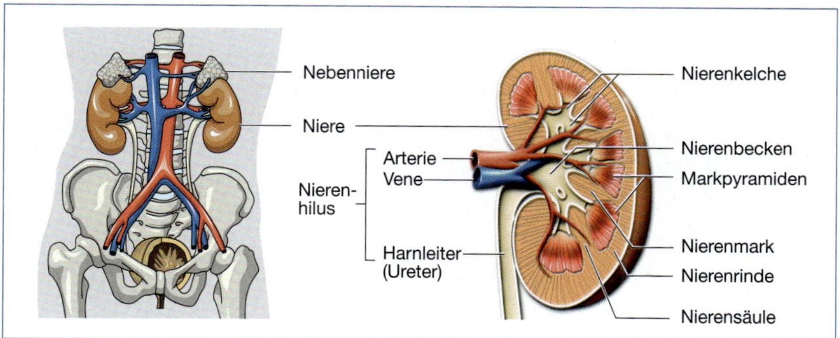

Lage und Aufbau der Nieren

Begriff	Erklärung
normativ	auf eine Norm bezogen, als Richtschnur geltend, maßgeblich; z. B. beziehen sich normative Fragen auf vorher bewertete oder jetzt zu bewertende Sachverhalte; Ggs. ▸ deskriptiv (beschreibend)
Normoglykämie	normaler Blutzuckerspiegel
Nosokomiale Infektion	sog. „Krankenhausinfektion“; eine Infektion mit lokalen oder systemischen Infektionszeichen als Reaktion auf das Vorhandensein von Erregern oder ihrer Toxine, die im zeitlichen Zusammenhang mit einer stationären oder einer ambulanten medizinischen Maßnahme steht, soweit die Infektion nicht bereits vorher bestand; ▸ IfSG, § 2; gehört zu den häufigsten Komplikationen infolge medizinischer Behandlungen

Begriff	Erklärung
Nosologie	Wissenschaft von der Klassifizierung der Krankheiten; Lehre von den Krankheiten; systematische Beschreibung und Einordnung der Krankheiten
Notrufmeldeschema	6 W: Wer ruft an – Wo ist etwas passiert – Was ist passiert – Wie viele Patienten sind es – Wie ist der Zustand des/der Patienten – Warten auf Rückfragen der Leitstelle
Novel Food	engl. für neuartige Lebensmittel, die vor dem Inkrafttreten der Novel-Food-Verordnung innerhalb der EU nicht in nennenswertem Umfang zum Verzehr in den Handel gebracht wurden; bislang nicht verbreitete Lebensmittel aus anderen Kulturkreisen, auch exotische Früchte, und sog. Designer Food, z. B. Elektrolyt-Getränke für Sportler; Lebensmittel u. -zutaten, die in ihrer Struktur bzw. Zusammensetzug erheblich verändert wurden; nicht: ▸ Functional Food u. gentechnisch veränderte Nahrungsmittel; unterliegt Zulassungsverfahren u. Kennzeichnungspflicht
Noxe	Schädigung; krank machender Einfluss
NPH-Insulin	**N**eutral **P**rotamin **H**agedorn; chemisch verändertes Insulin; ▸ Verzögerungsinsulin
Nuklearmedizin	med. Fachrichtung, die radioaktiv strahlende Chemikalien diagnostisch und therapeutisch nutzt; ▸ Radiologie
NYHA	**N**ew **Y**ork **H**eart **A**ssociation; kardiologische Fachgesellschaft, die Herzkrankheiten in vier Schweregrade eingeteilt hat (NYHA I-IV)
Nykturie	nächtliches Wasserlassen
Nystagmus	Augenzittern, das ▸ physiologisch ist (z. B. bei der Betrachtung sich schnell bewegender Bilder) oder pathologisch (z. B. nach Ecstasyeinnahme durch Fehlkoordination von Gleichgewichtssinn und Sehsinn)

O_2 (lat. = Oxygenium)	Sauerstoff
OAD	▸ **o**rale **A**nti**d**iabetika
o. B.	**o**hne **B**efund; ohne pathologischen Befund; Kw. für normale Untersuchungsergebnisse
objektiv	unvoreingenommen, sachlich, neutral; Ggs. ▸ subjektiv
Objektivität	Unabhängigkeit von persönlichen Eindrücken u. Bewertungen; auch Generalisierbarkeit (von Forschungsergebnissen) genannt; Unabhängigkeit der Ergebnisse von den Rahmenbedingungen; unterteilt in: Durchführungsobjektivität, Auswertungsobjektivität, Interpretationsobjaktivität
obligat	zwingend; unbedingt
obligat pathogen	bzgl. Mikroorganismen: stets krank machend; ▸ fakultativ pathogen ▸ Abb. S. 19

Begriff	Erklärung
Obstipation	Stuhlverstopfung: zu seltene, zu geringe und/oder erschwerte Stuhlentleerung
obstruktiv (lat. = verstopft; spastisch)	bzgl. Bronchien: krampfartige Verengung, v. a. beim Husten; typ. Symptom bei ▸ Asthma bronchiale, ▸ COPD
Odds Ratio (OR)	(engl.) Maß für die Risikoabschätzung des Auftretens einer (umweltbedingten) Erkrankung; Quotenverhältnis, wobei als Quote das Verhältnis der Wahrscheinlichkeit P, die Krankheit zu haben, zu der Wahrscheinlichkeit, diese Krankheit nicht zu haben, gilt; OR ist das Verhältnis der Quote der einer bestimmten (Umwelt-)Belastung Exponierten zur Quote der dieser Belastung nicht Exponierten; Chancenverhältnis, das etwas über die Stärke eines Zusammenhangs von zwei Merkmalen aussagt; wird z. B. häufig in der ▸ Epidemiologie und der Medizin verwendet, um zu erfahren, wie stark ein vermuteter Risikofaktor mit einer bestimmten Erkrankung zusammenhängt; berechnet wird z. B. das Verhältnis von Kranken mit Exposition zu Kranken ohne Exposition und Gesunden mit Exposition zu Gesunden ohne Exposition; (OR wird oft fälschlicherweise ▸ relatives Risiko (RR) genannt)
Ödem	Wasseransammlung im Gewebe
offene Fragen	Fragen, die dem Gegenüber eine freie Assoziation innerhalb seiner Antwort erlauben u. ihn ermuntern, sich inhaltlich oder persönlich zu beteiligen; Informationsfragen; sind oft „W"-Fragen, z. B. „Was könnte aus Ihrem Gesundheitsverhalten resultieren?"
Öffentliche Gesundheit	▸ Public Health
Öffentlicher Gesundheitsdienst	alle Behörden auf Bundes-, Landes-, Kreis- und Gemeindeebene, die dem Schutz der Gesundheit des Einzelnen u. der Gemeinschaft dienen; z. B. (Bundes-)Gesundheitsamt
Öffentliches Gesundheitswesen	die ärztlichen Tätigkeiten in Einrichtungen des öffentlichen Dienstes, die dazu bestimmt sind, unmittelbar den Gesundheitszustand der Bevölkerung und bestimmter Bevölkerungsgruppen zu ermitteln und laufend zu überwachen, ihnen drohende Gefahren festzustellen und zu beseitigen oder auf die Beseitigung hinzuwirken sowie die Gesundheit der Bevölkerung insgesamt und besonderer Gruppen sowie das gesundheitsbewusste Verhalten des Einzelnen zu fördern
Off-Label-Use	Verwendung eines Arzneimittels außerhalb seiner Zulassung (Ausnahmen aber möglich)
oGTT (OGTT)	▸ **o**raler **G**lukose**t**oleranz**t**est
Ohrtrompete (Eustachische Röhre; Tuba Eustachii; Tube)	Bindegewebsschlauch, der das Mittelohr mit dem Nasen-Rachen-Raum verbindet und so das Mittelohr belüftet

Okkultbluttest; z. B. Haemoccult®			
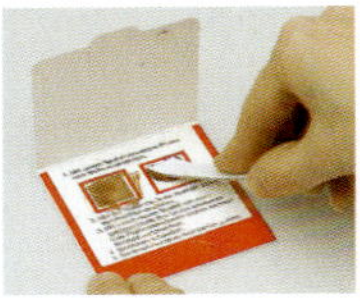	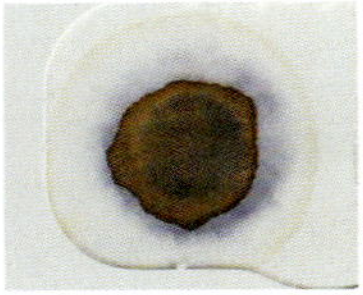	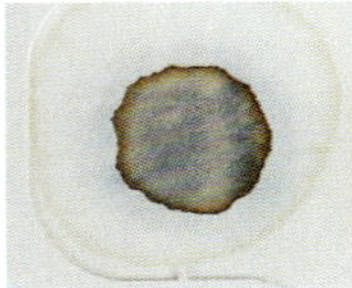	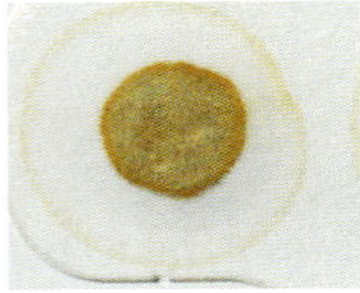
Auftragen der Stuhlprobe	*positiv = Blutnachweis*	*positiv = Blutnachweis*	*negativ = kein Blutnachweis*

Begriff	Erklärung
Okkultbluttest	Methode zum Nachweis geringer, nicht sichtbarer (okkulter) Darmblutung aus Stuhlproben zur Früherkennung von Darmkrebs; z. B. mittels Haemoccult® ▸ **Abb. oben**
ökonomisch	wirtschaftlich, die Wirtschaft betreffend
Oligurie	verminderte Harnmenge (<400 mL/24 h)
onkogen (kanzerogen)	Krebs erzeugend
Onkologe	Krebsspezialist (Internist mit dem Schwerpunkt Onkologie)
Ontologie	1) i. d. Philosophie: Lehre vom Sein, vom Seienden, 2) i. d. Informatik: System von Informationen mit logischen Relationen
Onychomykose	Nagelpilz; Infektion der Nägel durch ▸ pathogene Pilze ▸ **Abb. unten**
OP	1) **Op**eration, 2) **Op**erationssaal
Ophthalmoskop	Augenspiegel; Gerät zur Betrachtung des Augenhintergrundes, d. h. der Netzhaut
Opioide (Opiate)	opiumähnliche Stoffe; 1) Arzneimittel; z. B. Tramadol, Tilidin, Codein, Morphin, Oxycodon, 2) körpereigene schmerzhemmende Stoffe (Endorphine, Glückshormone)

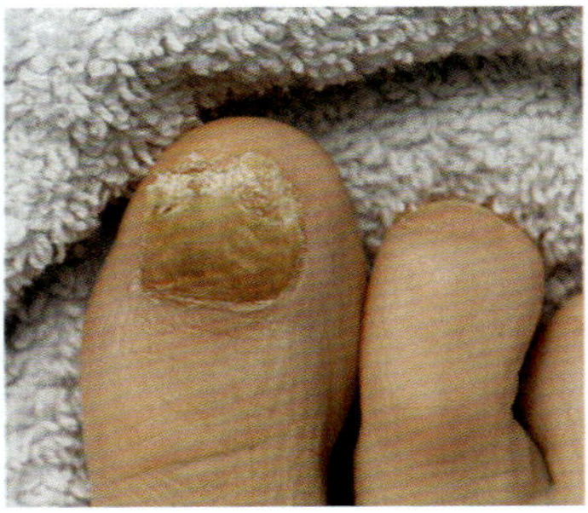

Nagelpilz (Onychomykose)

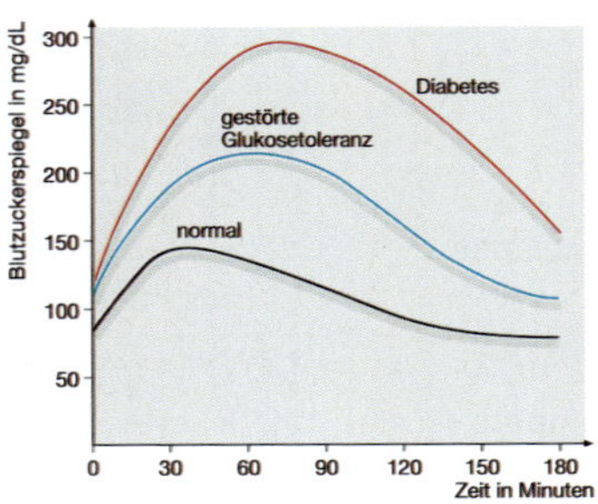

Verlauf des Glukosetoleranztests

Begriff	Erklärung
oral	1) im Mund; z. B. orale Candidose; 2) Arzneimitteleinnahme: durch den Mund, peroral
orale Antidiabetika (OAD)	oral anwendbare Medikamente zur Behandlung des Typ-2-Diabetes
oraler Glukose-toleranztest (oGTT)	standardisierter Glukosestoffwechseltest mit BZ-Messungen vor und 60 bzw. 120 min nach Trinken einer Lösung mit 75 g Glukose ▸ **Abb. S. 124**
Organisationsent-wicklung	▸ Gesundheitsfördernde Organisationsentwicklung
Organsymptome	spezifische Symptome an einem erkrankten Organ; z. B. Heiserkeit bei Laryngitis; Ggs. Allgemeinsymptome
Orthopnoe	aufrechtes Sitzen wegen stärkster Luftnot; z. B. bei Linksherzinsuffizienz
orthostatische Dysregulation	mangelnde Blutdruckregulierung beim Aufstehen vom Sitzen oder Liegen oder bei langem Stehen; ugs. Kreislaufstörungen
Os	1) sprich „ohs“: Mund; z. B. per os: durch den Mund, 2) sprich „oss“: Knochen
Ösophagus, der	Speiseröhre ▸ **Abb. S. 62**
Ösophaguskarzinom	Speiseröhrenkrebs
Ösophagussphink-ter, unterer (UÖS)	Schließmuskel (ringförmiger Muskel) der Speiseröhre am Übergang zum Magen ▸ **Abb. S. 78**
Ösophagusvarizen	Krampfadern in der Speiseröhre, die sich bei Leberzirrhose (oder Lebermetastasen) bilden
Osteopathie	Krankheits- u. Behandlungskonzept aus der Alternativmedizin mit befunderhebendem u. therapeutischem Verfahren, das manuell ausgeführt wird
Osteoporose	Knochenschwund mit erhöhter Frakturgefahr
Osteosarkom	maligner Knochentumor
Östrogen	wichtigstes weibliches Sexualhormon
Östrogenphase (Follikelphase; Proliferationsphase)	erste Phase des Menstruationszyklus: Östrogenbildung und Eizellreifung im Follikel, Proliferation (Wachstum) der Funktionsschicht des Endometriums ▸ **Abb. S. 112**
OTA	**O**perations**t**echnische **A**ssistentin/ Operationstechnischer Assistent
Otalgie	Ohrenschmerz
Otitis externa	Gehörgangsentzündung
Otitis media	Mittelohrentzündung

A B C D E F G H I J K L M N **O** P Q R S T U V W X Y Z

Begriff	Erklärung
Otoskop	Ohrenspiegel, Gerät zur Betrachtung des Trommelfells 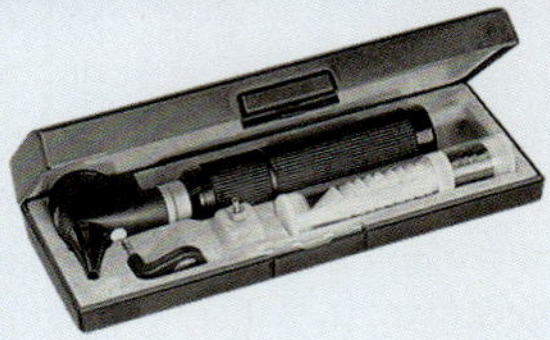 *Otoskop*
Ottawa-Charta zur Gesundheitsförderung	engl. Ottawa Charter for Health Promotion; „Papierblatt" (Grundsatzpapier) zur Gf. aus dem Jahre 1986, das im Rahmen der 1. Intern. Konferenz zur Gesundheitsförderung der WHO in Ottawa entwickelt wurde; Aufruf zu aktivem Handeln für das Ziel „Gesundheit für alle …"; Entwicklung von Gesundheitsressourcen nach den Aspekten: Ziel, Wege (Interessen vertreten, befähigen u. ermöglichen, vermitteln u. vernetzen), Orte u. soziale Zusammenhänge, Akteure; zugehörig sind fünf Handlungsfelder (Bedingungen für eine gesundheitsförderliche Gesamtpolitik schaffen; die persönlichen Kompetenzen jedes einzelnen Menschen entwickeln; gesundheitsförderliche Lebenswelten schaffen; gesundheitsbezogene Gemeinschaftsaktionen unterstützen; die Gesundheitsdienste neu organisieren) und drei, auf Betroffenen-Partizipation angelegte Handlungsstrategien (advocating, enabling, mediating); ▸ WHO; ▸ Gesundheitsförderung
Ovarialkarzinom	Eierstockkrebs
Ovar, das (Mz. Ovare; Ovarien)	Eierstock, paarige Keimdrüse der Frau; bildet Östrogen, Progesteron und reife Eizellen ▸ **Abb. S. 61, 81**
Ovulation	Eisprung ▸ **Abb. S. 112**
Ovulationshemmer (Antibabypille; „Pille")	hormonelles Kontrazeptivum, das den Eisprung hemmt bzw. nicht auslösen lässt
ovulatorisch	bzgl. Menstruationszyklus: mit Eisprung; Ggs. anovulatorisch (ohne Eisprung)
Oxidation	Veränderung durch Reaktion mit Sauerstoff; fördert im Körper Arteriosklerose und Alterung; ▸ Antioxidans
p.-a. (**p**osterior-**a**nterior)	von hinten nach vorn; Strahlenrichtung beim Röntgen; Ggs. a.-p.; seitlich
paarig	doppelt, d. h. paarweise vorhanden
Packungsjahr (engl. pack-year)	Maß für die gerauchte Zigarettenmenge; 1 Packung/Tag 1 Jahr lang = 1 Packungsjahr
Paddles (Pads)	Plattenelektroden des ▸ Defibrillators
Pädiater	Facharzt für Kinder- und Jugendmedizin (Pädiatrie)
palliativ	lindernd; Ggs. heilend (kurativ)

Begriff	Erklärung
Palliative Care	lat. Pallium = Mantel, Umhang; Behandlungskonzept, Einstellung u. Haltung zur ▸ Palliativversorgung; gilt für alle unheilbaren und chronischen Erkrankungen, wie z. B. auch COPD, MS und AIDS; ▸ Hospiz; ▸ Palliativmedizin
Palliativmedizin	Medizin mit dem Ziel, nicht heilbare Leiden zu lindern; z. B. Schmerztherapie bei fortgeschrittenem Krebsleiden
Palliativversorgung	(ganzheitliche) schützende und umsorgende Haltung dem Erkrankten/Sterbenden und seinen Angehörigen gegenüber; ▸ Hospiz; ▸ Palliative Care; ▸ Palliativmedizin
Palpation	Abtasten; Teil der ▸ klinischen Untersuchung
Pankreas, das	Bauchspeicheldrüse; 1) endokrine Drüse; Sekrete: Insulin, Glukagon, 2) exokrine Drüse; Sekrete: Verdauungsenzyme ▸ **Abb. unten** ▸ **Tab. S. 189**
Pankreaskarzinom	Bauchspeicheldrüsenkrebs
Pankreatitis	Bauchspeicheldrüsenentzündung
Pap-Abstrich (Kw. für Papanicolaou-Abstrich)	zytologische Untersuchungsmethode zur Früherkennung des Zervixkarzinoms; ▸ CIN
Paradigma	Beispiel, Muster; Erzählung mit beispielhaftem Charakter; Denkmuster; syn. Leitbild
Paradigmenwechsel	„Wende"; Wechsel von einer wissenschaftlichen Grundauffassung zu einer anderen; z. B. von der ▸ Pathogenese zur ▸ Salutogenese ▸ **Abb. S. 154**
paradox	einen (scheinbar) unauflöslichen Widerspruch in sich enthaltend; widersinnig; ugs. sehr merkwürdig; ganz und gar abwegig, unsinnig; syn. unlogisch
Parästhesie	Missempfindung; z. B. Kribbeln, Taubheitsgefühl

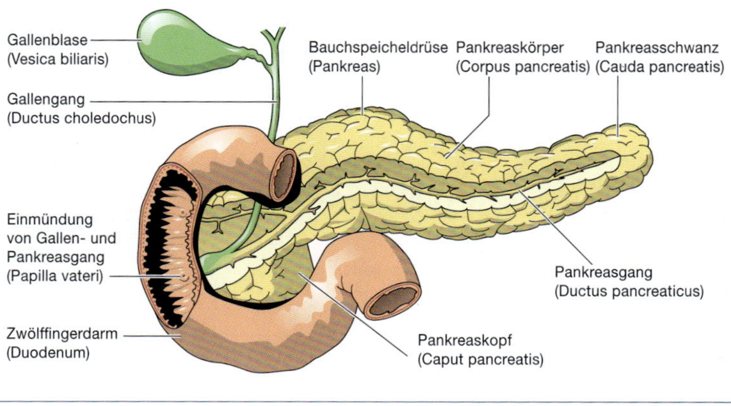

Pankreas – Bauchspeicheldrüse

Begriff	Erklärung
parenteral	Applikationsart: den Magen-Darm-Trakt umgehend; z. B. Injektion, Infusion, Inhalation; ▸ enteral
Parese	unvollständige Lähmung; Schwäche; ▸ Plegie
Parkinson (M. Parkinson; Parkinson-Syndrom; nach J. Parkinson)	neurologische Erkrankung mit zunehmenden Bewegungsstörungen; sog. Schüttellähmung; 1) Plus-Symptome: Tremor (Zittern, „Schütteln"), 2) Minus-Symptome: typische Gangstörung, Unbeweglichkeit („Lähmung") ▸ **Abb. unten**
Parotis (Gl. parotis)	Ohrspeicheldrüse ▸ **Abb. unten**
Parotitis	Ohrspeicheldrüsenentzündung; 1) Parotitis epidemica (Mumps), 2) autoimmun u. a.
Partizipation	Teilnehmen, Beteiligtsein; Teilhabe(n); Teil eines Bildungsverständnisses, das die Kompetenzen der Betroffenen respektiert; Adj. partizipatorisch
partizipieren	von etwas, was ein anderer hat, etwas abbekommen; teilhaben; Anteil haben; teilnehmen; sich einbringen; mitarbeiten; mitmachen
Partus	Geburt; ▸ postpartal
Passivimpfung (passive Impfung; Passivimmunisierung)	Impfung mit Antikörpern aus Spenderblut; schützt sofort, aber nur wenige Wochen; ▸ Aktivimpfung; ▸ Simultanimpfung
Patella	Kniescheibe ▸ **Abb. S. 162**
paternalistisch	bevormundend
pathogen	krank machend; ▸ apathogen ▸ **Abb. S. 19**

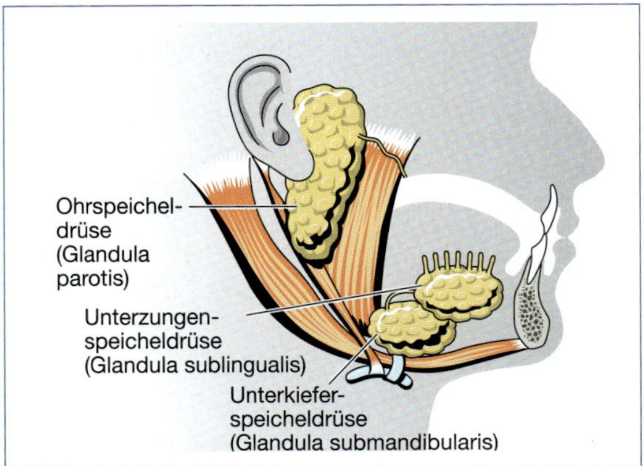

Die großen Speicheldrüsen der rechten Körperseite

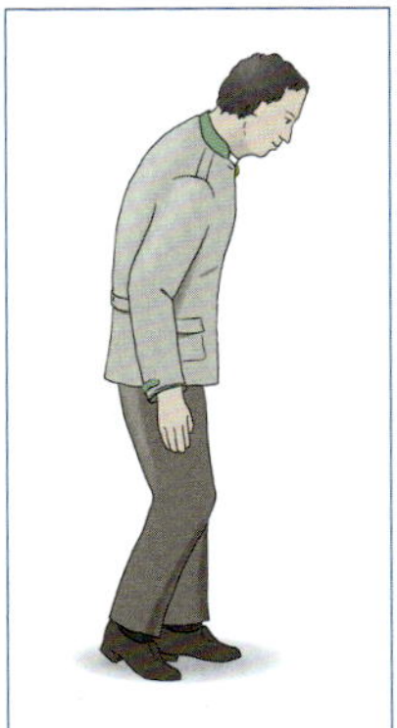

Typ. Gangbild des Parkinson-Kranken: kleinschrittig, schlurfend, vornübergebeugter Oberkörper; hohe Stolper- und Sturzgefahr

Begriff	Erklärung
Pathogenese	von griech. „pathos" = Schmerz, Leiden, Krankheit u. „genese" = Ursprung, Entstehung, Beginn; beschäftigt sich mit der Entstehung und Entwicklung eines krankhaften Geschehens/einer Krankheit, wobei Krankheit als Ausnahmezustand angesehen wird bzw. als Abweichung des Normalzustandes Gesundheit; geht der Frage nach, was den Menschen krank macht, und sucht nach ▸ Risikofaktoren; ▸ Salutogenese
pathogenetisch	die ▸ Pathogenese betreffend, zur Pathogenese gehörend; Ggs. ▸ salutogenetsich
Pathogenität	Fähigkeit, krank zu machen; ▸ Virulenz
Pathologe	Facharzt für Krankheitslehre
Pathologie	Krankheitslehre
pathologisch	krankhaft; z. B. Befund, Blutwert, Verhalten
pathophysiologisch	wie der Körper unter krankhaften (pathologischen) Veränderungen abweichend funktioniert und welche Funktionsmechanismen zu der krankhaften Veränderung führen; eine gewisse (physiologisch sinnvolle) Normalfunktion ist vorhanden; von einem ▸ Kontinuum zwischen gesund und krank wird ausgegangen, in dem sich (immer noch) normale Lebensvorgänge abspielen, und nicht von einer strikten Unterscheidung zwischen gesund und krank (▸ Dichotomie).
Pathos	feierliches Ergriffensein, leidenschaftlich-bewegter Gefühlsausdruck; ugs. oft abwertend, syn. Sentimentalität, Rührseligkeit
Patient	Kranker; Leidender
Patientenberatung	kommunikative Interventionsstrategie, die auf die Verbesserung der Selbststeuerungsfähigkeit abzielt; Ziel: Unterstützung in eigenständig nicht lösbaren Problemsituationen; Beratung stellt Deutungs- und Orientierungshilfen zur Verfügung, um die Situation einordnen und verstehen zu können, unterstützt die Suche nach tragfähigen Lösungsstrategien und auch deren Umsetzung (Kompetenzen fördern, die für die Bewältigung von Problemen erforderlich sind, die sich bei beeinträchtigter Gesundheit, Krankheit oder Pflegebedürftigkeit stellen); ▸ Patientenedukation

Begriff	Erklärung
Patientenedukation	engl. educare = erziehen, belehren, schulen; Patientenschulung; kommunikative Interventionsstrategie, die auf die Verbesserung der Selbststeuerungsfähigkeit abzielt; Strategie zur systematischen Vermittlung gesundheits- bzw. krankheitsspezifischen Wissens, das (chronisch) Erkrankte benötigen, um ihre Situation konstruktiv zu bewältigen und einen aktiven Part bei der Wiedererlangung bzw. Sicherung ihrer verbliebenen Gesundheit einzunehmen (Stärkung der Selbststeuerung und Autonomie); Patientinnen und Patienten befähigen, ihr Leben mit (chronischer) Krankheit eigenkompetent zu gestalten und die dazu erforderlichen Ressourcen zu erschließen (im Versorgungswesen u. im sozialen Umfeld); ▸ Patientenberatung
Patientenleitlinien	übersetzte Behandlungsempfehlungen ärztlicher Leitlinien (sog. „Nationaler Versorgungsleitlinien") in eine für Laien (Patienten) verständliche Sprache; geben wichtige Hintergrundinformationen zu den Ursachen, Untersuchungs- und Behandlungsmethoden einer Erkrankung
Patientenschulung	> Patientenedukation
Paukenerguss	SekretansammLung in der Paukenhöhle
Paukenhöhle	Raum im Mittelohr
pAVK (PAVK; **p**eriphere **a**rterielle **V**erschluss**k**rankheit)	Arteriosklerose der Beinarterien; ugs. Raucherbein; ▸ Claudicatio intermittens
PcP (chron. Polyarthritis; cP; rheumatoide Arthritis; rA; sog. Rheuma)	**p**rimär **c**hron. **P**olyarthritis; langwierige, schubweise Autoimmunkrankheit mit rezidivierender Entzündung vieler Gelenke und ggf. bleibenden Gelenkverformungen ▸ **Abb. unten**
PCR	**P**olymerase-**c**hain-**r**eaction ▸ Polymerase-Kettenreaktion

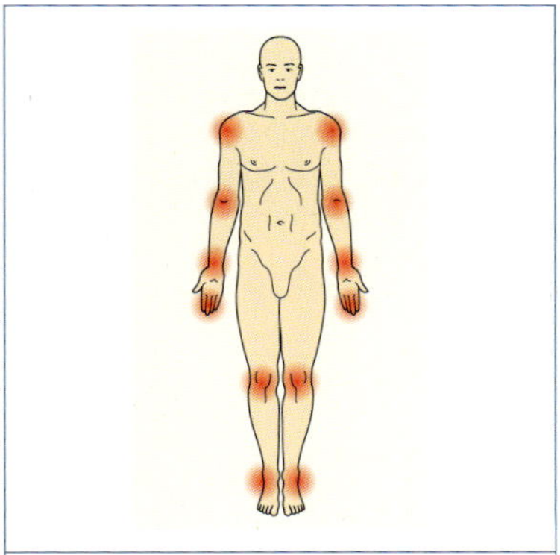

Typischer symmetrischer Gelenkbefall bei PcP

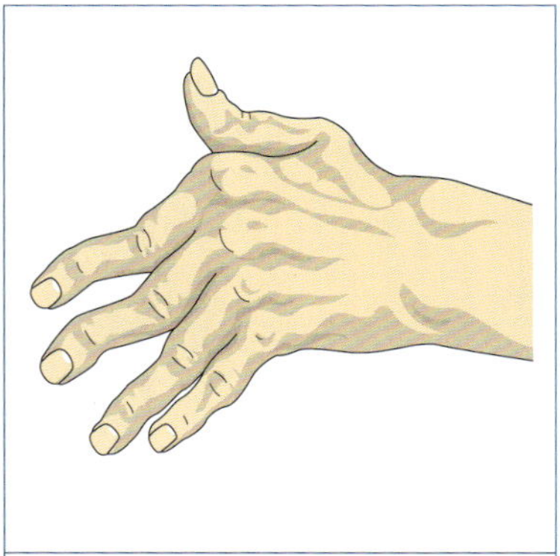

Gelenkverformung bei PcP

Begriff	Erklärung
PD	**P**rivat**d**ozent (akademischer Titel)
PDA	► **P**eri**d**ural**a**nästhesie
Peak Flow	maximale Atemstromstärke bei Ausatmung; Messwert für die Asthma-Verlaufskontrolle
Peak-Flow-Meter	Messgerät für den exspiratorischen Spitzenfluss zur Asthma-Selbstkontrolle 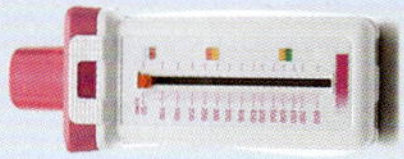 *Peak-Flow-Meter*
Pearl-Index	Maß für die Wirksamkeit von Verhütungsmethoden; der Wert in % gibt die Anzahl der Schwangerschaften bei 100 Paaren/1 Jahr an
Peergroup (engl. peer group)	Gruppe von etwa gleichaltrigen Kindern oder Jugendlichen, die als primäre soziale Bezugsgruppe neben das Elternhaus tritt
PEG	**p**erkutane **e**ndoskopische **G**astrostomie; schlauchartige Magensonde, die durch die Bauchhaut in den Magen führt
PEI (**P**aul-**E**hrlich-**I**nstitut)	Bundesinstitut für Impfstoffe und biomedizinische Arzneimittel; gehört zum Geschäftsbereich des Bundesministeriums für Gesundheit (BMG); www.pei.de
Penicillin	wichtiges Antibiotikum
Penicillinallergie	Allergie bei ca. 5 % der Pat.; Symptome: z. B. Ausschlag, Atemnot, allergischer Schock
Pepsin	Eiweiß spaltendes Enzym des Magens
Peptid	Molekül aus 2–99 Aminosäuren; ► Protein
peranal	durch den Anus (After); ► rektal
Perforation	Wanddurchbruch eines Hohlorgans; 1) durch Krankheit; z. B. Magenulkus, 2) durch medizinische Maßnahme, z. B. Koloskopie 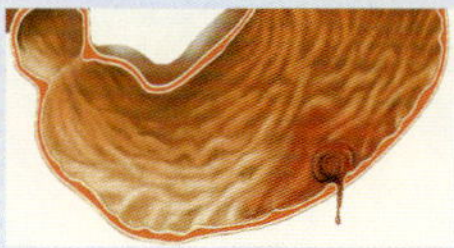 *Perforation der Magenwand durch ein Ulkus*
Periduralanästhesie (PDA)	Lokalanästhesie mit Punktion des Epiduralraums (Spaltraum im Bereich des Rückenmarks) als Injektion
Perikard	Herzbeutel ► Abb. S. 116
Perineum	Damm; Bereich zwischen Genitale und Anus ► Abb. S. 61
perioperativ	während einer OP ► postoperativ
peripher	fern (vom Herzen, ZNS bzw. Rumpf)
periphere arterielle Verschlusskrankheit	► pAVK; symptomatische Arteriosklerose der Beinarterien; ugs. Raucherbein ► Abb. S. 21
Periost	Knochenhaut

Begriff	Erklärung
peripheres Nervensystem (PNS)	alle Nerven, die nicht zum ▸ ZNS gehören: periphere Nerven und Hirnnerven
Peristaltik	wellenförmige Bewegung der glatten Muskulatur; z. B. im Ureter und GI-Trakt
Peritoneum	Bauchfell; dünner Überzug der Bauchorgane
Perkussion	diagnostisches Beklopfen
perkutan (percutan)	durch die Haut; 1) Infektionsart, z. B. bei Zeckenstich 2) Art der Arzneimittelapplikation (syn. transkutan)
peroral (Kw. oral)	bzgl. Arzneimittelapplikation: durch den Mund; durch Einnehmen; Ggs. parenteral ▸ **Abb. S. 108**
Perzeption	1) i. d. Philosophie: reines sinnliches Wahrnehmen ohne Reflexion als erste Stufe der Erkenntnis, 2) i. d. Psychologie: (sinnliche) Wahrnehmung (eines Gegenstands) ohne bewusstes Erfassen und Identifizieren (z. B. bei flüchtigem Hinsehen), 3) i. d. Biologie, Medizin: Aufnahme von Reizen durch Sinneszellen, -organe; syn. Wahrnehmung
Petrischale (nach J. Petri)	flache Plastikschale mit Deckel zur Anzucht von Mikroorganismen ▸ **Abb. S. 24**
Pflegeanamnese	▸ Anamnese
Pflegebedürftigkeit	1) zzt. gilt: pflegebedürftig sind Personen, die wegen einer körperlichen, geistigen oder seelischen Krankheit oder Behinderung in erheblichem oder höherem Maße der Hilfe bedürfen (im Bereich der Körperpflege, der Ernährung, der Mobilität und der hauswirtschaftlichen Versorgung und auf Dauer – voraussichtlich für mindestens sechs Monate), 2) ein neuer Pflegebedürftigkeitsbegriff wird derzeit von der Bundesregierung geplant: das bisherige System der drei ▸ Pflegestufen soll durch fünf Pflegegrade ersetzt werden
Pflege-Charta	Die Charta dient zur Stärkung der Rechte und zur Verbesserung der Lebenssituation hilfe- und pflegebedürftiger Menschen; sie dient ihnen und ihren Angehörigen einerseits als Maß für die Beurteilung der Pflege und andererseits die im Bereich Pflege tätigen Menschen zur Bemessung ihrer Arbeit; sie dient zudem als Ausgangspunkt für einen breit gefächerten Praxisaustausch über die Ausgestaltung würdevoller Pflege und gibt Impulse für den gesamten Bereich der Pflege; ist Grundlage versch. Gesetze ▸ Ottawa-Charta
Pflegegeld	Geld, das der Pflegebedürftige erhält, wenn er seine Pflege selbst (z. B. mithilfe von Angehörigen) sicherstellt; kann auch mit der Pflegesachleistung (d. h. Pflege durch einen ambulanten Pflegedienst) kombiniert werden; Betrag richtet sich nach der jeweiligen ▸ Pflegestufe ▸ **Abb. S. 133**

Pflegegeld und Pflegesachleistungen ab 01.01.15
(bis maximal zu erhaltenen Euro/pro Monat) nach Pflegestufen

Pflegegeld für Personen ohne erheblich eingeschränkte Alltagskompetenz

Pflegegeld für Personen mit erheblich eingeschränkter Alltagskompetenz

(Gesetzliche Grundlage: § 37 SGB XI i. V. m. § 123 SGB XI)

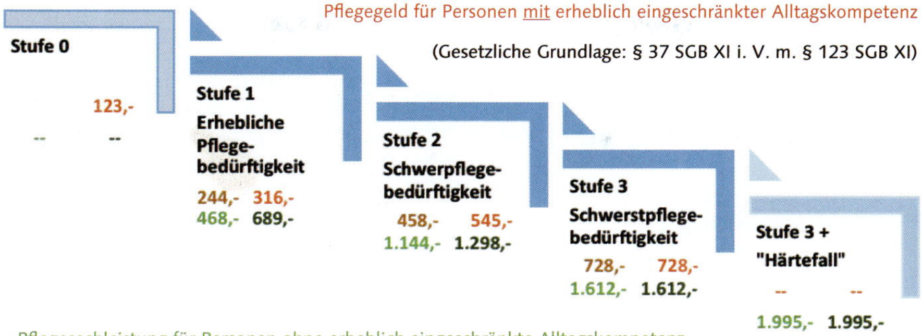

Pflegesachleistung für Personen ohne erheblich eingeschränkte Alltagskompetenz

Pflegesachleistung für Personen mit erheblich eingeschränkter Alltagskompetenz

(Gesetzliche Grundlage: § 36 SGB XI i. V. m. 123 SGB XI)

4-Stufen-Modell	von der WHO empfohlen
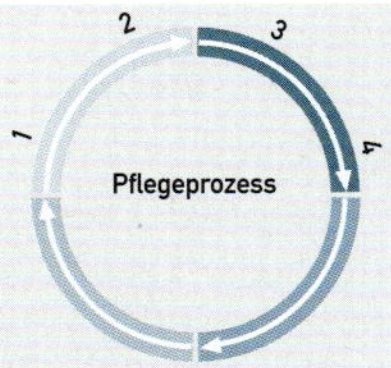	1. Einschätzung (Assessment) 2. Planung 3. Durchführung 4. Bewertung (Evaluation)
6-Stufen-Modell	nach Fiechter & Meier, 1981; vor allem im deutschsprachigen Raum verbreitet
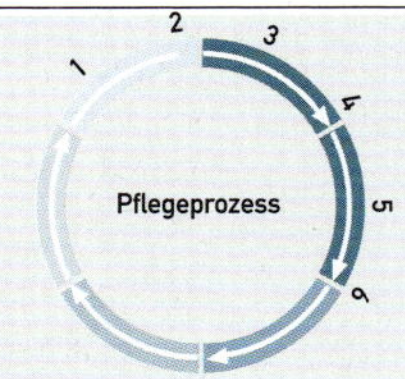	1. Informationssammlung 2. Erkennen von Ressourcen und Pflegeproblemen 3. Festlegen der Pflegeziele 4. Planung der Pflegemaßnahmen 5. Durchführung der Pflege 6. Beurteilung der Wirkung (Evaluation)

Modelle des Pflegeprozesses

Begriff	Erklärung
Pflegehilfsmittel	von den Pflegekassen gewährter Zuschuss in Höhe von bis zu 40 Euro für zum Verbrauch bestimmte Pflegehilfsmittel (i. d. R. Einmalprodukte, z. B. Handschuhe oder Bettschutzeinlagen)
Pflegeprozess	beschreibt die Planung u. den Ablauf der pflegerischen Unterstützung; Regelkreis, der in seinen Phasen von den Pflegenden angewendet wird; von Pflegendem und Pflegebedürftigem ausgehandelter Problemlösungs- u. Beziehungsprozess; z. B. 6-Stufen-Modell nach Fiechter u. Meier 1981
Pflegesachleistung	zur Verfügung stehende Leistung, wenn die ▸ Selbstpflege nicht mehr ausreicht; z. B. für die Bezahlung eines ambulanten Pflegedienstes; Pflegesachleistung und Pflegegeld können miteinander kombiniert werden ▸ **Abb. S. 133**
Pflegestärkungsgesetz (PSG)	erstes PSG (gültig ab 01.01.2015), das zu Veränderungen in den Leistungen der sozialen Pflegeversicherung (▸ SGB XI) führt; z. B. können Personen der „Pflegestufe 0" auch Leistungen der Tages-, Nacht- u. Kurzzeitpflege in Anspruch nehmen; oder bei der Bildung ambulanter Wohngruppen gefördert werden
Pflegestufen	zur Bestimung des Schweregrades der Pflegebedürftigkeit einer Person stufenartige Einteilung (Stufen „0", I, II, III/III+), um den Umfang des Hilfebedarfs zu ermitteln und den Leistungsumfang der ▸ Pflegeversicherung festzulegen ▸ **Abb. S. 133**
Pflegeversicherung	am 01.01.1995 eingeführter eigenständiger Zweig der Sozialversicherung, der zur sozialen Absicherung des Risikos der Pflegebedürftigkeit dient; Aufgabe: Pflegebedürftigen Hilfe leisten, die wegen der Schwere der Pflegebedürftigkeit auf solidarische Unterstützung angewiesen sind; z. B. Leistungen bei häuslicher (ambulanter) und bei stationärer Pflege; Träger sind die bei den Krankenkassen errichteten Pflegekassen; ▸ Pflegegeld; ▸ Pflegehilfsmittel; ▸ Pflegesachleistungen; ▸ Pflegestärkungsgesetz

A B C D E F G H I J K L M N O P Q R S T U V W X Y Z

Begriff	Erklärung
Pfortader	großes Blutgefäß; führt Blut aus dem GI-Trakt zur Leber ▸ Abb. S. 76
Phagozytose	sog. Fressvorgang der Zelle; Aufnahme von Stoffen mit Hilfe der Zellmembran ▸ Abb. unten
Pharmakologie	Wissenschaft von den Arzneimittelwirkungen
Pharmakon, das	1) Arzneimittel; dosisabhängig: 2) Gift
Pharmazie	Wissenschaft von Herstellung, Lagerung, Handel und Abgabe von Arzneimitteln (Studienfach der Apotheker)
Pharmazeut	Gelehrter der Pharmazie; Apotheker
Pharynx	Rachen ▸ Abb. S. 23
pH-Wert	Messwert für den Säuregehalt eines Stoffes; je niedriger der pH-Wert, desto saurer der Stoff
Physik (Adj. physikalisch)	Wissenschaft der Naturgesetze wie Wärme, Kälte, Strahlen, Kräfte usw.
physikalische Therapie	medizinische Anwendungen, bei denen physikalische Faktoren genutzt werden
Physiologie	Wissenschaft, die sich mit den Lebensvorgängen, den funktionellen Vorgängen im Organismus befasst
physiologisch	normal; bei gesunder Körperfunktion; ▸ pathologisch
physische Gesundheit	betrifft die Funktionsweise des menschlichen Körpers; ▸ Dimensionen der G. ▸ Abb S. 44
Physiotherapie	Krankengymnastik; med. Behandlungen, die auf aktiver und passiver Bewegung beruhen
Phytopharmakon	pflanzliches Arzneimittel
Phytotherapie	Behandlung mit pflanzlichen Arzneimitteln
Pipette (Verb pipettieren)	röhrenförmiges Gerät zur exakten Abmessung und Entnahme von Flüssigkeiten

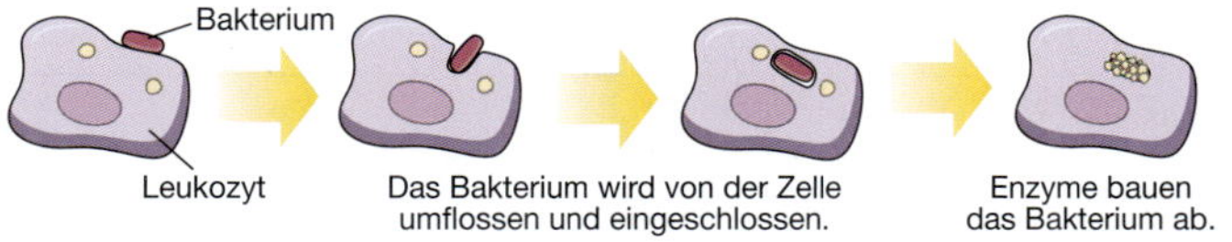
Bakterium
Leukozyt
Das Bakterium wird von der Zelle umflossen und eingeschlossen.
Enzyme bauen das Bakterium ab.

Phagozytose

Begriff	Erklärung
PKA	**P**harmazeutisch-**k**aufmännische **A**ngestellte/Pharmazeutisch-kaufmännischer Angestellter
PKV	**P**rivate **K**ranken**v**ersicherung
Plaque	Ablagerung; z. B. bei Arteriosklerose
Plasma	flüssiger Anteil des ungeronnenen Blutes; im Ggs. zu Serum enthält das Plasma Fibrinogen ▸ **Abb. unten**
Plasmaexpander	Blutersatzlösung; künstlich hergestellte Infusionslösung, die bei Blutverlusten Transfusionen einspart bzw. ersetzt
Plasmaproteine	Eiweiße des Blutplasmas (u. a. zum Stofftransport)
Plasmid	ringförmiges Erbmaterial außerhalb der DNA ▸ **Abb. S. 24**
Plazebo (Placebo)	wirkstofffreies Scheinmedikament
Plazenta (Placenta)	Mutterkuchen
Plegie	vollständige Lähmung; ▸ Parese
Pleura	Brustfell; bestehend aus innerem (Lungenfell) und äußerem Blatt (Rippenfell) ▸ **Abb. S. 23**
Pleuraerguss	krankhafte FlüssigkeitsansammLung im Pleuraspalt; z. B. bei ▸ Pleuritis oder Krebs
Pleuraspalt (-raum)	minimaler Spalt zwischen Lungen- und Rippenfell, gefüllt mit Gleitflüssigkeit ▸ **Abb. S. 23**
Pleuritis	Brust- bzw. Rippenfellentzündung
PMS	▸ **prä**m**enstruelles **S**yndrom

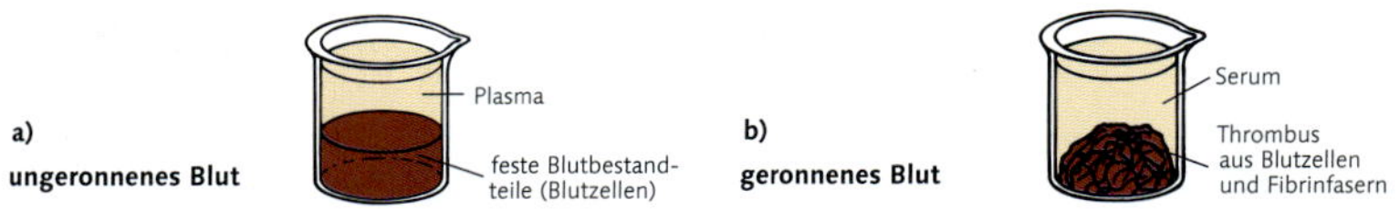

Ungeronnenes Blut (das schon so lange im Glas ist, dass die Blutzellen sich abgesetzt haben; frisch ist es gleichmäßig rot) setzt sich zusammen aus
- **Plasma** (flüssige Blutbestandteile) und
- **Blutzellen** (feste Blutbestandteile).

Im Plasma befindet sich der Gerinnungsstoff Fibrinogen. Bei der Blutgerinnung vernetzt sich das Fibrinogen zu Fibrinfasern und bildet mit den Blutzellen den **Thrombus** (das Gerinnsel). Die *nach* der Gerinnung überstehende Flüssigkeit ist das **Serum.** Serum ist Plasma ohne den Gerinnungsstoff Fibrinogen.

Plasma und Serum

Begriff	Erklärung
Pneumonie	Lungenentzündung
PNP	▸ **P**oly**n**euro**p**athie
Poliomyelitis (Polio)	virale Rückenmarkentzündung; ggf. mit bleibender Lähmung; sog. Kinderlähmung
Pollinose	Pollenallergie; z. B. Heuschnupfen
Polyarthritis	Entzündung vieler Gelenke; ▸ PcP ▸ Abb. S. 130
Polydipsie	verstärkter Durst
Polymenorrhö	zu häufige Menstruation
Polymerase-Kettenreaktion (PCR)	Labormethode zum Frühnachweis von Erregern bzw. deren Erbsubstanz
Polyneuropathie (PNP)	Krankheit vieler Nerven des peripheren Nervensystems, z. B. bei Diabetes mellitus
Polyp	Schleimhautwucherung in das Lumen eines Hohlorgans, z. B. Nase oder Darm
Polypektomie	Polyp(en)entfernung 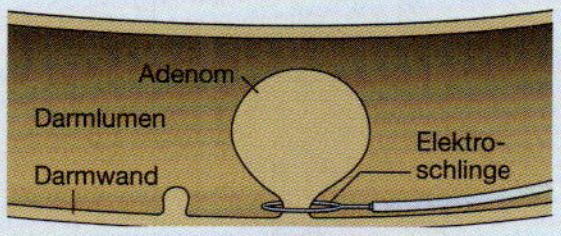 *endoskopische Polypektomie*
Polysaccharid (griech. = Vielfachzucker)	Zuckerstoff aus vielen Monosacchariden; z. B. Stärke, Glykogen, Zellulose ▸ Abb. S. 154
Polyurie	erhöhte Harnmenge (>2500 mL/24 h)
Port (Kw. für Portkathetersystem)	operativ eingesetzter Venenzugang, dessen Gummimembran subkutan leicht punktierbar ist; erleichtert Infusionen (z. B. bei Krebstherapie)
Portio	Muttermund ▸ Abb. S. 61
positive Definition	direkte inhaltliche Bestimmung; legt fest, was der Gegenstand ist (z. B. in Bezug auf Gesundheitsdefinition: „Gesundheit ist …"); Ggs. ▸ negative Definition
posterior	hinten; der hintere ▸ Abb. S. 16
Postexpositionsprophylaxe (PEP)	Infektionsbehandlung sofort bzw. kurz nach wahrscheinlicher Infektion; z. B. durch Nadelstich; 1) Simultan- oder Passivimpfung (HBV, Tetanus), 2) Virostatika (HIV)
postkoital	nach dem Koitus; z. B. „Pille danach"
Postmenopause	Lebensphase der Frau nach der Menopause
postnatal	nach der Geburt (das Kind betreffend)
postoperativ	nach der Operation; Ggs. präoperativ
postpartal (p. p.)	nach der Geburt (die Mutter betreffend)
postpartale Depression	Wochenbettdepression, v. a. durch die Hormonumstellung nach Entbindung (engl. postnatal depression)

Begriff	Erklärung
postprandial	nach einer Mahlzeit; Ggs. präprandial
Poststreptokokken-Krankheiten	Krankheiten durch immunologische Fehlreaktion nach Streptokokkeninfektionen; 1) Glomerulonephritis, 2) Endokarditis, 3) rheumatisches Fieber
Potenzial	Gesamtheit aller vorhandenen, verfügbaren Mittel, Möglichkeiten, Fähigkeiten; syn. Leistungsfähigkeit, Leistungsstärke, Leistungsvermögen, Stärke
p.p.	1) **p**er **p**rimam; primäre Wundheilung; 2) **p**ost **p**artum; nach der Geburt
p.s. (**p**er **s**ecundam)	sekundäre Wundheilung
PPI	▸ **P**rotonen**p**umpenblocker (engl. = **i**nhibitor)
Prädisposition	ausgeprägte Anfälligkeit für bestimmte Krankheiten; syn. Empfänglichkeit
praevenire	lat.: zuvorkommen; ▸ präventiv
präfinal	vor dem Tode; sterbend
Präkanzerose	Krebs-Vorstadium, das unbehandelt in Krebs übergeht; z. B. aktinische Keratose (Vorstufe des Spinalioms)
prämenstruelles Syndrom (PMS)	Symptome durch Hormonungleichgewicht am Zyklusende; z. B. Ödeme, Verstimmung
pränatal	vor der Geburt; vorgeburtlich (das Kind betreffend); Ggs. postnatal; ▸ präpartal
Pränataldiagnostik	Oberbegriff für Diagnostik zur Erkennung von Krankheiten des ungeborenen Kindes
präoperativ	vor der Operation; Ggs. postoperativ ▸ perioperativ
präpartal	vor der Geburt (die Schwangere betreffend); Ggs. postpartal
präprandial	bzgl. BZ-Kontrolle: vor einer Mahlzeit; nüchtern; Ggs. postprandial
Präputium	Vorhaut ▸ Abb. S. 61
Prävalenz	1) Rate der zu einem bestimmten Zeitpunkt oder in einem bestimmten Zeitabschnitt an einer bestimmten Krankheit Erkrankten (im Vergleich zur Zahl der Untersuchten); Krankheitshäufigkeit, meist angegeben in %, 2) Überlegenheit; das Vorherrschen

Begriff	Erklärung
Prävention (Prophylaxe)	„Vorbeugung"; allgemeiner Oberbegriff für alle Interventionen, die zur Vermeidung oder Verringerung des Auftretens, der Ausbreitung und der negativen Auswirkungen von Krankheiten oder Gesundheitsstörungen beitragen; wirkt durch Ausschaltung von Krankheitsursachen, durch Früherkennung und Frühbehandlung oder durch die Vermeidung des Fortschreitens einer bestehenden Krankheit; Maßnahmen umfassen medizinische, psychologische und erzieherische Interventionen, Lebensweltbeeinflussung und Umweltkontrolle, gesetzgeberische Eingriffe, Lobbyarbeit und massenmediale Kampagnen; ▶ Krankheitsprävention; ▶ Präventionsmaßnahmen; ▶ Risikofaktorenmodell ▶ Abb S. 140
Präventionsmaßnahmen	Klassifizierung nach den versch. Aspekten: Zeitpunkt (▶ primäre P., ▶ sekundäre P., ▶ tertiäre P.), Ziel bzw. Ebene der Intervention (▶ Verhaltens-P., ▶ Verhältnis-P., medizinische P.), Methode (▶ Gesundheitsaufklärung, ▶ Gesundheitsberatung, ▶ Gesundheitserziehung, ▶ Gesundheitsbildung) und Zielgruppe (▶ universelle P., ▶ selektive P., ▶ indizierte P.); ▶ Prävention
präventiv	von lat. praevenire = zuvorkommen; „vorbeugend" oder „die Prävention betreffend"; man erkennt den Risikofaktor und bekämpft ihn
Praxisgemeinschaft	zwei oder mehr Vertragsärzte oder -psychotherapeuten bieten in gemeinsamen Praxisräumen (u. -einrichtung) u. ggf. mit gemeinsamem Personal ihre medizinischen Leistungen an, bleiben jedoch selbstständig und unabhängig voneinander (getrennte Patientenkarteien, getrennte Abrechnung); treten auch gegenüber ihren Patienten und der ▶ Kassenärztlichen Vereinigung (KV) selbstständig auf; vor allem eine Kostengemeinschaft; ▶ Gemeinschaftspraxis
Presbyakusis	Altersschwerhörigkeit
Presbyopie	Altersfehlsichtigkeit
primär (lat. = erst, anfangs)	1) zuerst; direkt; z. B. Primärprävention, 2) ohne (erkennbare) Ursache; z. B. primäre Hypertonie; Ggs. sekundäre Hypertonie
primär insulinabhängiger Diabetes mellitus	Typ-1-Diabetes; wegen der Inselzellzerstörung muss von Anfang an und lebenslang Insulin injiziert werden
primäre Gesundheitsversorgung	▶ **P**rimaray **H**ealth **C**are (PHC)
Primärharn	Harnvorstufe; wird durch Filterung des Blutes in den Nieren gebildet (ca. 150 L/24 h) ▶ Abb. S. 71

Begriff	Erklärung
Primärprävention/ primäre Prävention	Klassifizierung von Präventionsmaßnahmen nach dem Zeitpunkt; Zielgruppe: Gesunde, die gesamte Bevölkerung; erste Präventionsstufe: Verhinderung der Krankheitsentstehung, indem man Gesunde gesund erhält (z. B. durch Impfungen, Sport, gesunde Ernährung); ▸ Prävention; ▸ Präventionsmaßnahmen; ▸ Krankheitsprävention; Riskmanagement
Primärversorgung	erste medizinische Anlaufstellen für Menschen mit gesundheitlichen Problemen (vor allem niedergelassene Hausärzte und Frauenärzte); in anderen Gesundheitssystemen, z. B. in Skandinavien und Großbritannien (UK), sind auch entsprechend qualifizierte Teams von Pflegekräften und sozialen Berufen eigenständig in die Primärversorgung eingebunden
primary	primär, Primär-, hauptsächlich, vorrangig, wichtigste, grundlegend, anfänglich; bezieht sich z.B. auf die Basisversorgung, die lt. WHO in allen Ländern gegeben sein sollte

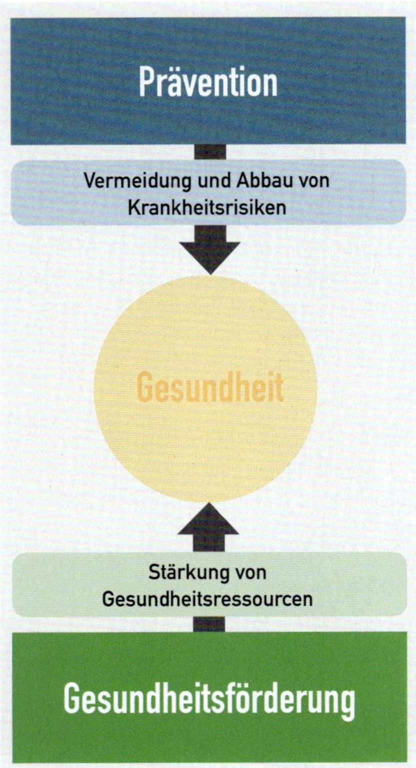

Prävention und Gesundheitsförderung – zwei Ansätze mit gemeinsamem Ziel

Begriff	Erklärung
Primary Health Care (PHC)	Konzept der ▸ primären Gesundheitsversorgung, das für den Einzelnen wie die Familien und die Gemeinde im Sinne von Eigenständigkeit und Selbstbestimmung zu erschwinglichen Kosten für Gemeinschaft und Land erreichbar ist (WHO-Deklaration von Alma-Ata); bildet die erste Kontaktebene mit dem nationalen Gesundheitssystem, das die Versorgung so nah wie möglich an die Lebenswelten der Menschen ansiedelt; Prinzipien der WHO zur Umsetzung von PHC: a) Orientierung an den großen Gesundheitsproblemen und Bedürfnissen der Bevölkerung, b) intensive Beteiligung der Bevölkerung an der Planung und Bereitstellung der gesundheitsbezogenen Leistungen, c) enge Integration der Bemühungen um Gesundheitssicherung in andere gesellschaftliche Aktivitäten wie Bildung, Umweltschutz, Hygiene und Wohnungsbau (gesundheitsfördernde Gesamtpolitik)
PRIND	**p**rolongiertes **r**eversibles **i**schämisches **n**eurologisches **D**efizit; Blutmangelkrankheit des Gehirns mit Symptomrückbildung ≤7 Tagen; ▸ TIA, ▸ Schlaganfall ▸ **Abb. S. 156**
Priorität	Vorrang; hoher (bzw. höchster) Stellenwert innerhalb einer Reihenfolge
probatorisch	zur Klärung einer Diagnose versuchsweise durchgeführt oder angewandt; z. B. probatorische Sitzung bei einem Psychotherapeuten, zur Klärung der Frage, ob eine Therapie angezeigt ist
Prodromalsymptom (Prodrom)	unspezifisches Vorläufersymptom einer Infektionskrankheit; z. B. Gliederschmerzen
produktiv	bzgl. Husten: schleim- bzw. sekretfördernd
Progesteron	Gelbkörperhormon ▸ **Abb. S. 112**
Progesteronphase (Gelbkörperphase; Sekretionsphase)	zweite Zyklusphase ab der Ovulation; der ehemalige Follikel bildet Gelbkörperhormon (Progesteron) ▸ **Abb. S. 112**
Prognose	Heilungsaussicht
Proktoskop	spekulumartiges Untersuchungsgerät zur Inspektion von Analkanal und Hämorrhoiden
Prolaps (griech. = Vorfall)	1) Bandscheibenvorfall, 2) Gebärmuttervorfall, 3) Mastdarmvorfall ▸ **Abb. S. 44**
Proliferationsphase (Follikelphase)	erste Zyklusphase, in der das Endometrium wächst (proliferiert) ▸ **Abb. S. 112**
Pronation	Einwärtsdrehung von Handfläche/Fußsohle; Ggs. Supination ▸ **Abb. S. 10**
Prophylaxe	Prävention; Vorbeugung; Schutzmaßnahmen

Begriff	Erklärung
Prostaglandinsynthesehemmer (NSAR; COX-Hemmer)	Arzneimittelgruppe gegen entzündungsbedingten Schmerz; z. B. Diclofenac, Ibuprofen, ASS
Prostaglandine	Botenstoffe, v. a. bei Entzündungen; Gewebshormone; steigern die Schmerzempfindlichkeit, Entzündungsreaktionen und die Körpertemperatur, haben wichtige physiologische Funktionen (z. B. Magenschutz). Durch medikamentöse Hemmung der Prostaglandinbildung wird einerseits eine Schmerzreduktion erreicht, andererseits ist aber auch mit Nebenwirkungen zu rechnen.
Prostata	Vorsteherdrüse des Mannes; exokrine Drüse; ihr Sekret bildet ca. 30 % des Spermavolumens ▸ Abb. S. 61
Prostataadenom	veraltet für ▸ benignes Prostatasyndrom
Prostatakarzinom	Krebs der Vorsteherdrüse
Protein (Eiweiß)	Nährstoffmolekül aus ≥ 100 Aminosäuren ▸ Abb. S. 12
Proteinurie	Eiweißausscheidung im Urin (> 150 mg/24 h)
Prothese	künstliches Körperteil; z. B. Beinprothese
Protonenpumpenblocker (PPI)	Medikamente zur Verminderung der Magensäurebildung; Kw. Säureblocker; z. B. Omeprazol, Pantoprazol
Protozoen (Ez. Protozoon, das)	tierische Einzeller; sog. Urtierchen; davon sind einige pathogen; z. B. ▸ Toxoplasma
proximal	zur Körpermitte (zum Rumpf) hin ▸ Abb. S. 16
Prozess	hier: sich über eine gewisse Zeit erstreckender Vorgang, bei dem etwas (allmählich) entsteht, sich herausbildet; z. B. Gesundheitsförderung
Prozessqualität	Beherrschung aller wichtigen Arbeitsabläufe, Koordination an Schnittstellen u. Dokumentation; bezieht sich im Zusammenhang mit Qualität in der Medizin auf alle Handlungen in der Versorgung von Patienten (z. B. in Diagnostik und Therapie); ▸ Strukturqualität; ▸ Ergebnisqualität; ▸ Qualitätsmanagement
PSA	**p**rostata**s**pezifisches **A**ntigen; Blutwert zur Früherkennung und Verlaufskontrolle des Prostatakarzinoms
Pseudokrupp (stenosierende Laryngitis)	akute virale Kehlkopfentzündung bei Kleinkindern mit Husten, ziehendem Atemgeräusch (Stridor) und ggf. Atemnot
PSG I	Erstes ▸ Pflegestärkungsgesetz
Psoriasis	Schuppenflechte
PSR	▸ **P**atellar**s**ehnen**r**eflex
Psyche	Gesamtheit des menschlichen Fühlens, Empfindens und Denkens; Seele; syn. Gemüt, Seelenleben, Innenleben

Schema für die Herz-Lungen-Wiederbelebung (HLW) Erwachsener

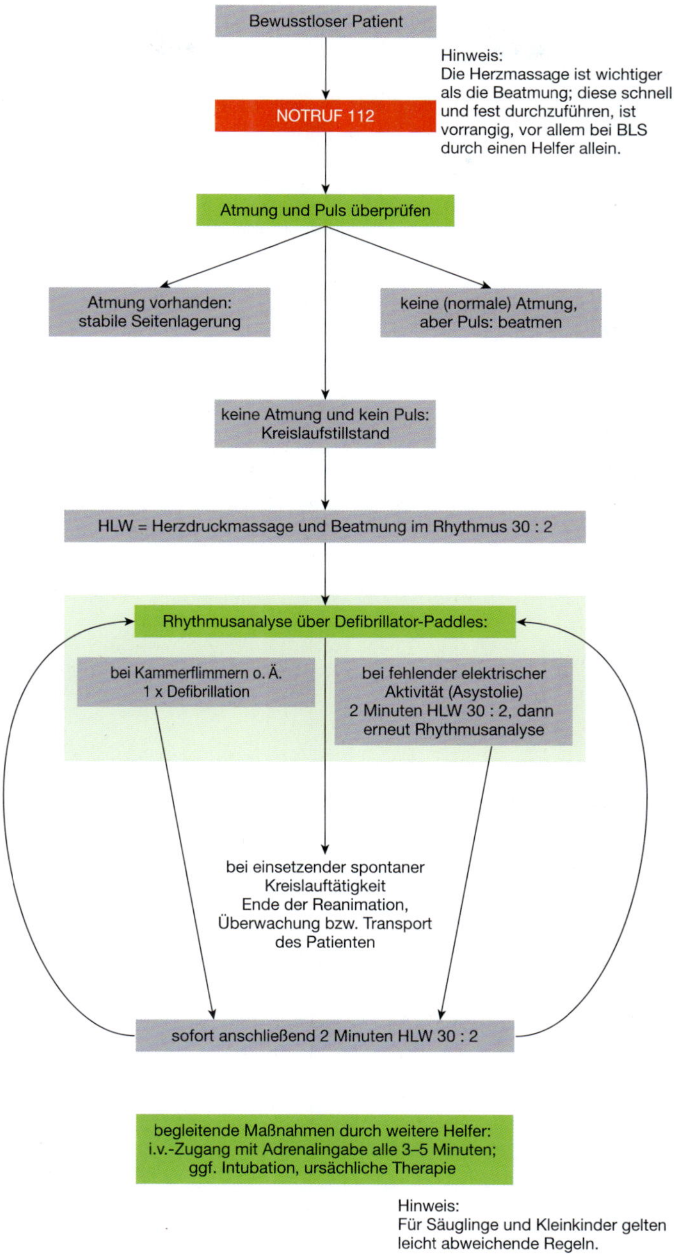

Begriff	Erklärung
Psychiater	Facharzt für Psychiatrie; spezialisiert auf seelische Erkrankungen und Störungen
psychisch	die Psyche betreffend; das Gemüt/die Seele betreffend; emotional, gefühlsmäßig, geistig, innerlich, nervlich, seelisch; ugs. aus dem Bauch; ▸ mental
psychische Gesundheit	Fähigkeit, klar u. zusammenhängend zu denken; betrifft den kognitiven Aspekt, den denkenden Teil der Seele; ▸ Dimensionen der G. ▸ Abb. S. 44
psychoaktiv	das seelische Erleben verändernd
Psychoanalyse	1) die Wissenschaft vom unbewussten Seelenleben des Menschen, 2) Methode zur Behandlung seelischer Störungen
psychogen (sprich „psychogehn")	seelisch bedingt bzw. verursacht
Psychose	Krankheit des seelisch-geistigen Erlebens, oft mit Wahn; Adj. psychotisch ▸ Schizophrenie, Neuroleptika
Psychosomatik	Lehre von den Wechselbeziehungen zwischen Seele und Körper; Adj. psychosomatisch
psychosozial	Wechselwirkungen zwischen der persönlichen Wahrnehmung u. dem seelischen Erleben u. dem Verhalten gegenüber anderen Menschen bzw. der Gesellschaft

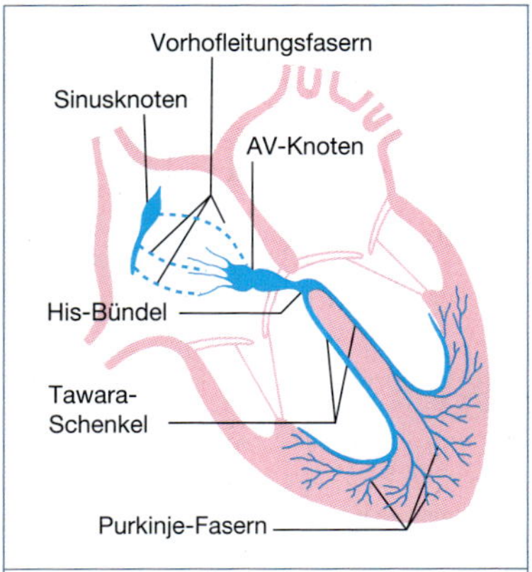

Das Reizleitungssystem des Herzens

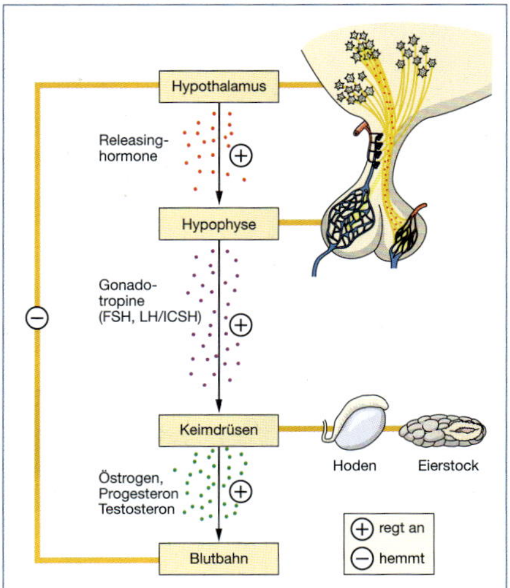

Die Steuerung des Hormonsystems

Begriff	Erklärung
Psychotherapeut	die Psychotherapie anwendender Arzt oder Psychologe; je nach Ausbildung: a) Psychologischer Psychotherapeut (Diplom-Psychologe, der eine zusätzliche psychotherapeutische Ausbildung absolviert hat) oder b) Ärztlicher Psychotherapeut (mit abgeschlossenem Medizinstudium u. Zusatzqualifikation „Psychotherapie" oder „Psychoanalyse"; darf Medikamente verschreiben) oder c) Kinder- und Jugendlichenpsychotherapeut (Pädagoge oder Psychologe mit spezieller Ausbildung für die Therapie von Kindern und Jugendlichen)
PTA	**P**harmazeutisch-**t**echnische **A**ssistentin/ Pharmazeutisch-technischer Assistent
Public Health	1) hier: „Öffentliche Gesundheit"; Wissenschaft u. die Praxis der Gesundheitsförderung u. der Systemgestaltung im Gesundheitswesen; Fachgebiet der Gesundheitswissenschaften, welches problembezogen u. multidisziplinär arbeitet u. die Gesamheit aller sozialen, politischen u. organisatorischen Anstrengungen umfasst, die auf die Verbesserung der Gesundheit von Gruppen oder ganzer Bevölkerungen zielen; zugehörig sind alle organisierten, multidisziplinären u. multiprofessionellen Ansätze in Prävention, Gesundheitsförderung, Krankheitsverhütung, Krankheitsbewältigung, Rehabilitation, Pflege; Schwerpunkt: Systemforschung im Gesundheitswesen; ▸ Gesundheitswissenschaften, 2) USA: Wissenschaft, die darauf abzielt, Krankheiten zu verhüten u. Lebensverlängerung zu erreichen
Puerperium	▸ Wochenbett
Pulmonalarterie (A. pulmonalis)	Lungenarterie; beginnt mit der Pulmonalklappe im rechten Ventrikel ▸ **Abb. S. 77**
Pulmonalklappe	Taschenklappe in der Pulmonalarterie ▸ **Abb. S. 77**
Pulsfrequenz	Zahl der Pulswellen pro Minute
Puls (lat. pulsus = Stoß, Schlag)	durch Muskelkontraktion des Herzmuskels ausgelöste tastbare Druckwelle
Punktion (Verb punktieren)	Einstich; z. B. durch die Haut in ein Blutgefäß oder eine Körperhöhle
Purkinje-Fasern (nach J. Purkinje)	kleinste Fasern im Reizleitungssystem des Herzens; erregen das Ventrikelmyokard ▸ **Abb. S. 144**
PUVA (**P**soralen plus **UV-A**-Strahlen)	Kombinationstherapie; z. B. bei Psoriasis; Psoralene sind spezielle Arzneistoffe, die die Lichtwirkung verstärken
Pyelonephritis	Nierenbeckenentzündung ▸ **Abb. S. 71**
Pylorus	Magenpförtner; Schließmuskel am Magenausgang ▸ **Abb. S. 78**

Begriff	Erklärung
QEP (**Q**ualität und **E**ntwicklung in **P**raxen)	Qualitätsmanagementsystem von KV u. KBV für vertragsärztliche u. psychotherapeutische Praxen; Musterhandbuch
Quadrant	Viertel der Brustdrüse; wichtig zur Befunddokumentation in der Mammadiagnostik 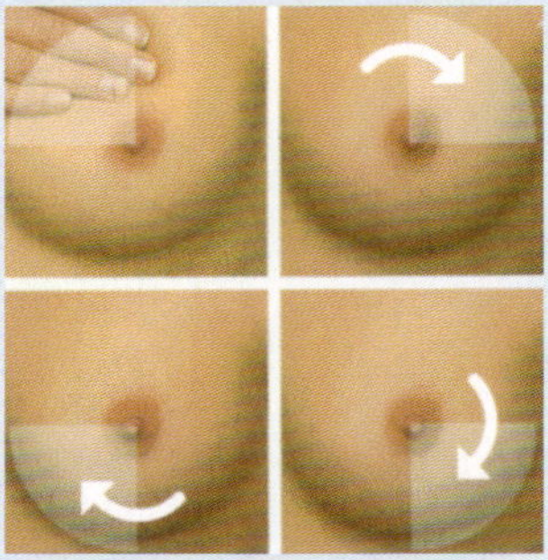 *Schema für die Selbstuntersuchung der Mamma*
Qualitätsentwicklung	Förderung von strukturellen Bedingungen, Prozessen und Konzeptionen, die zur Entwicklung von Qualität notwendig sind; Q. impliziert also eine gezielte, schrittweise Entwicklung zu mehr Qualität (kontinuierliche Qualitätsverbesserung)
Qualitätsmanagement (QM)	Management = Führung; Gesamtheit aller qualitätsbezogenen Aktivitäten einer Organisation der ► Qualitätssicherung und ► Qualitätsentwicklung; beinhaltet a) Qualitätspolitik, das Setzen von Zielen, b) das Schaffen struktureller Voraussetzungen zum Erreichen der Ziele, c) zielorientierte Prozesssteuerung, d) die Prüfung des Zielerreichungsgrades, also Qualitätssicherung, und e) datengestützte Informationen über Schwachstellen u. Entwicklungspotenziale an die Prozess- und Produktverantwortlichen als Grundlage von Qualitätsentwicklung; erfordert eine institutionelle Verankerung (Qualitätsmanagementsystem) u. die Bereitstellung hinreichender Mittel, um diesen Gesamtprozess kontinuierlich durchzuführen; z. B. im Gesundheitswesen: ► Strukturqualität, ► Prozessqualität, ► Ergebnisqualität
Qualitätssicherung	Sicherstellung eines angestrebten und durch den Einsatz geeigneter Mittel herstellbaren Qualitätsniveaus von Produkten, Prozessen oder Dienstleistungen

Begriff	Erklärung
Qualitätsziele in Prävention u. Gesundheitsförderung	Steigerung der gesundheitsförderlichen Wirkungen von Interventionsmaßnahmen und – als Folge – des gesundheitsbezogenen Nutzens (Effektivität) für die jeweiligen Zielgruppen bei Vermeidung unnötiger Kosten (Effizienz); relevant für das Erreichen der Qualitätsziele sind: a) die vorhandenen materiellen und personellen Ressourcen (Strukturqualität), b) die zielgruppengerechte Nutzung wissenschaftlicher Evidenzen für die Wirksamkeit des gewählten Interventionsansatzes (Konzeptqualität), c) die gelingende Anpassung des Interventionsansatzes an die konkreten Umfeldbedingungen (Planungsqualität), d) die Güte der Durchführung und Verlaufssteuerung (Prozessqualität), e) die Überprüfung der Wirksamkeit (Ergebnisqualität) sowie f) die Rückkopplung und Nutzung des gewonnenen Wissens – als Voraussetzung für eine Steigerung der Wirksamkeit; ▸ QM
qualitativer Nachweis	Testmethode, die das Vorhandensein eines Stoffes nachweist: Ja/Nein bzw. +/–; z. B. beim Schwangerschaftstest; Ggs. ▸ quantitativer Nachweis
quantitativer Nachweis	Testmethode mit genauer Mengenangabe; z. B. die Kreatininausscheidung in mg/24 h; ▸ qualitativer Nachweis; ▸ semiquantitativ
Querschnittslähmung	Aufhebung oder Störung von Nervenfunktionen durch Rückenmarkschaden
Querschnittstudie	eine einmalig durchgeführte Untersuchung einer ▸ Stichprobe, um eine gesellschaftliche „Momentaufnahme" von derzeit gültigen Fakten, Meinungen o. Verhaltensweisen zu erhalten
Quotient	Verhältnis; z. B. ▸ LDL:HDL Quotient

Rachitis	Vitamin-D-Mangelerkrankung bei Kindern; ▸ Osteomalazie
radial (lat. radialis)	zur Speiche bzw. zum Daumen hin ▸ **Abb. S. 16**
Radiologie	medizinische Fachrichtung, die Strahlen diagnostisch nutzt; ▸ Nuklearmedizin
Radius	Speiche (Unterarmknochen) ▸ **Abb. S. 162**
Radiusfraktur, distale	typischer Speichenbruch; häufigste Fraktur des Menschen (25 % aller Frakturen) 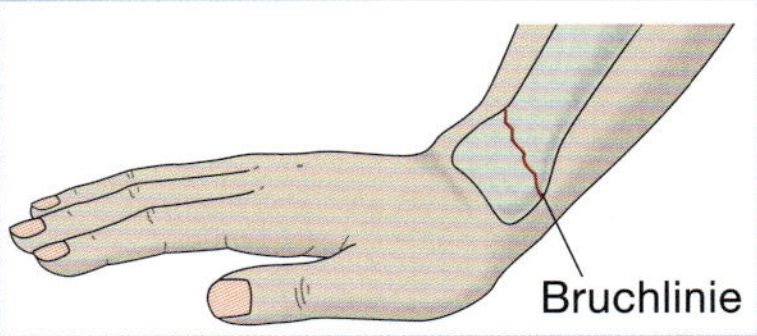
Reaktion (Adj. reaktiv)	Antwort auf einen Reiz
realistisch	wirklichkeitsnah, lebensecht; Ggs. ▸ idealistisch

Begriff	Erklärung
Reanimation	Wiederbelebung; 1) Basismaßnahmen (BLS): Freimachen der Atemwege, Beatmung, Herzdruckmassage, 2) erweiterte Maßnahmen (ALS) mit Medikamenten und/oder Geräten ▶ **Abb. S. 143**
Reduktionsdiät	kalorienarme Diät zur Gewichtsabnahme
reflektorisch	reflexartig; durch unbewusste Reaktion
Reflex	unwillkürliche, regelhaft ablaufende Antwort auf einen Reiz; z. B. ▶ Muskeleigenreflex
Reflexion/Selbstreflexion	lat. „reflexio" = Rückstrahlung; Nachdenken über sich; auf sich selbst bezogenes Denken
Reflux	pathol. Rückfluss; 1) von Urin in den Ureter, 2) von Magensäure in die Speiseröhre (gastroösophagealer Reflux)
Refluxkrankheit	durch gastroösophagealen Reflux bedingte Beschwerden; z. B. Sodbrennen, Ösophagitis
Refluxösophagitis	Speiseröhrenentzündung durch Reflux von Magensäure; Risiko: ▶ Barrett-Ösophagus
refraktär	1) nicht erneut erregbar; ▶ Refraktärzeit, 2) ▶ therapierefraktär
Refraktärzeit	Erholungszeit des Herzmuskels nach einer Herzaktion; während dieser Zeit ist er nicht erregbar ▶ Nervenzelle
Refraktion	Brechkraft (des Auges)
Refraktometrie	Brechkraftmessung (am Auge)
Regeneration	Heilung; Erholung
regulieren	regeln, ordnen, einstellen
Rehabilitation (Kw. Reha; tertiäre Prävention)	Wiedereingliederung; Gesundheitliche Versorgung mit dem Ziel, die Patienten bei der Wiedererlangung oder dem Erhalt körperlicher, beruflicher oder sozialer Fähigkeiten zu unterstützen oder Beeinträchtigungen und Einschränkungen abzuwenden, die sich als bleibende Folge von chronischen Erkrankungen oder Unfällen einstellen; Unterscheidung: 1) Leistungen zur medizinischen R. mit dem Ziel, möglichen Behinderungen oder möglicher Pflegebedürftigkeit vorzubeugen, sie zu beseitigen oder Verschlechterungen zu verhüten, 2) Leistungen zur beruflichen R., die eine Eingliederung der Patienten in das Arbeitsleben fördern, 3. Leistungen zur sozialen R., welche die Teilhabe am Leben in der Gemeinschaft fördern; sie zielen auf die Bewältigung der alltäglichen Anforderungen und der Wiedereingliederung in das soziale Umfeld der Patienten; ist Aufgabe der verschiedenen Sozialversicherungsträger (gesetzliche Kranken-, Renten- und Unfallversicherung); ▶ Nachsorge

Begriff	Erklärung
Reizdarmsyndrom (engl. Irritable Bowel Syndrome; IBS)	Erkrankung mit funktionellen Störungen des Darms ohne nachweisbaren pathol. Organbefund; Urs. ► psychosomatisch
Reizleitungssystem (Erregungsleitungssystem)	spezialisierte Herzmuskelanteile, die Stromimpulse erzeugen und weiterleiten, damit die Herzmuskulatur geregelt arbeitet; Reizleitungsfolge: Sinusknoten, Vorhofbahnen, AV-Knoten, His-Bündel, Tawara-Schenkel, Purkinje-Fasern ► Abb. S. 144
Rekonvaleszenz	Gesundungsphase nach Krankheit
rektal	das Rektum betreffend; z. B. rektale = peranale Arzneimittelapplikation ► Abb. S. 108
Rektosigmoidoskopie	Endoskopie des Enddarms (Rektum und Sigmoid)
Rektum (Rectum)	Mastdarm ► Abb. S. 62
Relatives Risiko (RR)	Begriff der deskriptiven Statistik, der ausdrückt, um welchen Faktor sich ein Risiko (beispielsweise für eine Erkrankung) in zwei Gruppen unterscheidet; stellt das Verhältnis der Wahrscheinlichkeiten für ein Ereignis/Merkmal dar; errechnet sich aus Quotienten dieser beiden Wahrscheinlichkeiten und ermöglicht Aussagen über die Stärke der Assoziation zwischen ► Exposition und ► Krankheit und ist gut geeignet für Studien zu Krankheitsursachen; nur errechenbar, wenn die Wahrscheinlichkeiten zufällig sind; berechnet wird z. B. das Verhältnis des Risikos unter ► Exposition, zu erkranken, und des Risikos unter Nicht-Exposition, zu erkranken; ► Odds Ratio
Releasinghormone (engl. = Freisetzungshormone)	Steuerungshormone des Hypothalamus, die die Hypophyse anregen, hormonbildende Drüsen zu aktivieren; z. B. TRH, LH-RH ► Abb. S. 144
Relevanz	Bedeutsamkeit, Wichtigkeit; Adj.: relevant: bedeutsam, wichtig, erheblich
Reliabilität	Zuverlässigkeit eines wissenschaftlichen Versuchs, Tests bzw. Wiederholbarkeit einer Messung
Ren (Nephros)	Niere ► Abb. S. 121
renal	die Niere(n) betreffend
Rendezvoussystem	Rettungssystem mit Treffen des Rettungstransportwagens (RTW) und Notarzteinsatzfahrzeugs (NEF) am Unfallort
Reposition (Verb reponieren)	Einrenken bzw. Wiedereinrichten 1) luxierter Knochen in die Gelenkpfanne, 2) dislozierter Knochenfragmente nach Frakturen

A B C D E F G H I J K L M N O P Q R S T U V W X Y Z

Begriff	Erklärung
repräsentativ	1) typisch für etwas, eine Gruppe o. Ä.; das Wesen, die spezifische Eigenart der gesamten Erscheinung, Richtung ausdrückend, 2) verschiedene (Interessen-)Gruppen in ihrer Besonderheit, typischen Zusammensetzung berücksichtigend, 3) in seiner Art, Anlage, Ausstattung wirkungs-, eindrucksvoll; der Repräsentation dienend; syn. charakteristisch, in Vertretung, kennzeichnend, stellvertretend, typisch, signifikant
Resilienz	lat. reslire = zurückspringen, abprallen; engl. resilience = Spannkraft, Strapazierfähigkeit; psychische Widerstandsfähigkeit; die Fähigkeit, Krisen durch Rückgriff auf persönliche und sozial vermittelte Ressourcen zu meistern und als Anlass für Entwicklungen zu nutzen (eher Problemlösung anstatt Problemfixierung); variable Kapazität, die sich über die Zeit im Kontext der Mensch-Umwelt-Interaktion entwickelt; ▸ Coping; ▸ Ggs. Vulnerabilität
resistent	(für ein Antibiotikum) unempfindlich
Resistenz	Widerstandskraft; 1) angeborene körpereigene Abwehr, 2) tastbarer Widerstand bei Palpation; z. B. des Abdomens, 3) bakterielle Widerstandskraft gegen Antibiotika 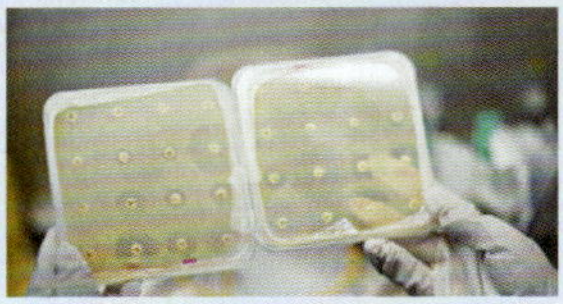 *Antibiogramm = Resistenzprüfung*
Resistogramm	▸ Antibiogramm ▸ Abb. oben
resorbierbar	bzgl. Nahtmaterialien: löst sich im Körper auf
Resorption (Verb resorbieren)	Stoffaufnahme oder -wiederaufnahme ins Blut; z. B. im Darm; Ggs. Sekretion
Respiration	(äußere) Atmung; besteht aus Einatmen (Inspiration) und Ausatmen (Exspiration)
respiratorisch	Atem-; Atmungs-; die Atmung betreffend
Ressourcen	(natürlich) vorhandener Bestand von etwas; hier: Faktoren, die zur Bewältigung alltäglicher u. besonderer Anforderungen oder Lebensaufgaben (z. B. Probleme u. belastende Situationen) zur Verfügung stehen; materielle u. immaterielle Güter u. Werte, die einzelne Personen, Unternehmen, Teams, Arbeitsgruppen und komplexe Systeme zur Handlung befähigen; Einteilung: 1. körperliche R., 2. personale R., 3. gesundheitsförderliche Verhaltensweisen, 4. soziostrukturelle Rahmenbedingungen, 5. ökologische Lebensbedingungen; syn. Hilfsmittel, Reserven; ▸ Ggs. Risikofaktoren
Ressourcen-aktivierung	Mittel oder Fähigkeiten in Gang bringen; ▸ Ressourcen-orientierung

Begriff	Erklärung
Ressourcen-orientierung	Grundhaltung, die sich an Stärken u. Kompetenzen des Menschen orientiert; in der Psychotherapie u. i. d. (Sozial-) Pädagogik: Zugang, bei welchem im therapeutischen oder beratenden oder auch im erzieherischen Rahmen versucht wird, die Fähigkeiten bzw. Ressourcen des Klienten und/oder des Familien- bzw. Herkunftssystems zu finden und diese therapeutisch, auch im Sinne einer optimierten Erziehung, nutzbar zu machen; i. d. Pflege; Ggs. ▸ Defizitorientierung
Restharn	nach Miktion in der Blase verbleibender Harn
Retinopathie	Erkrankung der Augennetzhaut durch 1) diabetische Mikroangiopathie, 2) Hypertonie, 3) seltene, z. B. genetische Ursachen ▸ Abb. S. 109
retrograd	rückwärts; zurückgerichtet
retrospektiv	rückblickend, zurückblickend, im Nachhinein, hinterher
reversibel	umkehrbar; rückbildungsfähig; Ggs. irreversibel
Rezeptor	Empfangsmolekül, das bei Kontakt mit einem bestimmten Stoff (Hormon, Botenstoff) reagiert und die Information weiterleitet
Rezidiv	Rückfall; erneutes Auftreten
rezidivierend (rez.)	immer wieder auftretend; wiederkehrend
RF	1) ▸ **R**isiko**f**aktor, 2) ▸ **R**heuma**f**aktor
Rhesusfaktor	Erythrozyten-Antigen D; Rhesusantigen
Rhesus-negativ (Rh-)	Erythrozyten ohne Antigen D (Rhesus-Ag)
Rhesus-positiv (Rh+)	Bezeichnung für Erythrozyten mit Antigen D
Rhesus-Unverträglichkeit (Rhesus-Inkompatibilität)	Hämolyse beim Rh-pos. Fetus, dessen Rh-neg. Mutter Antikörper gegen D hat; diese Antikörper zerstören kindliche Erythrozyten
Merke: Mutter Rh-, Vater Rh+, Kind Rh+ => Rhesus-Unverträglichkeit ab der 2. Schwangerschaft, falls keine ▸ Anti-D-Prophylaxe erfolgt	
Rheuma, das (Rheumatismus, der; Adj. rheumatisch)	entzündliche, schmerzhafte Autoimmunkrankheiten des Bewegungsapparates; ▸ PcP
rheumatoid	rheumaartig; rheumaähnlich
Rheumatologe	Rheumaspezialist (Internist, Orthopäde oder Pädiater)
Rheumatologie	Lehre bzw. Heilkunde der entzündlichen Krankheiten des Bewegungsapparates
Rhythmustod	plötzlicher Herztod; tödliches Herzversagen durch unbehandeltes Kammerflimmern

Begriff	Erklärung
Risikofaktoren	gesundheitsschädigender Umstand, der das Risiko einer Erkrankung erhöht; z. B. ist Rauchen ein Risikofaktor einen Herzinfarkt zu erleiden; alle empirisch im Bevölkerungsmaßstab gesicherten Vorläufer und Prädiktoren von organischen und psychosomatischen Krankheiten, psychischen oder Entwicklungsstörungen; geben Auskunft über eine potenzielle, sich direkt oder indirekt und in der Regel erst mit zeitlicher Verzögerung manifestierende Gefährdung der Gesundheit, der Entwicklung oder der sozialen und kulturellen Integration bzw. Inklusion; erhöhte Wahrscheinlichkeit, eine bestimmte Krankheit zu erwerben, einen bestimmten Gesundheitsschaden vorzeitig zu erleiden, eine definierte Selbst-, Interaktions- oder Entwicklungsstörung auszuprägen, Lebensqualität zu verlieren oder vorzeitig zu versterben; Faktoren, die ein besonderes Risiko für etwas darstellen; sind nicht gleichzusetzen mit Ursachen oder Kausalitäten; Ggs. ► Ressourcen, ► Resilienz
Risikofaktorenmodell	Erklärungsmodell u. Interventionsgrundlage in ► Prävention u. ► Gesundheitserziehung; trifft Aussagen über Wahrscheinlichkeitsbeziehungen (hinsichtlich der Wirkung von Risikofaktoren) in Bevölkerungsgruppen oder der Gesamtbevölkerung
Risikoschwangerschaft	Schwangerschaft mit erhöhter Komplikationsgefahr; z. B. wegen Diabetes mellitus
Risikoverhalten	Verhaltensweisen oder Gewohnheiten, die wissenschaftlich belegt die Wahrscheinlichkeit erhöhen, eine spezifische Krankheit zu entwickeln; ► illness behavior; Ggs. health behavior, ► Gesundheitsverhalten
Riskmanagement	► Primärprävention
RKI (**R**obert **K**och-**I**nstitut)	wissenschaftlich-medizinische Institution der Bundesregierung zur Bekämpfung von Infektionskrankheiten u. der Analyse gesundheitlicher Trends in der Bevölkerung; ► www.rki.de
RLS (**R**estless-**L**egs-**S**yndrom)	Syndrom der unruhigen Beine; neurologische Störung u. a. mit nächtlichen Schmerzen und Bewegungsdrang der Beine
RNS (engl. RNA)	**R**ibo**n**ukleinsäure; Erbsubstanz
Robert Koch-Institut (RKI)	► RKI
Röntgen (engl. X-Ray; sprich „Ex-Ray")	Diagnostikmethode, die die von C. Röntgen entdeckten energiereichen Strahlen nutzt
Röteln (Rubeola)	Viruskrankheit mit Exanthem (Hautausschlag)

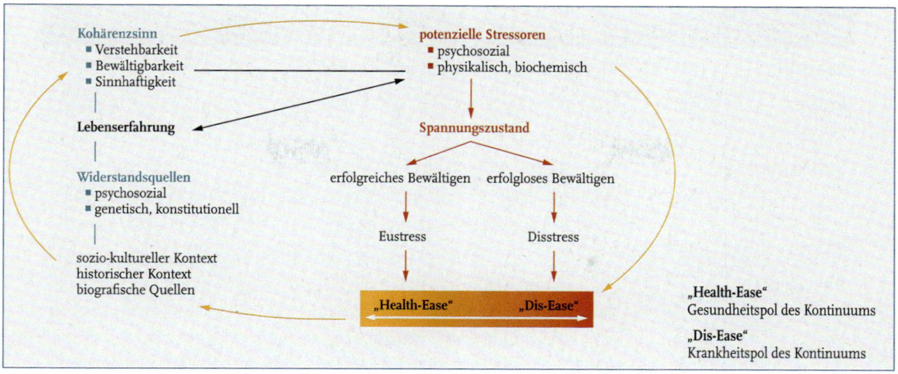

Das Modell der Salutogenese von Aaron Antonovsky 1979 (vereinfachte Darstellung)

Begriff	Erklärung
Rötelnembryopathie	Syndrom durch Rötelninfektion des Embryos; umfasst Herz-, Gehirn- und Augendefekte
Rp. (lat. **r**eci**p**e = nimm)	traditionelle Einleitung von Rezepten; ursprünglich Hinweis an den Apotheker
RR (nach S. **R**iva-**R**occi; sprich „Riwa-Rotschi")	Kw. für Blutdruck; die Messung nach Riva-Rocci erfolgt mit Armmanschette, Manometer und Stethoskop; ▸ Korotkow-Töne
RTW	**R**ettungs**t**ransport**w**agen; Rettungswagen
Rubeola	▸ Röteln
Rückenmarknerv (Spinalnerv)	Nerv, der durch ein Zwischenwirbelloch aus dem Rückenmark austritt und einen streifenförmigen Körperbereich versorgt ▸ **Abb. S. 44**
Ruhepuls	Pulsfrequenz in Ruhe bei Raumtemperatur; Normbereich für Erwachsene: 60–80/min
Ruptur	Zerreißen; Riss; z. B. ▸ Aneurysmaruptur

Saccharid (Zucker)	Kohlenhydrat; nach Menge der Einzelmoleküle: 1) Monosaccharid (Einfachzucker), 2) Disaccharid (Doppelzucker), 3) Polysaccharid (Mehrfach-/Vielfachzucker) ▸ **Abb. S. 154**
Sachleistungsprinzip	Prinzip, nach dem gesetzlich Krankenversicherte Anspruch darauf haben, beim Arzt und Zahnarzt kostenfrei behandelt zu werden sowie verordnete Arznei-, Heil- und Hilfsmittel ausgehändigt zu bekommen, ohne sie bezahlen zu müssen (gesetzlich erlaubt sind allerdings Zuzahlungen); ▸ Kostenerstattungsprinzip
Sagittalachse	von dorsal nach ventral bzw. umgekehrt verlaufende Achse
Sagittalebene	längs durch den Körper verlaufende Ebene

Begriff	Erklärung
säkular	weltlich, von der Religion losgelöst
Salbe	fettreiche Zubereitung zur Hautbehandlung; Wasser-in-Öl-Emulsion; ▸ Creme
Salutogenese	von lat. „salus" = heil, gesund, gr. „genese" = Ursprung, Entstehung, Beginn; Entstehung von Gesundheit; ▸ salutogenetisches Modell; ▸ Pathogenese ▸ **Abb. unten**
salutogenetische Perspektive	fragt danach, unter welchen persönlichen Voraussetzungen und unter welchen sozial-ökologischen Rahmenbedingungen Menschen trotz einer Vielzahl von krankheitserregenden Risikokonstellationen oder psychosozialen Belastungen oder kritischer Lebensereignisse gesund bleiben; gesundheitsbezogene und nicht krankheitsbezogene Perspektive; ▸ biomedizinische Perspektive; ▸ pathogenetische Perspektive
salutogenetisches Modell/Salutogenesemodell	Modell der ▸ Salutogenese
Samenleiter (Ductus deferens)	schlauchförmiges Hohlorgan zwischen Nebenhoden und Urethra ▸ **Abb. S. 61**
Sarkom, das	maligner Tumor des Binde-, Fett-, Knochen- oder Muskelgewebes; ▸ Karzinom

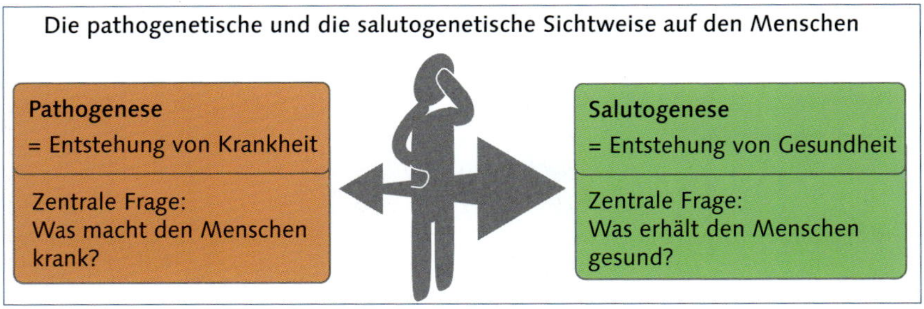
Die pathogenetische und die salutogenetische Sichtweise auf den Menschen
Pathogenese
= Entstehung von Krankheit
Zentrale Frage: Was macht den Menschen krank?
Salutogenese
= Entstehung von Gesundheit
Zentrale Frage: Was erhält den Menschen gesund?

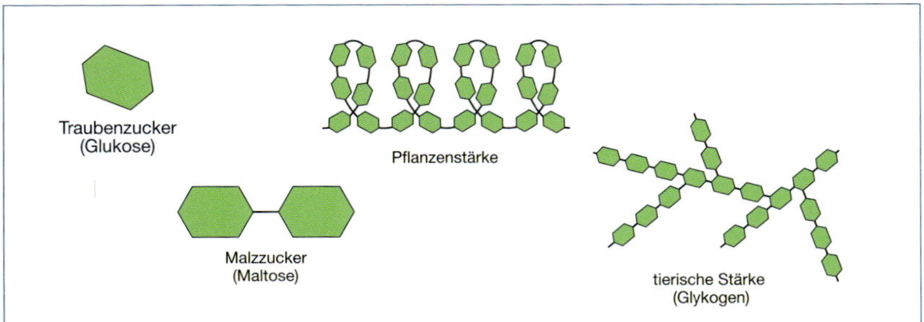

Saccharide: Einfach-, Doppel- und Vielfachzucker

Begriff	Erklärung
SAR-Modell	**S**ystemisches **A**nforderungs-**R**essourcen-Modell in der Gesundheitsförderung: Gesundheit und Krankheit (bzw. die Position eines Individuums auf dem G-K-K) werden aus systemischer bzw. ökologischer Perspektive als Resultat von Anpassungs- und Regulationsprozessen zwischen einem Individuum und seiner Umwelt konzipiert; ► salutogenetisches Modell
SARS (**s**evere **a**cute **r**espiratory **s**yndrome)	viral bedingte, akute, schwere, fieberhafte Atemwegsinfektion
SAS (OSAS)	► **S**chlaf**a**pnoe**s**yndrom, obstruktives
Säure-Basen-Haushalt	Regelvorgänge, die den pH-Wert im Körper konstant halten
Säureblocker	Kw. für ► Protonenpumpenblocker (PPI)
Säureschutzmantel	dünner, leicht saurer Fett-Feuchtigkeits-Film der Epidermis; schützt vor Infektionen
Schädel-Hirn-Trauma (SHT)	Verletzung von Schädel und Gehirn; Schweregrade: 1) Grad I = Commotio cerebri = Gehirnerschütterung (ohne nachweisbare Gewebsverletzung), 2) Grad II = Contusio cerebri = Gehirnprellung (mit nachweisbarer Verletzung), 3) Grad III = Compressio cerebri = Gehirnquetschung (nachweisbare Schäden und ggf. offene Schädelverletzung)
Scharlach (Scarlatina)	Streptokokkenangina mit typ. Exanthem 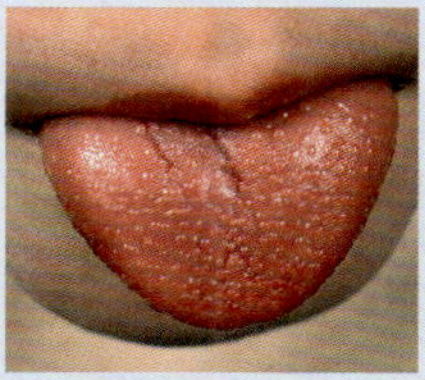 *Himbeerzunge bei Scharlach*
Schizophrenie	mit Denkstörungen, Halluzinationen u. Wahn einhergehende schwere geistig-seelische Störung (Psychose)
Schlafapnoesyndrom (SAS)	Atempausen im Schlaf, v. a. bei Adipositas; führt u. a. zu Tagesmüdigkeit und Hypertonie
Schlaganfall (Apoplex; zerebraler bzw. apoplektischer Insult; Hirninsult; Stroke)	Gehirnschlag; durch arteriosklerotischen Gefäßverschluss oder Gefäßriss (und folgende Blutung ins Gehirn) bedingte bleibende Hirnschädigung mit Funktionsausfällen; z. B. Lähmung; ► TIA, ► PRIND ► Abb. S. 156
Schleudertrauma	► HWS-Schleudertrauma
Schlüsselkonzepte	Konzepte, die den Gegenstandsbereich einer Wissenschaft definieren; z. B. sind die vier Sch. der Pflegewissenschaft: Gesundheit, Person, Umwelt u. pflegerisches Handeln
Schlüsselloch-chirurgie (minimal-invasive Chirurgie)	chir. Technik, bei der die Instrumente durch kleine Hautschnitte eingeführt werden; z. B. laparoskopische Operationen

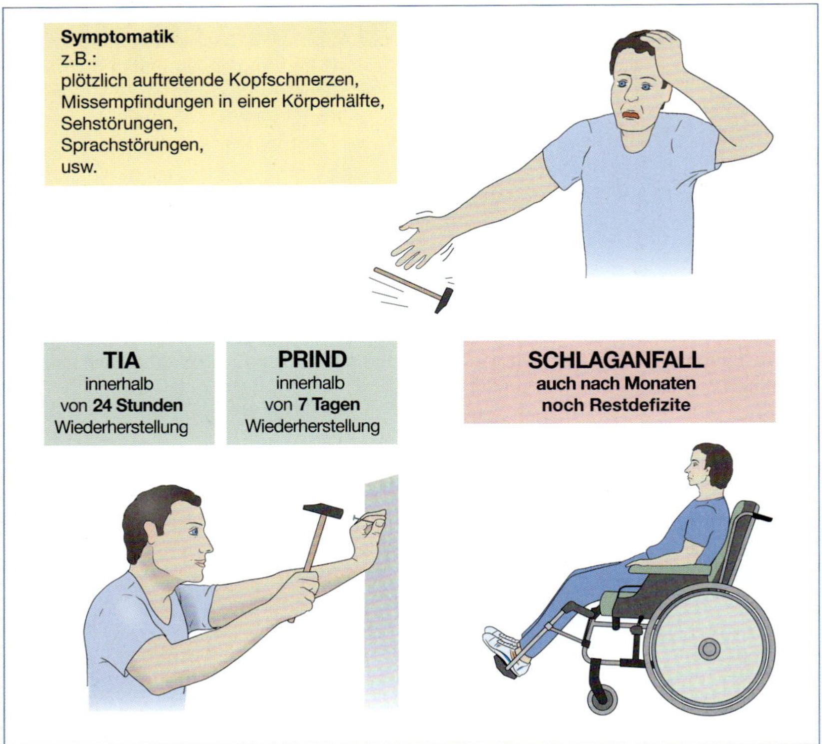

Der Schlaganfall (zerebraler Insult; Apoplex) und seine Vorstufen

Schockindex = Pulsfrequenz (/min) : systolischen Blutdruck (mmHg)		
Berechnung des Schockindex	**Bewertung**	**Ursache, z. B. bei Herzversagen oder Blutverlust**
Wert: 0,5 z. B. Puls 60/min, syst. RR 120 mmHg	normal	geringe Herzschwäche/geringer Blutverlust von ca. 10 %
Wert: 1 z. B. Puls 100/min, syst. RR 100 mmHg	drohender Schock	deutliche Herzschwäche/Blutverlust von ca. 25 %
Wert: 1,5 z. B. Puls 120/min, syst. RR 80 mmHg	ausgeprägter Schock	schwere Herzschwäche/Blutverlust von ca. 50 %

Begriff	Erklärung
Schock (Kreislaufschock)	schwerste Kreislaufstörung mit gestörter Kapillardurchblutung; unbehandelt tödlich

Begriff	Erklärung
Schockindex	Diagnostikschema zur Schockerkennung und -beurteilung: Quotient aus Pulsfrequenz (pro min) und Blutdruck (mmHg); gibt Auskunft über Volumenmangel in der Blutbahn; normal 0,5; ab 1 drohender Schock; ab 1,5 ausgeprägter Schock ▸ **Tab. S. 156**
Schrumpfniere	narbige Umwandlung und Funktionsverlust des Nierengewebes durch Pyelonephritiden
schulische Gesundheitsförderung	Gf., die alle Mitglieder einer Schulgemeinschaft dazu befähigen will, verantwortungsbewusst mit ihrer eigenen und mit der Gesundheit der Mitmenschen umzugehen
Schutzfaktoren	▸ (generalisierte) Widerstandsressourcen; Gesundheitsfaktoren; Protektivfaktoren
Schwannsche Zelle (Schwann-Zelle; nach F. Schwann)	Markscheidenzelle; Isolierschicht am Axon ermöglicht schnelle elektrische Reizleitung in Nervenzellen; ▸ Multiple Sklerose ▸ **Abb. S. 121**
Screening	Reihenuntersuchung an symptomfreien Angehörigen von Risikogruppen zur Früherkennung von Krankheiten; z. B. Mammografiescreening
Screening(-verfahren)	engl. „to screen" = prüfen, auswählen; an einer großen Anzahl von Objekten oder Personen in der gleichen Weise durchgeführte Untersuchung (z. B. Röntgenreihenuntersuchung, ▸ Mammografie)
seborrhoische Dermatitis	schuppende Entzündung in talgdrüsenreichen Hautgebieten mit Pilzinfektion
seborrhoische Keratose	Alterswarze; alterstypische benigne, nicht infektiöse Gewebswucherung 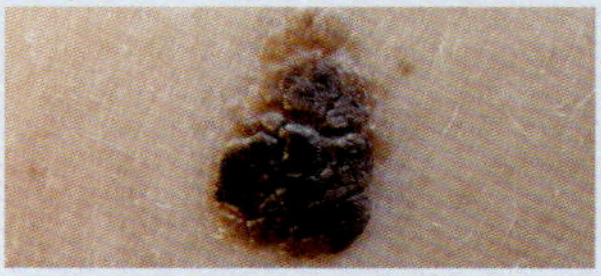
Sebostase, die	Mangel an Hautfett; sog. trockene Haut
Sectio (Kw. für Sectio caesarea; Kaiserschnitt)	operative Entbindung mit chirurgischer Öffnung von Bauchwand und Uterus; sog. Schnittentbindung
sedieren	Beruhigen oder Ruhigstellen eines Pat. durch Medikamente
Sediment (Kw. für Harnsediment)	Bodensatz zentrifugierten Urins, der feste Bestandteile, Zellen, Kristalle usw. enthält
seelische Gesundheit	Fähigkeit, persönlichen Frieden zu erreichen u. mit sich selbst im Reinen zu sein; bedeutet tragfähige Werte zu besitzen u. nach einer inneren, persönlichen Wahrheit zu leben (z. B. verbunden mit Überzeugungen, Prinzipien oder Glaube); ▸ Dimensionen der G. ▸ **Abb. S. 44**
Sekret	Absonderung einer Drüse bzw. Schleimhaut
Sekretionsphase (Gelbkörperphase)	zweite Zyklusphase, in der das Endometrium drüsenartig wird ▸ **Abb. S. 112**

A B C D E F G H I J K L M N O P Q R S T U V W X Y Z

Begriff	Erklärung
Sektion (Autopsie; innere Leichenschau)	Leichenöffnung nach festgelegtem Schema zur Feststellung der Todesursache aus medizinischem Grund
sekundäre Pflanzenstoffe	nicht energieliefernde Nahrungsstoffe mit positiven Wirkungen auf die Gesundheit
Sekundärprävention/ sekundäre Prävention	Klassifizierung von Präventionsmaßnahmen nach dem Zeitpunkt; zweite Präventionsstufe: Früherkennung von Risikofaktoren oder Krankheiten; z. B. Cholesterinmessung, Krebsfrüherkennungsuntersuchungen; will Fortschreiten einer Krankheit verhindern; Zielgruppe: noch Gesunde und bereits Erkrankte; ▸ Prävention; ▸ Präventionsmaßnahmen ▸ S. 143
Selbsthilfe	dient der Bedarfsdeckung, Bedürfnisbefriedigung oder Beseitigung von Defiziten jenseits der durch staatliche oder marktwirtschaftliche Aktivitäten vermittelten Fremdhilfe; z. B. Patienten-Selbsthilfegruppe
Selbstkontrolle	das Sich-selbst-Kontrollieren (in seinen Handlungen, Reaktionen, Meinungsäußerungen u. Ä.); Beispiel: Aufzeichnung über das eigene Verhalten in einem Tagebuch, z. B. Raucher-Tagebuch; syn. Disziplin, Fassung, Haltung, Selbstbeherrschung
Selbstmedikation	(frei verkäufliche) Arzneimittel, die der Patient eigenmächtig einnimmt
Selbstpflege	pflegerische Handlungen, die auf Gesundheit und Wohlbefinden abzielen; Pflegender = Pflegeempfänger; z. B. tägliches Zähneputzen; ▸ Selbstpflegedefizit; ▸ Selbstpflegedefizitmodell
Selbstpflegedefizit	mangelhafte pflegerische Sorge für sich selbst, die vorübergehend oder dauerhaft sein kann

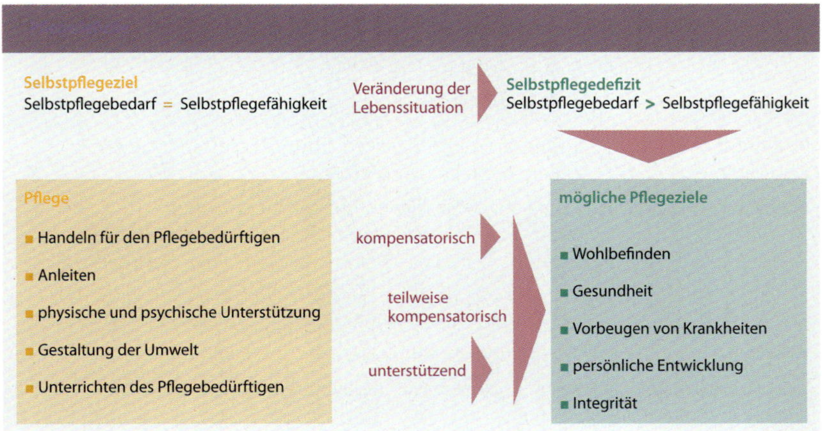
Selbstpflegeziel
Selbstpflegebedarf = Selbstpflegefähigkeit
Veränderung der Lebenssituation
Selbstpflegedefizit
Selbstpflegebedarf > Selbstpflegefähigkeit
Pflege
Handeln für den Pflegebedürftigen
Anleiten
physische und psychische Unterstützung
Gestaltung der Umwelt
Unterrichten des Pflegebedürftigen
kompensatorisch
teilweise kompensatorisch
unterstützend
mögliche Pflegeziele
Wohlbefinden
Gesundheit
Vorbeugen von Krankheiten
persönliche Entwicklung
Integrität

Begriff	Erklärung
Selbstpflegedefizit-modell	von Dorothea E. Orem entwickelte Theorie zum Verständnis von Pflege, die die zentralen Aspekte Selbstpflege, Selbstpflegedefizit und Pflegesystem berücksichtigt; nach Orem zielt Pflege ab auf die Bedürfnisse des Pflegebedürftigen u. dessen Fähigkeit zur ▸ Selbstpflege
Selbstwirksamkeit	zeigt an, wie eine Person ihre eigenen Fähigkeiten einschätzt, eine bestimmte Aufgabe oder Situation zu meistern; ▸ A. Banduras´sozial-kognitive Lerntheorie
selektive Prävention	Klassifizierung von ▸ Präventionsmaßnahmen nach der ZG; richtet sich an bestimmte Bevölkerungsgruppen (Menschen/Gruppen mit erhöhtem Risiko, eine Krankheit oder Störung zu entwickeln, ohne dass bislang eine Erkrankung vorliegt); ist i. d. R. problem- oder situationsbezogen; ▸ Prävention; ▸ **Abb. S. 140**
semimaligne (lat. = halb maligne, halb bösartig)	Tumoreigenschaft, z. B. des ▸ Basalioms: wächst lokal krebstypisch zerstörend, metastasiert aber nicht
semiquantitativ (lat. = mit halb genauer Mengenangabe)	bzgl. Labortests: ungefähre Mengenangabe, im Sinne von „wenig/viel/sehr viel"; z. B. Harnstreifentest auf Glukose, Erys, Leukos, Protein; ▸ quantitativ, ▸ qualitativ
sense of coherence (SOC)	▸ Kohärenzgefühl
sensibel	empfindsam; empfindlich; 1) bzgl. Bakterien: für ein Antibiotikum empfindlich, 2) bzgl. Nervenfunktion: den Tastsinn betreffend
Sensibilität	Fühl- und Tastsinn der Haut
Sensibilitätsstörung	Empfindungsstörung; Veränderung des Gefühls für Kälte, Wärme, Berührung usw.
sensorisch	die Sinneswahrnehmung (Hören, Sehen, Riechen usw.) betreffend; ▸ sensibel
Sepsis	Blutvergiftung; schweres Krankheitsbild mit hohem Fieber; unbehandelt tödlich 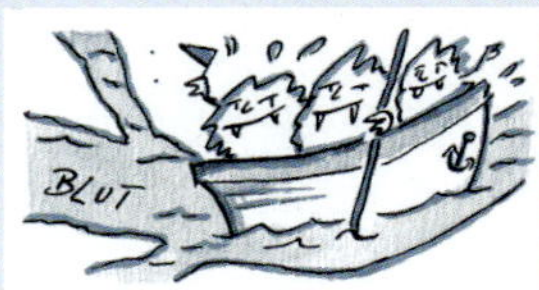
Septum, das	Scheidewand; 1) Herzscheidewand, 2) Nasenscheidewand
Serologie	1) Forschungsgebiet der Medizin, das sich besonders mit dem Serum in Diagnostik und Therapie befasst, 2) Ergebnis einer serologischen Untersuchung; serologisches Bild; ▸ Serum
serös (Adj. von Serum)	Wundsekrete betreffend: serumartig, d. h. hellgelb und klar wie Blutserum; Ggs. eitrig

Begriff	Erklärung
Serum	1) Flüssigkeit des geronnenen Blutes; ▸ Plasma, 2) antikörperhaltiges Medikament; z. B. Antitoxin oder Passivimpfstoff ▸ Abb. S. 135
Setting	ein Sozialzusammenhang, der sich ausdrückt durch formale Organisation (z. B. Schule, Betrieb), regionale Situation (z. B. Kommune, Stadtteil), gleiche Lebenslage (z. B. Schüler/Schülerinnen), gemeinsame Werte bzw. Präferenzen (z. B. Religion, sexuelle Orientierung) bzw. durch eine Kombination dieser Merkmale, in dem die Bedingungen von Gesundheit und Krankheit gestaltet werden können; ▸ Setting-Ansatz
Setting-Ansatz	Ansatz, der den Alltag eines Individuums, der die Lebens- und Arbeitsbedingungen und die soziale Umwelt des Menschen bei der Gesundheitsförderung berücksichtigt; diese ist demnach besonders erfolgreich, wenn die Intervention in einer bekannten Umgebung, mit bekannten Menschen und über einen längeren Zeitraum durchgeführt wird; zentrale Elemente: Kompetenzstärkung, Strukturentwicklung, Partizipation; Kernstrategie der Gf. seit der Ottawa-Charta; z. B. Maßnahme zur gesunden Ernährung im Setting Schule; ▸ Setting; ▸ Betriebliche Gf.; ▸ Lebensweltansatz
sexuelle Gesundheit	Bereitschaft u. Fähigkeit, seine eigene Sexualität befriedigend ausdrücken zu können; ▸ Dimensionen der G.
SGB	Sozialgesetzbuch, Beispiel: ▸ §20 SGB V
SHT	▸ **S**chädel-**H**irn-**T**rauma
sick role behavior	Krankenrollenverhalten; Verhalten von Personen, die bereits die medizinische Diagnose einer Krankheit erhalten haben u. dadurch in der Regel die Rolle eines Patienten oder einer Patientin angenommen haben bzw. als solche wahrgenommen werden; ▸ illness behavior; ▸ Gesundheitsverhalten
sickness	Krankheitsverständnis mit Zuschreibung einer sozialen Rolle mit bes. Ansprüchen u. Privilegien u. der Veränderung von Interaktionen; Krankheit als soziales Phänomen (Abweichung); ▸ Krankheit
SIDS	engl. „**S**udden **I**nfant **D**eath **S**yndrome"; plötzlicher Kindstod (plötzl. Säuglingstod)
Sigma, das (Colon sigmoideum; Sigmoid)	S-Darm; s-förmiger Dickdarmanteil zwischen Kolon und Rektum ▸ Abb. S. 35
Sigmadivertikulose	Vorhandensein zahlreicher Schleimhautausstülpungen in der Wand des Sigma ▸ Abb. S. 46; 101
Sigmoid	▸ Sigma ▸ Abb. S. 35
signifikant	bzgl. Testergebnis: bedeutsam, eindeutig
signifikante Keimzahl	Keimzahl/mL Urin, bei der eine bakterielle Harnweginfektion wahrscheinlich ist; z. B. 100 000/mL; bei Schwangeren 10.000/mL

Begriff	Erklärung
Signifikanz	Bedeutsamkeit; Grad, in dem etwas signifikant ist; syn. Bedeutung, Gewicht, Größe, Rang, Relevanz, Stellenwert, Wert, Wichtigkeit; Wahrscheinlichkeit, dass zwei oder mehr Faktoren zusammenhängen
Simultanimpfung	(fast) gleichzeitige Gabe zweier getrennter Spritzen mit je einer aktiven und passiven Impfung bei akutem Ansteckungsverdacht; z. B. nach Verletzung/Nadelstich
sinister	links; der linke ▸ Abb. S. 16
Sinnesepithel	auf Reizwahrnehmung spezialisiertes Epithel in Sinnesorganen (z. B. Auge, Nase, Ohr)
Sinusitis	Nasennebenhöhlenentzündung; am häufigsten 1) S. maxillaris (Kieferhöhlenentzündung), 2) S. frontalis (Stirnhöhlenentzündung)
Sinusknoten	elektrischer Impulsgeber des Herzens ▸ Abb. S. 144
Sinusrhythmus	normaler Herzrhythmus
SIT (**s**pezifische **I**mmun**t**herapie)	Allergiebehandlung, bei der kontrolliert geringe Mengen Allergen(e) zugeführt werden; syn. Hypo- bzw. Desensibilisierung
Skalpell	chirurgisches Messer
Skelett	Knochengerüst des menschlichen Körpers ▸ Abb. S. 162
Sklerose	Verhärtung; z. B. Arteriosklerose
Skoliose	Seitwärtsverkrümmung der Wirbelsäule
Skorbut (lat. = Mangelkrankheit)	Vitamin-C-Mangelkrankheit; z. B. mit Zahnfleischbluten und Immunschwäche
skrotal (scrotal)	den Hodensack betreffend
Skrotum (Scrotum)	Hodensack ▸ Abb. S. 61
SOC (sense of coherence)	▸ Kohärenzgefühl
Solidarität	unbedingtes Zusammenhalten mit jemandem aufgrund gleicher Anschauungen und Ziele; (besonders in der Arbeiterbewegung) auf das Zusammengehörigkeitsgefühl und das Eintreten füreinander sich gründende Unterstützung
somatische Gesundheit	▸ körperliche G. ▸ Abb. S. 44
somatoform (wörtl. = in Körpergestalt)	Begriff der Psychosomatik; seelische Probleme drücken sich in körperlichen Funktionsstörungen aus
Sonografie	Ultraschalluntersuchung
Soor (sprich „so-or")	Pilzerkrankung von Schleimhäuten durch Candida albicans; z. B. Mundsoor
soziale Gesundheit	Fähigkeit, Beziehungen einzugehen, aufzubauen, aufrecht zu erhalten; ▸ Dimensionen der G. ▸ Abb. S. 44

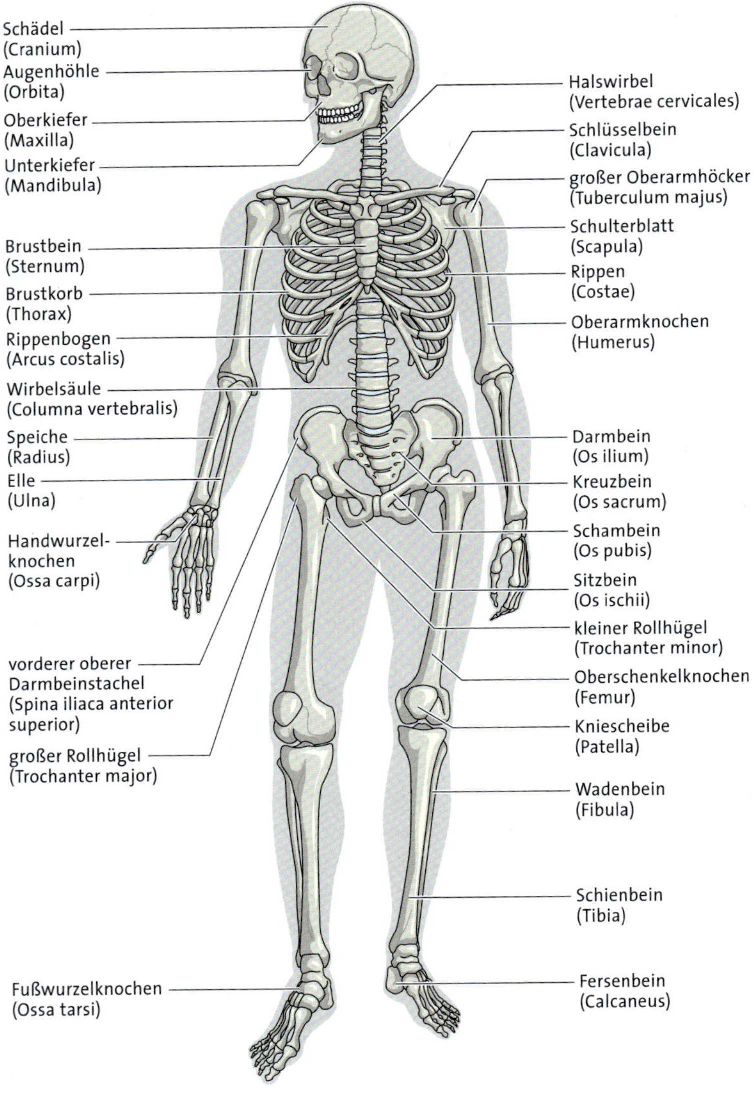

Das menschliche Skelett von ventral

Begriff	Erklärung
soziale Interaktion	das Miteinander, der Umgang zwischen den (am Versuch beteiligten) Personen
soziale Ungleichheit	relativer Begriff, der sich auf eine ungleiche Verteilung (nicht auf absolute Unterversorgung) von Ressourcen bezieht; z. B. gesundheitliche Chancenungleichheit aufgrund des Unterschiedes nach Bildung, beruflichem Status oder Einkommen; ► Chancengleichheit
Sozialepidemiologie	Wissenschaft von der Entstehung, Verbreitung, Bekämpfung u. den sozialen Folgen von Krankheiten, insbes. von zeittypischen Massenerkrankungen u. Zivilisationsschäden
sozialisationstheoretisches Modell	Modell über das Zusammenwirken von Belastungen u. Ressourcen; beschreibt, dass eine Krankheit dann auftritt, wenn die Ressourcen einer Person nicht mehr ausreichen, um Belastungen zu bewältigen
Sozial-kognitives Prozessmodell des Gesundheitsverhaltens	Modell, das gesundheitsförderndes bzw. -schädigendes Verhalten zu erklären bzw. vorherzusagen versucht; zugehörige Aspekte: die Motivationsphase (mit Selbstwirksamkeit, Handlungsergebniserwartung, Risikowahrnehmung) und die Aktionsphase ► HAPA-Modell
Sozialpsychiatrischer Dienst	Beratung und Hilfen für Menschen [und deren Angehörige, Kollegen, Bekannte] mit (Verdacht auf) Suchterkrankungen, für gerontopsychiatrisch erkrankte Menschen und für Menschen mit psychischen Erkrankungen wie z. B. schizophrenen Störungen, affektiven Störungen, Persönlichkeitsstörungen, posttraumatische Belastungsstörungen
soziokulturell	die Gesellschaft/die Gemeinschaft und ihre Wertesysteme betreffend
Soziologie	die Wissenschaft von den Zusammenhängen in gegenwärtigen und vergangenen Gesellschaften
sozio-ökologisch	die Wechselbeziehungen zwischen Lebewesen, ihrer Umwelt und Gesellschaft
Spannungskopfschmerz	Kopfschmerz, der durch Verspannung der Nackenmuskulatur; z. B. bei Stress, entsteht
spastisch	krampfartig; verspannt
Spekulum, das (Mz. Spekula)	Spiegel; glänzendes Metallinstrument für Untersuchungszwecke (Gynäkologie, HNO)
Sperma, das	Samenflüssigkeit
Spermatozoen (Pl.)	► Spermien
Spermien (Ez. Spermium)	Samenzellen; Keimzellen des Mannes
Spermiogramm	Spermauntersuchung bzgl. Menge, Beweglichkeit und Form der Spermien
Spermizid, das (Adj. spermizid)	Spermien abtötendes Mittel; z. B. als chemisches Gel, Schaum oder Kondombeschichtung

Begriff	Erklärung
spezifisch (Nomen: Szezifitat)	eigentümlich; kennzeichnend; typisch
Spinaliom (spinozelluläres Karzinom)	Stachelzellkrebs; Form des hellen (weißen) ▸ Hautkrebses ▸ **Abb. S. 74**
Spinnennävus (Spidernävus; Mz. Spidernävi)	für Leberzirrhose typische Gefäßmissbildung der Haut; aus zentralem Blutgefäß entspringen „spinnenförmig" Ausläufer 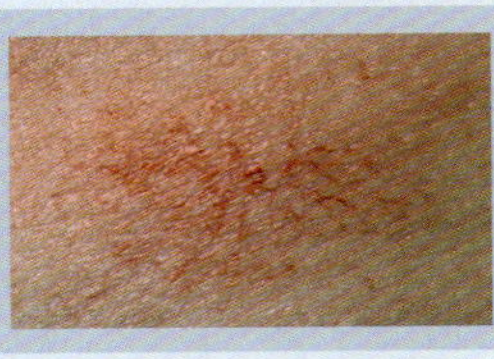
spirituelle Gesundheit	das Erkennen u. die Fähigkeit, moralische oder religiöse Grundsätze u. Überzeugungen in die Praxis umsetzen zu können; ▸ Dimensionen von G. ▸ **Abb. S. 44**
Spiroergometrie (Ergospirometrie; Kw. Spiro-Ergo)	Aufzeichnung von Atmung, O_2-Verbrauch, Blut-pH, Blutgasen und Belastungs-EKG als Herz-Kreislauf- bzw. Leistungstest
Spirometrie	Lungenfunktionsprüfung ▸ **Abb. S. 108**
Spontanurin	Urinprobe, die bei passender Gelegenheit gewonnen wird; Ggs. Morgenurin
Spontanverlauf	Verlauf einer Krankheit ohne Therapie
Spore, die (Mz. Sporen)	1) widerstandsfähige Dauerform bestimmter Bakterien, 2) Fortpflanzungszelle von Pilzen
Spritzenabszess	durch i.m.-Injektion verursachte eitrige Gewebsentzündung bzw. -einschmelzung
Sprue	▸ Zöliakie
Spurenelement	nicht energieliefernder Nährstoff, der in mg-Menge/Tag benötigt wird; z. B. Zink, Jod
SS	**S**chwanger**s**chaft
SSW	**S**chwanger**s**chafts**w**oche
stabile Seitenlagerung	spezielle Lagerung, die bei Bewusstlosigkeit die Atemwege offen hält ▸ **Abb. S. 165**

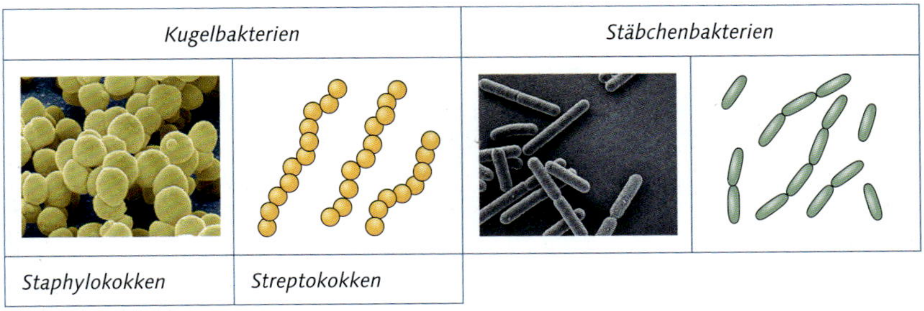

Stabile Seitenlagerung		
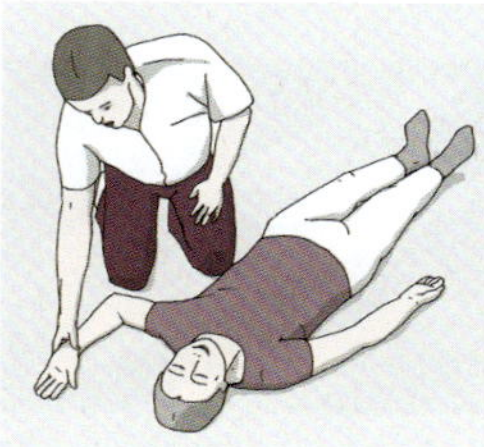	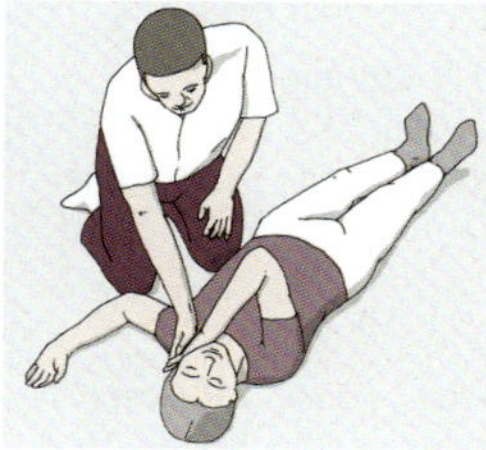	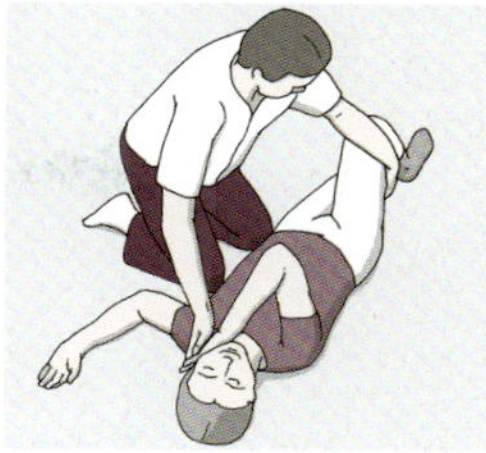
linken Arm anbeugen	*rechten Arm an die linke Wange legen und dort mit eigener Hand fixieren*	*Bein beugen*
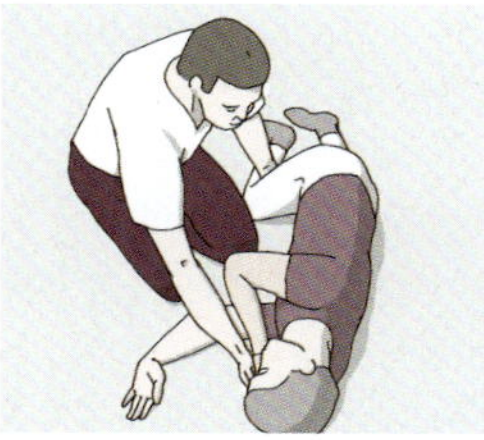	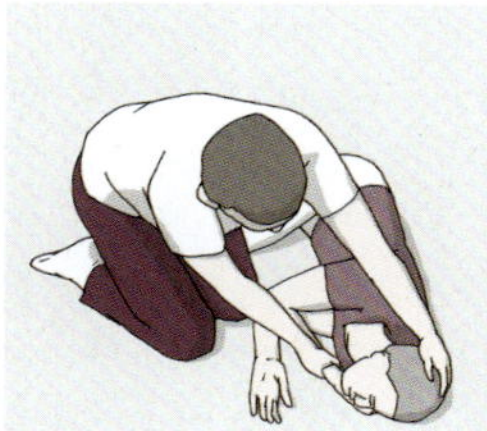	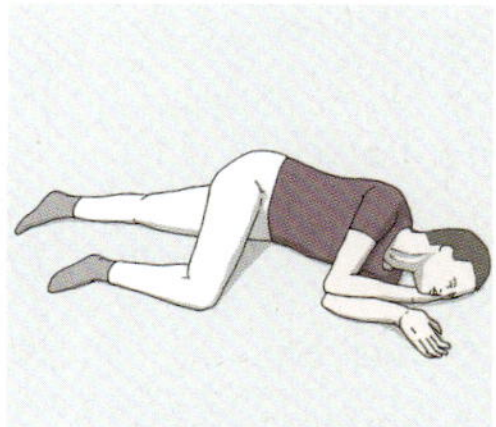
Patienten herüberziehen	*Kopf überstrecken und mit der zweiten Hand in dieser Lage fixieren*	*Ggf. vor Kälte schützen (zudecken)*

Begriff	Erklärung
Staging	Stadienbestimmung eines Malignoms vor Beginn u. nach Ende einer Therapie nach international gültiger ▸ TNM-Klassifikation ▸ **Abb. S. 175**
Stammadipositas	Adipositas, bei der sich die Fettpolster vor allem am Körperstamm (Bauch) befinden; ▸ metabolisches Syndrom
Stammzelle	undifferenzierte Zelle; z. B. aus KM oder Embryonen, die sich zu verschiedenen Zellen (z. B. Blutzellen) umbilden kann
Standardisierung	Testdurchführung nach zuvor klar festgelegten Regeln
Staphylokokken	kugelförmige Bakterien, häufig traubenförmig angeordnet; Trauben- oder Haufenkokken; Eitererreger ▸ **Abb. S. 164**
statisch	unbewegt, unveränderlich; die Statik betreffend; keine Bewegung, Entwicklung aufweisend; starr
Status (lat. = Zustand)	Stand, Position, Zustand; z. B. sozialer Status
STD (**s**exually **t**ransmitted **d**iseases)	sexuell übertragbare Krankheiten
Stenose	Verengung; Engstelle; z. B. Aortenstenose

Begriff	Erklärung
stenosierend	verengend; ▸ Stenose
Stent	Metallstütze; dient dem Offenhalten aufgedehnter Stenosen; z. B. in Blutgefäßen 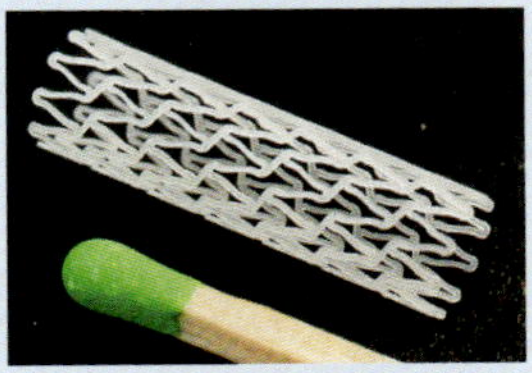 *Koronarstent im Größenvergleich*
Sterbephasen	(fünf) Phasen des Sterbeprozesses nach E. Kübler-Ross: 1. Nicht-wahrhaben-Wollen u. Isolierung, 2. Wut/Zorn, 3. Verhandeln, 4. Depression/Traurigkeit, 5. Zustimmung
steril	1) keimfrei; syn. aseptisch, 2) unfruchtbar
sterilisieren	1) steril, d. h. keimfrei machen, 2) chirurgisch unfruchtbar (fortpflanzungsunfähig) machen
Sterilisation	1) Entkeimung, 2) Operation, die unfruchtbar macht; ▸ Vasektomie beim Mann; ▸ Tubenligatur bei der Frau
Sternum	Brustbein ▸ **Abb. S. 162**
Stethoskop	Hörrohr; Instrument zur ▸ Auskultation
Stichprobe	1) Teil einer Gesamtheit, der nach einem bestimmten Auswahlverfahren zustande gekommen ist, 2) Überprüfung, Untersuchung, Kontrolle einer Stichprobe, um daraus auf das Ganze zu schließen; ▸ Längs-/ ▸ Querschnittstudie
Stigmatisieren	mit einem Stigma belegen; brandmarken; z. B. jemand ist allein durch seine Schwerhörigkeit stigmatisiert; syn. ächten, an den Pranger stellen, anprangern, verdammen; denunzieren, diskriminieren
STIKO	**St**ändige **I**mpf**ko**mmission am Robert Koch-Institut; Ärztekommission, die öffentliche Impfempfehlungen erstellt
Stimulus (Sing.)/ Stimuli (Pl.)	1) (eine unwillkürliche Reaktion auslösender) Reiz, 2) Anreiz
Stix	Kw. für Teststreifen zur Harndiagnostik
Stoffwechsel (Metabolismus)	Nährstoffumwandlung in Energie und Baustoffe
Stoffwechselentgleisung	extreme Abweichung des BZ (Hyper- oder Hypoglykämie) bei Diabetes mellitus; Notfall
Stoma (Enterostoma; Anus praeter)	künstlicher Darmausgang ▸ **Abb. S. 19**
Strategie	Vorgehensweise
Streptokokken	kugelförmige Bakterien, kettenförmig angeordnet; Kettenkokken; z. B. Scharlacherreger ▸ **Abb. S. 71; 164**
Streptokokkenangina	bakterielle Mandelentzündung durch Streptokokken; ▸ Angina tonsillaris

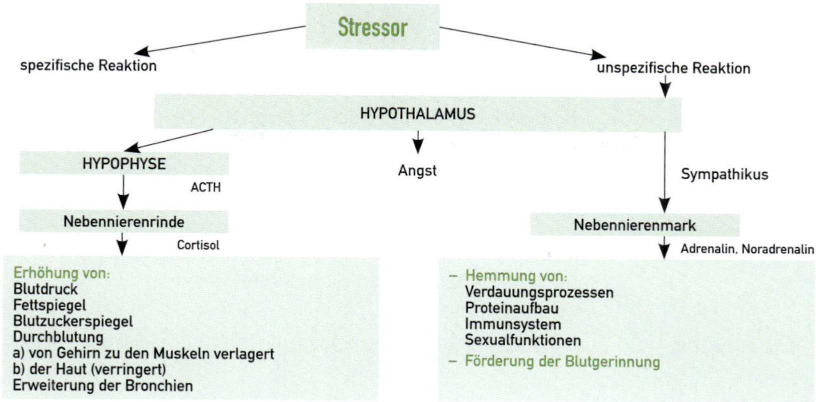

Abläufe im Körper bei einer Stresssituation

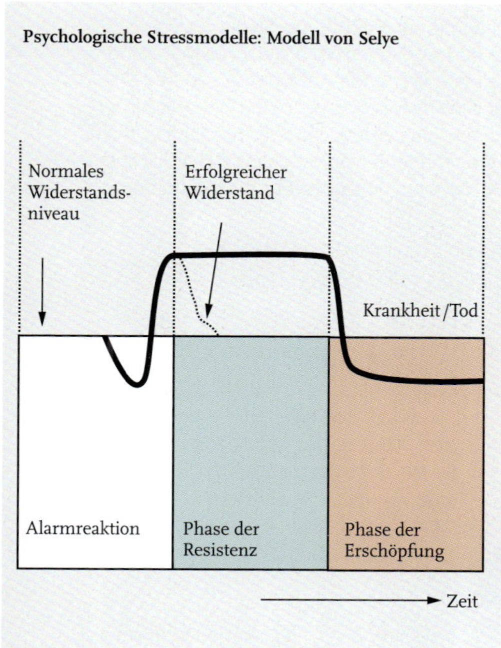

Phasen des allgemeinen Adaptationssyndroms (AAS)

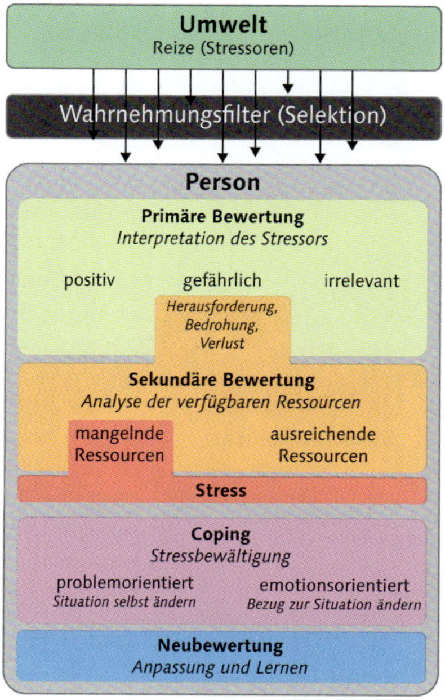

Veranschaulichung des Stressmodells von R. Lazarus

Begriff	Erklärung
Stress	körperlicher oder emotionaler Alarmzustand (bzw. physiologische und psychische Anpassungsvorgänge des Organismus) nach Herausforderung (▸ Eustress) oder Bedrohung (▸ Distress) durch Reize, der Spannungen verursachen und Gesundheitsstörungen zur Folge haben kann; der kanadische Stressforscher Hans Selye beschrieb drei Phasen einer Stressreaktion (generelles Reaktionsmuster, das Menschen als Antwort auf eine Beanspruchung zeigen); Zustand eines Organismus, mit Belastungen (Stressoren) umgehen zu müssen; ▸ Homöostase; ▸ Transaktionales Stressmodell ▸ Abb. S. 167
Stress-Coping-Modell	▸ Transaktionales Stressmodell ▸ Abb. S. 167
Stressinkontinenz	Belastungsinkontinenz; ▸ Harninkontinenz
Stressmodelle	z. B. reaktionszentriertes St.; reizzentriertes St.; ▸ transaktionales St. ▸ Abb. S. 167
Stressor	etwas das Stress bewirkt; ein Faktor, der Stress auslöst; z. B. Reize, die Stress auslösen können; lt. A. Antonovsky: „eine von innen oder außen kommende Anforderung an den Organismus, die sein Gleichgewicht stört u. die zur Wiederherstellung des Gleichgewichts eine nicht-automatische u. nicht unmittelbar verfügbare, energieverbrauchende Handlung erfordert"; versch. Arten: biochemischer St., physikalischer St., psychosozialer St.
Stridor	pathol. Atemgeräusch; „Ziehen", das in verengten Atemwegen entsteht, z. B. bei ▸ Pseudokrupp
Stroke	▸ Schlaganfall
Stroke-Unit	Spezialabteilung für Schlaganfallpatienten
Strukturqualität	bezieht sich auf materielle u. personelle Rahmenbedingungen einer Einrichtung; (z. B. i. d. Medizin auf die persönlichen Qualifikationen des Arztes u. die Anforderungen an Apparate, Technik u. räuml. Voraussetzungen der Praxis); ▸ Prozessqualität; ▸ Ergebnisqualität; ▸ Qualitätsmanagement
Struma	Kropf; krankhafte Schilddrüsenvergrößerung
subakut	nicht ganz akut; weniger heftig verlaufend
subjektiv	zu einer Person/einem Subjekt gehörend, von persönlichen Gefühlen bestimmt, parteiisch; Ggs. ▸ objektiv
subjektive Gesundheit	individuell von einem Menschen wahrgenommene u. erlebte Gesundheit, z. B. in Form von körperlichen Einschränkungen und Leiden (negativ) oder in Form von körperlichem und psychischem Wohlbefinden (positiv)
subkutan (s. c.; subcutan)	unter der Haut liegend bzw. unter die Haut gespritzt; bzgl. Injektionsart: ins Unterhaut-Fettgewebe ▸ Abb. S. 87
Subkutis (Subcutis)	Unterhaut; Unterhautfettgewebe ▸ Abb. S. 53

Begriff	Erklärung
sublingual	bzgl. Medikamentengabe: unter die Zunge ▸ Abb. S. 108
Subsidiaritätsprinzip	politisches, wirtschaftliches oder gesellschaftliches Konzept oder eine Maxime der Subsidiarität (von lat. subsidium „Hilfe, Reserve"), das die Entfaltung der individuellen Fähigkeiten, Selbstbestimmung und Eigenverantwortung anstrebt; Aufgaben, Handlungen und Problemlösungen sollten demnach so weit wie möglich selbstbestimmt und eigenverantwortlich unternommen werden (vom Einzelnen, von der kleinsten Gruppe oder der untersten Ebene einer Organisationsform) und nur wenn dies nicht bzw. nur schwer möglich ist, sollen sukzessive größere Gruppen, öffentliche Kollektive oder höhere Ebenen einer Organisationsform die Aufgaben und Handlungen subsidiär, d. h. unterstützend, übernehmen
Substitution (lat. = Ersatz)	Gabe 1) fehlender bzw. mangelnder Nährstoffe oder Hormone, 2) Methadon als Ersatzmittel für Heroinabhängige
Sucht	abgeleitet von „Siechtum"; ▸ Abhängigkeitserkrankungen und die Gesamtheit von riskanten, missbräuchlichen u. abhängigen Verhaltensweisen in Bezug auf stoffgebundene Suchtmittel (legale wie illegale) und nichtstoffgebundene Verhaltensweisen und Tätigkeiten (wie Glücksspiel und pathologischer Internetgebrauch)
Suizid	Selbsttötung; schwerste Depressionsfolge
Suizidalität	Suizidneigung; Suizidgedanken
Superinfektion	Zusatzinfektion vorgeschädigten Gewebes; z. B. Otitis media bei grippalem Infekt ▸ Abb. S. 99
superior	der obere; oben
Supervision	Beratungsform, die Gruppen, Teams o. Einzelnen begleitend hilft, ihr professionelles Handeln zu reflektieren u. zu verbessern
Supervisor/ Supervisorin	psychologisch ausgebildete Person (Psychoanalytiker, Psychotherapeut, Psychologe), die berufsmäßig ▸ Supervision betreibt
Supination	Auswärtsdrehung der Handfläche bzw. Fußsohle; Ggs. Pronation ▸ Abb. S. 10, ▸ S. 10
Suppositorium (Mz. Suppositorien; Supp.)	Medikamentenzäpfchen; Applikationsform zur rektalen oder vaginalen Anwendung
Survey	Erhebung, Ermittlung (von Daten); Befragung; syn. Überblick
Sustainable Health Promotion Actions	nachhaltige Gesundheitsförderungsaktionen; lt. WHO sind es Aktionen, die ihren Nutzen für Gemeinwesen oder Bevölkerungen auch jenseits der ersten Stadien ihrer Implementation aufrechterhalten u. dauerhaft zur Verfügung stellen können

Begriff	Erklärung
Symbiose	Lebensgemeinschaft zum beiderseitigen Nutzen; z. B. Darmflora und Mensch
Sympathikus (N. sympathikus)	Teil des vegetativen Nervensystems; aktiv bei Leistung und Stress; Ggs. Vagus
Symptom	Krankheitszeichen
symptomatisch	1) bzgl. Therapie; (nur) auf das Symptom zielend; Ggs. kausal, 2) mit Symptomen; Ggs. asymptomatisch
Synapse	Kontaktstelle zwischen Nerven ▸ Abb. S. 95
Syndrom	typische Symptomkombination durch eine gemeinsame Ursache; z. B. Down-Syndrom
Synerieeffekt	positive Wirkung, die sich aus dem Zusammenschluss oder der Zusammenarbeit zweier Unternehmungen oder Handlungen ergibt; Adj. synergetisch
Synkope	Ohnmacht; Zusammenbrechen mit kurzem Bewusstseinsverlust; ▸ Kollaps
Syphilis	▸ Lues
systematisch	planmäßig, geordnet, einer Ordnung unterworfen
Systemerkrankung	Erkrankung mehrerer Gewebe oder Organsystem(e); z. B. ▸ PcP; Sarkoidose
systemisch	im ganzen Körper 1) ausgebreitet (Infektion; Ggs. lokale Infektion), 2) wirksam (Therapie; Ggs. lokale bzw. topische Therapie)
Systole	Austreibungsphase der Herzaktion ▸ Abb. S. 36
Szintigrafie	nuklearmedizinische Untersuchung

Tachykardie	beschleunigte Herzschlagfolge/-frequenz
Tachypnoe	beschleunigte Atmung
Tagestherapiekosten (TTK)	Kosten eines Medikaments bzw. einer Therapiemaßnahme pro Anwendungstag
Tb (Tbc, TBC)	**Tub**erkulose (lat./engl. **Tub**erculosis)
Teerstuhl	tiefschwarzer Stuhlgang; entsteht durch Blutung im oberen GI-Trakt (z. B. Magen)
Teilhabe (gleichberechtigte)	Beteiligtsein; Einbindung; das gleichberechtigte Einbezogensein der Menschen mit Behinderung in eine Lebenssituation/ in die Umwelt; ▸ Inklusion; ▸ Partizipation; ▸ soziale Rehabilitation; ▸ UN-Behindertenrechtskonvention ▸ Abb. S. 88

Begriff	Erklärung
Tendovaginitis	Sehnenscheidenentzündung
TENS	**t**ranskutane **e**lektrische **N**erven-**S**timulation; lokale Schmerztherapie mit leichten Strömen
TEP	▸ **T**otal**e**ndo**p**rothese; künstliches Gelenk
terminal (Adj.)	am Ende; im Endstadium; zum Tode führend
Tertiärprävention (tertiäre Prävention)	Klassifizierung von Präventionsmaßnahmen nach dem Zeitpunkt; Zielgruppe: Kranke; dritte Präventionsstufe: weitestmögliche Wiederherstellung der Gesundheit bei bestehender Krankheit bzw. nach Schadensereignis (z. B. Reha nach Herzinfarkt, Krebsnachsorge); will Folgeschäden oder Wiederauftreten einer Erkrankung verhindern; ▸ Prävention; ▸ Präventionsmaßnahmen ▸ **Abb. S. 141**
Testis, der (Mz. Testes; Testikel, der)	Hoden; Bildungsort der Samenzellen und des Geschlechtshormons Testosteron ▸ **Abb. S. 61**
Testosteron	wichtigstes männliches Geschlechtshormon
Theophyllin	bronchienerweiternder Wirkstoff; cave Tachykardie
Theorie	1) System wissenschaftlich begründeter Aussagen zur Erklärung bestimmter Tatsachen oder Erscheinungen und der ihnen zugrunde liegenden Gesetzlichkeiten; 2. Lehre über die allgemeinen Begriffe, Gesetze, Prinzipien eines bestimmten Bereichs der Wissenschaft, Kunst, Technik, 3) rein begriffliche, abstrakte (nicht praxisorientierte oder -bezogene) Betrachtung(sweise), Erfassung von etwas, 4) wirklichkeitsfremde Vorstellung; bloße Vermutung; Anschauung; Denkansatz; Ggs. Praxis
therapierefraktär	nicht auf Therapie ansprechend
thermisch	durch Hitze
thorakal	am/im Brustkorb; den Brustkorb betreffend
Thorakotomie	chir. Eröffnung des Brustkorbs
Thorax	1) Brustkorb, 2) Brustraum ▸ **Abb. S. 162**
Thrombophilie	erhöhte Blutgerinnungsneigung; Ggs. Hämophilie
Thrombose	pathol. Thrombusbildung in unverletztem Blutgefäß; bei Ablösung des Thrombus entsteht eine ▸ Embolie
Thrombozyt (Kw. Thrombo)	Blutplättchen; wichtig für die Blutstillung ▸ **Tab. S. 191**
Thrombozytenaggregationshemmer (TAH)	Medikamente, die durch Glätten der Thrombozytenoberfläche arteriosklerotischen Gefäßverschlüssen vorbeugen; z. B. ASS, Clopidogrel
Thrombozytose	Vermehrung der Blutplättchen (> 400.000/µL)
Thrombus	(Blut-)Gerinnsel; ▸ Embolus ▸ **Abb. S. 135**
Thyrostatikum (Thyreostatikum)	die Schilddrüsenfunktion hemmendes Arzneimittel; z. B. Carbimazol, Thiamazol

Begriff	Erklärung
Thyrotropin (Thyreotropin)	► TSH
Thyroxin (L-Thyroxin; T_4)	Schilddrüsenhormon; wird im Körper in das wirksame T_3 (Trijodthyronin) umgewandelt
TIA (**t**ransitorische **i**schämische **A**ttacke)	Schlaganfall-Vorstufe mit vollständiger Symptomrückbildung innerhalb von 24 h ► Abb. S. 156
Tibia	Schienbein ► Abb. S. 162
Tine-Test	► Tuberkulintest
Tinnitus (aurium)	Ohrgeräusche; sog. Ohrensausen
Titer	Verdünnungsstufe, bei der noch Antikörper nachweisbar sind (z. B. 1:32); entspricht einer Antikörpermenge
TNF-α-Blocker (**T**umor-**N**ekrose-**F**aktor-Alpha-Blocker)	antikörperhaltige Medikamente zur Therapie von rheumatischen bzw. Autoimmunkrankheiten; ► Biological; z. B. Remicade®
TNM-Klassifikation	international gültiges System zur Stadienbestimmung (► Staging) bei Krebserkrankungen: nähere Bestimmung von Tumor, Lymphknoten = Nodus u. Metastasen; z. B. bei Brustkrebs ► Abb. S. 175
Tod	Ende der ► Vitalfunktionen; Phasen: 1) klinischer Tod: Herz-Kreislauf- und Atemstillstand, weite starre Pupillen; ggf. durch Reanimation reversibel, 2) Hirntod: irreversibles Ende messbarer Hirnaktivität, 3) biologischer Tod: irreversibles Ende aller Zell- und Organfunktionen
Toleranz	1) i.d. Medizin: begrenzte Widerstandsfähigkeit des Organismus gegenüber [schädlichen] äußeren Einwirkungen(z.B. Gifte, Strahlen); 2) Duldsamkeit, Gewährenlassen, Geltenlassen (z.B. fremder Überzeugungen, Sitten und Bräuche); 3) i.d. Technik: zulässige Differenz zwischen der angestrebten Norm und den tatsächlichen Maßen, Größen, Mengen o. Ä.; hier: körperliche Anpassung mit Wirkverlust und Dosissteigerung (z. B. bezogen auf körperliche Abhängigkeit von Alkohol); ► Sucht
Tonsillitis	► Angina tonsillaris
Tonus	Grundspannung der Muskulatur
topisch (lokal)	bzgl. Therapie: örtlich; Ggs. systemisch
Totalendoprothese	künstlicher Gelenkersatz; Kw. TEP
Toxikologie (Adj. toxikologisch)	Lehre von den Giften einschließlich der Giftwirkungen von Arzneimitteln
toxisch	giftig; durch Gift verursacht
Toxoid	ungiftige Variante eines Bakteriengiftes (Toxins); Impfstoffbestandteil, da es dem Antigen des „echten" Bakteriengifts ähnelt
Toxoplasma	Erreger der Toxoplasmose; Protozoon

Begriff	Erklärung
Toxoplasmose	Infektionskrankheit durch Protozoen bei Mensch und Tier; Gefahr für den Fetus bei Infektion der Schwangeren
Trachea	Luftröhre ▸ **Abb. S. 23**
Tracheostoma	künstliche Atemwegsöffnung am Hals
Tracheotomie	Luftröhrenschnitt; Notfallmaßnahme
Trakt	Aneinanderreihung von Organen mit gemeinsamer Funktion; z. B. Genitaltrakt; GI-Trakt
Transaktion	1) die kleinste Kommunikationseinheit zwischen Personen in der Transaktionsanalyse; (wechselseitige) Beziehung, 2) Übertragung von Gütern und Informationen zwischen zwei Wirtschaftssubjekten
Transaktionales Stressmodell	Modell, das Stresssituationen als komplexe Wechselwirkungsprozesse zwischen den Anforderungen der Situation und der handelnden Person sieht; nach dem nicht die Beschaffenheit der Reize oder Situationen für die Stressreaktion von Bedeutung ist, sondern die individuelle kognitive Verarbeitung des Betroffenen; Stress entsteht demnach weniger durch die Ereignisse selbst als vielmehr dadurch, wie diese (von uns) bewertet werden (primäre Bewertung, sekundäre Bewertung, Neubewertung); ▸ Stress ▸ **Abb. S. 167**
transitorisch	vorübergehend; ▸ TIA
Transaminasen (sog. Leberwerte)	Enzyme, deren Blutspiegel v. a. bei Leber(zell)schäden ansteigen; z. B. GOT/ASAT, GPT/ALAT, γ-GT ▸ **Tab. S. 195**
Transferrin	Eisen-Transportprotein des Blutes
Transfusion	Übertragung von Blut oder Blutbestandteilen
Transkulturelle Pflege	Pflege unter Berücksichtigung des kultursensiblen Umgangs mit dem Pflegebedürftigen
transkutan (transcutan; lat. = über die Haut)	Medikamentenapplikation mittels Pflaster oder Salbe; ▸ TTS
Transplantation (Tx)	1) autologe T.: Spender = Empfänger, 2) isologe T. (zwischen eineiigen Zwillingen): Spender ≠ Empfänger, aber genetisch gleich), 3) allogene T.: Spender u. Empfänger innerhalb der gleichen Art, 4) heterologe T.: Xenotransplantation (Spender u. Empfänger untersch. Art zugehörig); z. B. Herzklappen von Schweinen
Transversalebene	quer durch den Körper verlaufende Ebene, die ihn in obere und untere Hälfte teilt
Trance	dem Schlaf ähnlicher Dämmerzustand (z. B. durch Hypnose erreicht)
Trauma	Verletzung (körperlich und/oder seelisch)
Traumatologie	Unfallmedizin; Schwerpunkt der Chirurgie
Tremor	Zittern (v. a. der Hände); ▸ Parkinson

Begriff	Erklärung
Trigeminus	N. trigeminus; Drillingsnerv
Trigeminusneuralgie	Schmerzanfall im Bereich des N. trigeminus
TRH (**T**hyrotropin **R**eleasing **H**ormone)	Hypothalamushormon, das die Hypophyse zur Freisetzung von ▸ TSH anregt ▸ **Abb. S. 84, 144**
Trichomoniasis	sexuell übertragbare Infektionskrankheit durch das Protozoon Trichomonas vaginalis
Triglyzerid (Triglycerid)	Fettmolekül, das aus einem Glycerin- und drei Fettsäuremolekülen zusammengesetzt ist ▸ **Tab. S. 197**
Trikuspidalklappe	Dreisegelklappe ▸ **Abb. S. 77**
Trimenon, das (Trimester, das)	dreimonatiger Abschnitt der Gravidität
Trisomie 21	▸ Down-Syndrom
Troponin T (und I)	Muskelproteine des Herzmuskels
Troponin-Test	Bluttest zum Frühnachweis des Herzinfarkts
Trypsin	proteinspaltendes Pankreasenzym ▸ **Tab. S. 189**
TSH (**T**hyroidea **st**imulierendes **H**ormon; Thyrotropin)	Hypophysenhormon, das die Schilddrüsenfunktion anregt; wichtigster Blutwert zur Beurteilung der Schilddrüsenfunktion ▸ **Tab. S. 189**
TTS (**t**ranskutanes **t**herapeutisches **S**ystem)	Medikamentenpflaster mit festgelegter Medikamentenabgabe pro Zeit 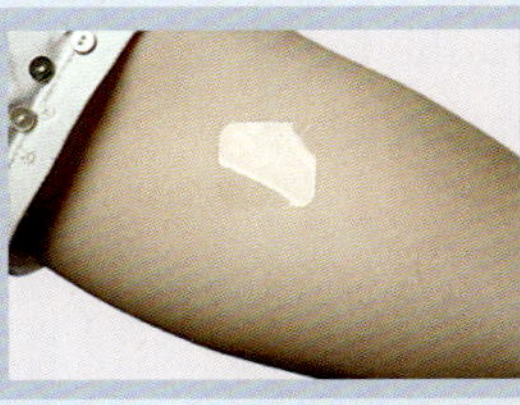 *Medikamentenpflaster am Oberarm*
Tube, die	1) Eileiter, 2) Ohrtrompete ▸ **Abb. S. 61**
Tubenligatur	chirurgische Eileiterunterbrechung (Sterilisation der Frau)
Tuberkulintest	intrakutaner Hauttest mit sterilen Antigenen von Tuberkuloseerregern; fällt positiv aus bei Z. n. Tbc-Erkrankung oder BCG-Impfung; Durchführung ggf. vor Praktikumsbeginn; auch: Tine-Test ▸ **Abb. S. 91**
Tuberkulose (Tb; Tbc)	Infektionskrankheit durch Tuberkelbakterien (Mycobacterium tuberculosis)
Tubulus (Mz. Tubuli)	Nierenkanälchen
Tubus	Beatmungsschlauch; ▸ Intubation

Begriff	Erklärung
Tumor (Mz. Tumoren)	Geschwulst; 1) gutartig (benigne), 2) bösartig (maligne; syn. Krebs) ▸ **Abb. unten**
Tumormarker	im Serum messbarer Stoff, der von einem malignen Tumor stammt und der Tumor(verlaufs)diagnostik dient
TVT	**t**iefe **V**enen**t**hrombose; ▸ Thrombose
Tx	▸ Transplantation
Typ-1-Diabetes (primär insulinabhängiger Diabetes mellitus)	Variante der Zuckerkrankheit bei 10 % der Diabetiker; durch Autoimmunvorgänge mit Inselzellabbau kommt es zum irreversiblen Ende der Insulinproduktion; der Patient ist lebenslang insulinabhängig
Typ-2-Diabetes (nicht primär insulinabhängiger Diabetes mellitus)	Variante der Zuckerkrankheit bei 90 % der Diabetiker; Stoffwechselkrankheit: durch Gene und meistens Übergewicht entsteht Insulinresistenz; BZ und Insulinspiegel steigen an; Inselzellen können erlahmen und die Insulinproduktion einstellen; dann werden Insulingaben nötig

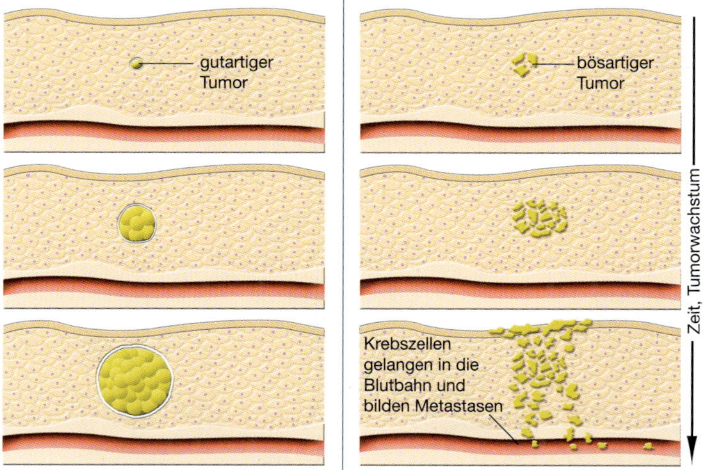

benigner Tumor: wächst abgegrenzt, bildet Kapsel, besteht aus differenzierten Zellen, metastasiert nicht

maligner Tumor: wächst schnell, durchsetzt das Gewebe, besteht aus atypischen Zellen, wandert in Blutgefäße ein und bildet Metastasen

Begriff	Erklärung
U (engl. **U**nit = Einheit)	Maßeinheit bei Laborwerten und Medikamentendosen
U1–U11	Kinderfrüherkennungs**u**ntersuchungen 1–11
U40-Insulin; U100-Insulin	Insuline mit 40 I.E./mL (für Insulinspritzen) bzw. 100 I.E./mL (für Insulinpens)
UAW	**u**nerwünschte **A**rzneimittel**w**irkung, Nebenwirkung
Übergewicht	erhöhtes Körpergewicht, d. h. BMI von 25 bis 29,9 kg/m²; ▸ Body-Mass-Index
Ulcus cruris venosum (UCV)	Unterschenkelgeschwür; Komplikation bzw. Spätfolge unbehandelter Varikosis
Ulcus duodeni	Zwölffingerdarmgeschwür
Ulcus ventriculi	Magengeschwür
Ulkus (Ulcus, Mz. Ulzera)	tiefer Gewebsdefekt; Geschwür; Abheilung erfolgt mit Narbenbildung; ▸ Erosion ▸ Abb. unten
Ulkuskrankheit	rezidivierendes Ulcus ventriculi/duodeni
Ulna	Elle ▸ Abb. S. 162
ulnar (lat. ulnaris)	zur Elle bzw. zum Kleinfinger hin; Ggs. radial
Ultraschall	Schallwellen oberhalb des hörbaren Bereichs, d. h. >20.000 bis 10 Milliarden Hz; med. Nutzung: ▸ Sonografie
ulzerieren (Subst. Ulzeration)	geschwürig (mit tiefem Gewebsdefekt) zerfallen; ein Geschwür bilden (z. B. Tumor)

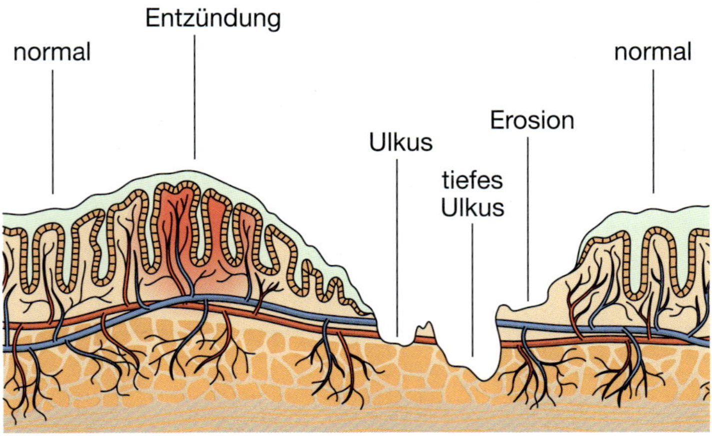

Gastritis mit Ulcus ventriculi: Magenschleimhautentzündung und Magengeschwür

Begriff	Erklärung
UN, UNO (**U**nited **N**ations (**O**rganization))	Organisation der Vereinte(n) Nationen (VN); ein zwischenstaatlicher Zusammenschluss von 193 Staaten; wichtigste Aufgaben: Sicherung des Weltfriedens, Einhaltung des Völkerrechts, Schutz der Menschenrechte, Förderung der internationalen Zusammenarbeit; Unterstützung im wirtschaftlichen, sozialen und humanitären Gebiet; z. B. UN-Konvention 2006: ▸ Inklusion; z. B. UN-Sonderorganisation: ▸ WHO
universelle Prävention	Klassifizierung von ▸ Präventionsmaßnahmen nach ZG; richtet sich an die Gesamtbevölkerung und wirkt unspezifisch; ▸ Prävention ▸ **Abb. S. 140**
unspezifisch	unbestimmt, vage, offen; syn. allgemein, global, indifferent, pauschal, undifferenziert, ungefähr, unklar, unpräzise
unspezifische Abwehr (Resistenz)	angeborene körpereigene Abwehrmaßnahmen; Ggs. Immunität
unterer Ösophagussphinkter	Schließmuskel, der den Magen nach cranial abschließt ▸ **Abb. S. 78**
Urämie	Harnvergiftung; Anhäufung harnpflichtiger Substanzen im Blut bei Nierenversagen
Urate (Pl.)	Harnsäurekristalle (z. B. im Harnsediment)
Urease	harnstoffspaltendes Enzym des H. pylori
Ureter, der (Mz. Ureteren)	Harnleiter; schlauchförmige Verbindung zwischen Nierenbecken und Blase ▸ **Abb. S. 56; 121**
Urethra	Harnröhre; schlauchförmiges Organ, das den Urin von der Harnblase nach außen führt ▸ **Abb. S. 61**
Der Ure**ter** ist der Harnlei**ter**, die Urethr**a** führt nach **a**ußen.	
Urethritis	Harnröhrenentzündung ▸ **Abb. S. 74**
Urethrozystografie	Röntgenuntersuchung von Urethra und Blase

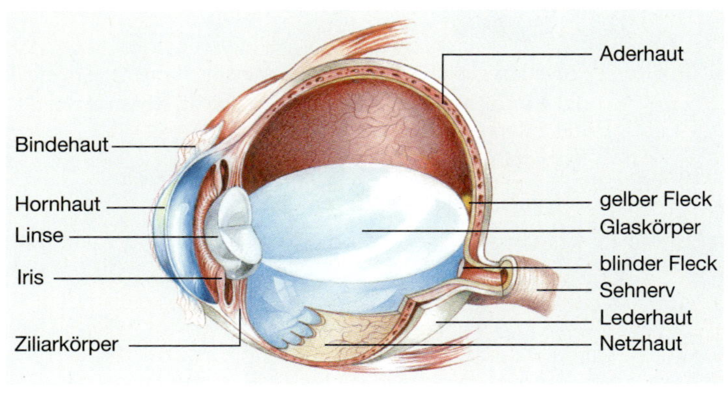

Das Auge (schematisch)

Begriff	Erklärung
Urethrozystoskopie	Endoskopie von Urethra und Blase
Uricult®	Eintauchagar zur Bestimmung der Keimzahl im Urin (nach 24 h Bebrütung)
Urinsediment	▸ Harnsediment
Urobilinogen	harngängiger Gallenfarbstoff
Urogenitaltrakt	Harn- und Geschlechtstrakt: Nieren, Harnleiter, Harnblase, Harnröhre und Genitalorgane ▸ **Abb. S. 61; 121**
Urografie (Urogramm)	Röntgenuntersuchung der ableitenden Harnwege mit Kontrastmittel
Urolithiasis	Harnsteinleiden; ▸ Nephrolithiasis
Urologie	Lehre von den ableitenden Harnwegen und männlichen Geschlechtsorganen
Uterus	Gebärmutter ▸ **Abb. S. 61**
UV-Licht (**u**ltra**v**iolettes Licht; UV-Strahlung)	bzgl. Hautschädigung: UV-A (am wenigsten schädlich) < UV-B < UV-C
V. (lat. **V**ena; Mz. Vv.)	▸ **V**ene; Blutader
V. a.	**V**erdacht **a**uf (eine Diagnose); z. B. V. a. Pankreatitis
Vagina (Adj. vaginal)	weibliche Scheide ▸ **Abb. S. 61**
Vaginalflora	physiol. Bakterienbesiedelung der Vagina
Vaginalsonografie	Sonografie des inneren weiblichen Genitale von der Vagina aus
Vaginitis (Kolpitis)	Scheidenentzündung
Vagus (N. vagus)	Teil des vegetativen Nervensystems; sorgt für Ruhe und Erholung; ▸ Sympathikus
Vakzination	Schutzimpfung; Immunisierung
Vakzine	Impfstoff
Validität	Zuverlässigkeit; Gültigkeit eines Messinstruments; eingeteilt in: ▸ Inhaltsvalidität, Augenscheinvalidität, Konstruktvalidität, interne Validität, externe Validität
Variable	veränderliche Größe; Unbekannte
Varikosis	Krampfaderleiden; ▸ Varizen
Varizellen (Varicella)	Windpocken; Viruskrankheit durch VZV mit typ. Exanthem; ▸ Herpes zoster

Begriff	Erklärung
Varizen (Ez. Varize, die)	sog. Krampfadern; pathologisch erweiterte, funktionslose Venen; ▸ CVI 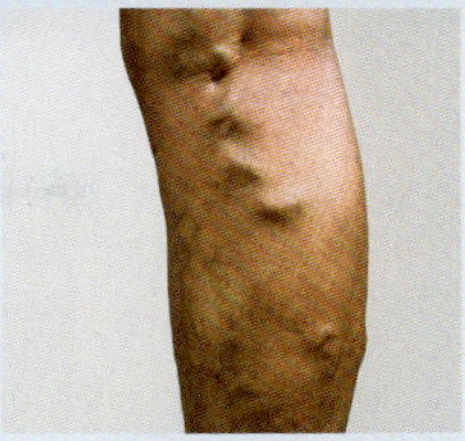 *Unterschenkelvarizen*
Vasektomie	Sterilisation des Mannes; chir. Unterbrechung der Samenleiter in den Leisten
vegetatives Nervensystem	unwillkürlich arbeitender Teil des Nervensystems; steuert Organfunktionen; ▸ Vagus, ▸ Sympathikus
Vene (V., Mz. Vv.)	Blutader; Blutgefäß (Ader), das das Blut aus Körper oder Lunge zum Herzen zurückführt ▸ Abb. S. 82
Venenverweilkanüle (Venenverweilkatheter)	Spezialkanüle zum Einbringen eines dünnen Kunststoffschlauches (Katheters) in eine Vene zwecks i. v.-Injektion bzw. Infusion ▸ Abb. S. 110
venös (Adj.)	1) bzgl. Blut: sauerstoffarm; Ggs. arteriell, 2) Venen betreffend
Venole (lat. = kleine Vene)	Widerstandsgefäß zwischen Kapillaren und Vene; regelt Bluteinstrom in die Venen ▸ Abb. S. 82
Ventilationsstörung	Störung der Atemmechanik; 1) obstruktiv durch Bronchienverengung (Asthma, COPD), 2) restriktiv bei verminderter Thoraxelastizität
ventral	zum Bauch hin; bauchwärts ▸ Abb. S. 16
Ventriculus (Gaster)	Magen; z. B. Ulcus ventriculi (Magengeschwür)
Ventrikel, der	Herzkammer ▸ Abb. S. 77
Verdauung	Zerkleinerung und Aufspaltung/Zerlegung der Nahrung in Nährstoffe, die das Blut aufnehmen und transportieren kann
Verhaltensprävention	Klassifizierung von Präventionsmaßnahmen nach dem Ziel; Strategien, durch die beim Einzelnen gesundheitsfördernde Verhaltensweisen verstärkt u. gesundheitsriskante Verhaltensweisen vermieden oder verändert werden sollen (z. B. Nichtraucherkampagnen, Plakate); besonders wirksam in Kombination mit ▸ Verhältnisprävention; ▸ Gesundheitsziele
Verhältnisprävention	Klassifizierung von Präventionsmaßnahmen nach dem Ziel; (häufig politische oder rechtliche) Maßnahmen für eine Gruppe/für die ganze Gesellschaft zur Veränderung von äußeren gesundheitsschädlichen Einflüssen (z. B. Nichtraucherschutzgesetz); Ziel: Kontrolle, Reduzierung, Beseitigung von Gesundheitsrisiken, die durch die Umwelt- u. Lebensbedingungen entstehen; besonders wirksam in Kombination mit ▸ Verhaltensprävention; ▸ Gesundheitsziele

Begriff	Erklärung
Versorgungsgrad	Festlegung in der sog. Bedarfsplanung f. niedergelassene Ärzte darüber, wie viele Ärzte einer bestimmten Fachrichtung in einer Region pro 100.000 Einwohner praktizieren dürfen; festgesetzte Anzahl der Ärzte erreicht: Versorgungsgrad 100 Prozent; über 110 Prozent: Planungsbereich überversorgt und damit geschlossen (keine weitere Niederlassung erlaubt); Unterversorgung: wenn bei Hausärzten der Versorgungsgrad weniger als 75 Prozent beträgt u. bei Fachärzten weniger als 50 Prozent
Verzögerungsinsulin (Basalinsulin; NPH-Insulin)	chemisch verändertes ► Insulin, das verzögert und mindestens 12 h lang wirkt; dient der Deckung des Basis-Insulinbedarfs
viral	durch Viren verursacht; zu Viren gehörig
Virologie	Lehre von den Viren
virulent	hochgradig krankheitserregend
Virulenz	Infektionskraft eines Erregers; ► Pathogenität
Virus, das (der)	kleinster Mikroorganismus ► **Abb. S. 79**
Virostatikum (Virustatikum)	Arzneimittel gegen Virusinfektionen (nur gegen bestimmte Viren verfügbar; z. B. VZV, HIV)
virostatisch (virustatisch)	Viren hemmend; Eigenschaft von Desinfektions- und Arzneimitteln
virozid (viruzid)	Desinfektionsmitteleigenschaft: Viren tötend
Virushepatitis	ansteckende Leberentzündung; z. B. durch Hepatitis-Virus A, B oder C (HAV, HBV oder HCV)
Visite	regelmäßiger Besuch des Arztes an den Krankenbetten einer Station (in Begleitung der Assistenzärzte und der Stationsschwester); syn. Arztvisite, Krankenhausvisite, Krankenvisite, Krankenbesuch
Vitalfunktionen	grundlegende Lebensfunktionen: Atmung, Kreislauf, Bewusstsein
Vitamin	energiefreier lebenswichtiger Nährstoff
Vitium, das (Mz. Vitien)	Herzklappenfehler mit Fehlfunktion; 1) Verengung (Stenose), 2) Erweiterung bzw. unvollständiger Schluss (Insuffizienz), 3) kombiniertes Vitium aus 1) und 2)
Vorhofflattern	Herzrhythmusstörung mit zu schneller Vorhofaktion (≥250/min) ohne Pumpwirkung
Vorhofflimmern	Herzrhythmusstörung mit zu schneller Vorhofaktion (≥350/min) ohne Pumpwirkung

Begriff	Erklärung
Vulnerabilität	lat. vulnus = „Wunde"; (seelische) Verwundbarkeit, Verletzbarkeit oder Anfälligkeit eines Organismus oder einer Gesellschaft; im psychiatrischen Kontext z. B. Anfälligkeit, an einer Schizophrenie zu erkranken (Vulnerabilitäts-Stress-Modell, Diathese-Stress-Modell); in anderen Kontexten (z. B. Krebs, Allergien) wird davon ausgegangen, dass die Anfälligkeit für verschiedene interagierende Einflussfaktoren wie Schadstoffe, genetische Prädispositionen und psycho-soziale Bedingungen den Ausbruch einer Erkrankung bedingen; ▸ Ggs. Resilienz
Vulva	äußeres weibliches Genitale
Vulvitis	Entzündung des äußeren weiblichen Genitales
VZV (**V**aricella-**Z**oster-**V**irus)	Virus, das Varizellen hervorruft, lebenslang im Körper bleibt und z. B. bei Stress oder Immunschwäche Herpes zoster hervorruft ▸ **Abb. S. 77**
Wechselwirkung (WW)	unerwünschte Wirkungsänderung bei gleichzeitiger Anwendung mehrerer Medikamente
Weltgesundheitsbericht	engl. World Health Report; Bericht über die weltweite Gesundheitsversorgung bzw. die bestehenden Krankheitsprobleme; wird jährlich von der ▸ WHO herausgegeben
Weltgesundheitsversammlung	engl. **W**orld **H**ealth **A**ssembly (WHA); höchstes beschlussfassendes Organ der ▸ WHO; für die Europäische Region der WHO erfüllt das Regionalkomitee eine ähnliche Funktion; Vertreter der Mitgliedstaaten formulieren Handlungskonzepte, empfehlen dem Regionalbüro Maßnahmen, überprüfen deren Umsetzung u. verabschieden den Haushalt
WHA (engl. **W**orld **H**ealth **A**ssembly)	▸ Weltgesundheitsversammlung; Forum der ▸ WHO
WHO (**W**orld **H**ealth **O**rganization)	Weltgesundheitsorganisation; 1948 als UN-Sonderorganisation mit dem Ziel gegründet, für alle Völker das höchstmögliche Gesundheitsniveau zu erreichen; Koordinierungsbehörde für das internationale öffentliche Gesundheitswesen; 194 Mitgliedstaaten; Hauptbüro in Genf/Schweiz; sechs Regionalbüros (für Europa in Kopenhagen); ▸ www.euro.who.int/de
WHO-Durchfalllösung	Trinklösung zum Ausgleich von Wasser- und Mineralverlusten bei Diarrhö: 1 Liter Wasser, 20 g Glukose, 1,5 g Kaliumchlorid, 3,5 g Natriumchlorid und 2,5 g Natriumbikarbonat
WHO-Stufenschema	Schema zur systematischen Schmerztherapie
Widerstandsressourcen	▸ generalisierte Widerstandsressourcen
Wirbelsäule	knöcherne Längsachse des Menschen ▸ **Abb. S. 78; 182**

Begriff	Erklärung
Wirkspektrum	Angabe der Arten von Mikroorganismen, gegen die ein Desinfektions- oder Arzneimittel wirkt
Wissenschaftlichkeit	das Wissenschaftlichsein; eine Art, die den Prinzipien der Wissenschaft entspricht; Orientierung an methodisch-systematischer Erkenntnisarbeit
Wochenbett (Puerperium)	Zeit vom Ende der Geburt bis zur vollständigen Rückbildung der körperlichen SS-Veränderungen; 6–8 Wochen postpartal
Wohlfahrtspflege/ Wohlfahrtsverband	gemeinnütziger Verband mit z. T. ermäßigtem oder befreitem Steuersatz, der sich finanziert durch Leistungsentgelte (Vergütungen für erbrachte Leistungen), Eigenmittel (Spenden u. Mitgliedsbeiträge), öffentliche Gelder (Zuwendungen, Zuschüsse), Stiftungsgelder; ▸ freie Wohlfahrtspflege
Wohlstandssyndrom	▸ metabolisches Syndrom
Wundheilung per primam (p. p.; primäre Wundheilung)	optimale Wundheilung mit glatt aneinanderliegenden Wundrändern, die ggf. durch Wundnaht erleichtert bzw. erzielt wird
Wundheilung per secundam (p. s.; sekundäre Wundheilung)	erschwerte, verzögerte Wundheilung; vom Wundgrund ausgehend, erfolgt bei infizierten, zerfetzten bzw. schlecht versorgten Wunden

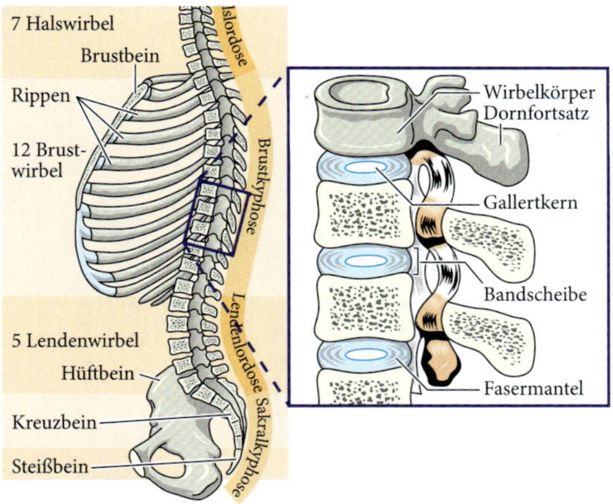

Die Wirbelsäule

Begriff	Erklärung
z. A. (**z**um **A**usschluss)	eine Untersuchung kann eine Diagnose bestätigen oder ausschließen
Z. n. (**Z**ustand **n**ach)	z. B. „Z. n. Magenkarzinom“ bedeutet, dass der Patient Magenkrebs hatte
Zellmembran	Umhüllung der Zelle ► Abb. S. 184
Zentralisation	Beschränkung des Kreislaufs auf die zentralen Organe des Körpers (Gehirn, Herz, Lunge, Körpermitte)
zerebral (cerebral)	das Gehirn betreffend; Gehirn-; Hirn-
Zerebralparese	Lähmung durch frühkindlichen Hirnschaden
Zerebralsklerose (Cerebralsklerose)	Arteriosklerose des Gehirns; kann zu Demenz und zu zerebralen Durchblutungsstörungen führen ► Abb. S. 156
Zervix (Cervix)	1) Gebärmutterhals, 2) Hals
Zervixkarzinom	Gebärmutterhalskrebs; Krebs der Cervix uteri
Zielgruppe (ZG)	Gruppe von Personen, derer man sich annimmt, weil bei ihnen Bedürfnisse und Wünsche unterstellt werden; bei Aufklärungs- u. Informationsmaßnahmen i. d. Gesundheitsförderung u. Prävention; z. B. Übergewichtige (Ziel: Abnehmen); Zusammenfassung von Personen, auf die Marketing und Werbung gerichtet werden
Zirkumzision	chir. Entfernung der Vorhaut; sog. Beschneidung
Zivilisationskrankheit	Erkrankung durch „moderne“ Lebensweise mit Bewegungsmangel und Überernährung
ZMF/ZFA	**Z**ahn**m**edizinische **F**ach**a**ngestellte/Zahnmedizinischer Fachangestellter
ZNS (**Z**entrales **N**erven**s**ystem; Zentralnervensystem)	Gehirn und Rückenmark; Ggs. peripheres Nervensystem ► Abb. S. 93
Zökum (Zäkum; Caecum; Coecum)	Blinddarm; proximaler Teil des Dickdarms ► Abb. S. 62
Zöliakie (Sprue; sprich „Spruh“; glutensensitive Enteropathie)	genetisch bedingte Unverträglichkeit des Getreideproteins ► Gluten (sprich „Glutehn“), mit u. a. chronischer Diarrhö; erfordert lebenslang eine glutenfreie Diät
Zwerchfell	kuppelförmiger Muskel zwischen Thorax und Abdomen; wichtigster Atemmuskel ► Abb. S. 23
Zyanose (Adj. zyanotisch)	Blaufärbung der Haut durch Sauerstoffmangel bei Herz- oder Lungenkrankheit
zyklisch	einem Zyklus entsprechend; sich in Zyklen vollziehend; kreis-, ringförmig; syn. in bestimmten/gleichen Abständen, in bestimmter/gleichmäßiger/regelmäßiger Folge; regelmäßig (auftretend/wiederkehrend); in gleichmäßigen/regelmäßigen Intervallen/Abständen; periodisch
Zyklus (lat. = Kreis)	► Menstruationszyklus der Frau ► Abb. S. 112

Begriff	Erklärung
Zyste (griech. = Blase; Adj. zystisch)	blasenartige, d. h. hohle oder flüssigkeitsgefüllte Gewebsveränderung; z. B. Leberzyste, Nierenzyste, Ovarialzyste
Zystennieren	Zystenbildung im Nierengewebe mit zunehmender Niereninsuffizienz (genetisch bedingt)
Zystitis (Cystitis)	(Harn-)Blasenentzündung ▸ Abb. S. 74
Zystoskopie	Endoskopie der Blase mit dem Zystoskop
Zytologie	Zelllehre; ▸ Histologie
Zytoplasma	Zellsaft; flüssiger Zellinhalt ▸ Abb. unten
Zytostatikum	die Zellteilung hemmendes Arzneimittel; dient v. a. der Krebstherapie

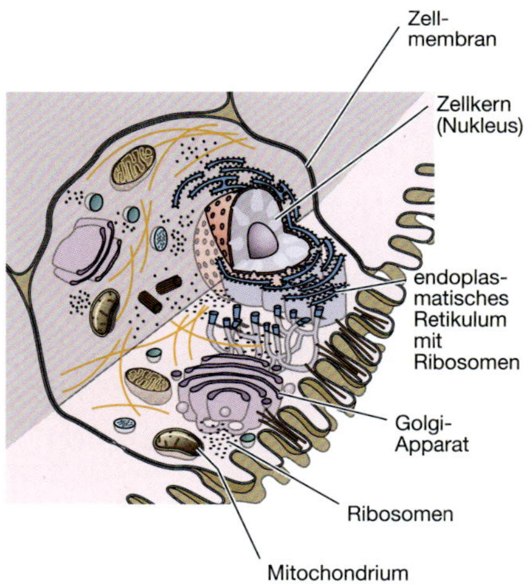

Grundaufbau der Zelle

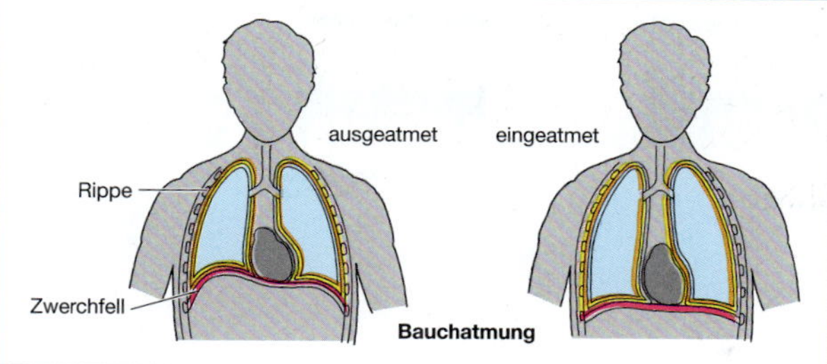

Atembewegungen (Bauchatmung)

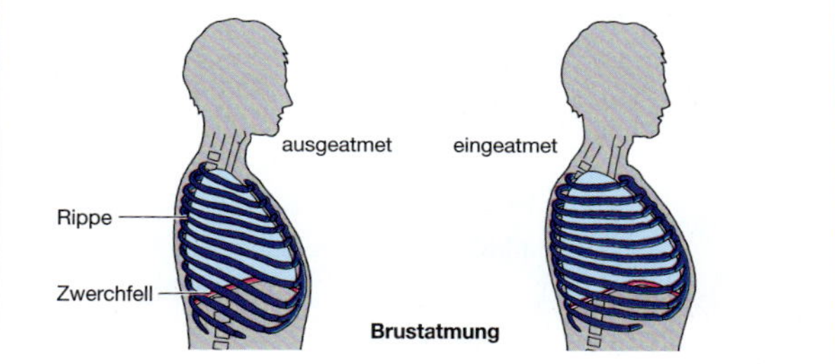

Atembewegungen (Brustatmung)

Der Weg des Blutes durch das Herz

Fachbegriff	deutscher Begriff
Vena cava superior **Vena cava inferior**	obere und untere Hohlvene
Atrium	(rechter) Vorhof
Trikuspidalklappe	Dreisegelklappe
Ventrikel	(rechte) Herzkammer
Pulmonalklappe	
Arteria pulmonalis	Lungenarterie
Lungenarterien	
Lungenkapillaren	
Lungenvenen	
Atrium	(linker) Vorhof
Mitralklappe	Zweisegelklappe
Ventrikel	(linke) Herzkammer
Aortenklappe	
Aorta	Hauptschlagader

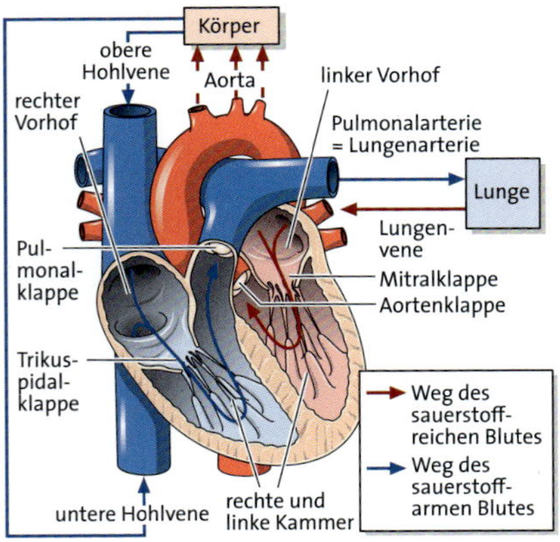

Blutkreislauf

Merke: Arterien führen vom Herzen weg, Venen führen zum Herzen hin.

Arterielles Blut ist sauerstoffreich, venöses Blut ist sauerstoffarm.

Im Körperkreislauf führen Arterien arterielles Blut und Venen venöses Blut; im Lungenkreislauf ist es umgekehrt.

Arterielles Blut führen:
Lungenvenen, linker Vorhof, linker Ventrikel, Aorta, Arterien des Körperkreislaufs

Venöses Blut führen:
Hohlvenen, rechter Vorhof, rechter Ventrikel, Lungenarterien, Venen des Körperkreislaufs

A B C D E F G H I J K L M N O P Q R S T U V W X Y Z

Blutdruckwerte
(Ruhewerte beim Erwachsenen, gemessen mit passender Manschette)

Bewertung	RR systolisch (mmHg)	RR diastolisch (mmHg)
zu niedrig (hypoton*)	(< 100)	(< 60)
*Von Hypotonie spricht man v. a. bei Kreislaufbeschwerden bzw. -symptomen; sie ist bei Herzgesunden keine echte „Krankheit“. Daher stehen die Werte in Klammern.		
optimal (normoton)	< 120	< 80
normal (normoton)	120–129	80–84
hoch normal	130–139	85–89
Hypertonie Grad 1 (leicht)	140–159	90–99
Hypertonie Grad 2 (mittelschwer)	160–179	100–109
Hypertonie Grad 3 (schwer)	≥ 180	≥ 110

Blutdruckwerte
(Ruhewerte bei Kindern, gemessen mit passender Manschette)

Alter des Kindes	RR systolisch (mmHg)	RR diastolisch (mmHg)
0–3 Monate	60–90	(< 60, schwer messbar)
3–12 Monate	86–93	60–62
1–9 Jahre	95–101	65–69
9–14 Jahre	101–110	68–74

Herzfrequenz (Ruhepuls)		Abweichungen
Erwachsener	60–80/min	beschleunigter Puls = Tachykardie verlangsamter Puls = Bradykardie unregelmäßiger Puls = Arrhythmie
Neugeborenes	140/min	
Kind (4 Jahre)	100/min	
Kind (10 Jahre)	90/min	
Jugendlicher (14 Jahre)	80/min	

Aufbau des Magen-Darm-Trakts (Gastrointestinaltrakts) vom Mund bis zum Darmausgang

►Abb. S. 55

Fachbegriff	deutscher Begriff	Funktion
Os (sprich „ohs")	Mund	zerkleinert, prüft, verflüssigt, verdaut vor
Pharynx	Rachen	trennt Luft- und Speisewege
Ösophagus	Speiseröhre	leitet zum Magen
Gaster (griech.) **Ventriculus** (lat.)	Magen	desinfiziert, verflüssigt, verdaut vor
Duodenum	Zwölffingerdarm	vermischt mit Galle und Bauchspeichel
Jejunum	Leerdarm	resorbieren Nährstoffe
Ileum	Krummdarm	
Zäkum (Zökum; anat. Caecum)	Blinddarm	Der Dickdarm besteht aus Grimmdarm und Mastdarm; er resorbiert Wasser, dickt den Darminhalt ein, formt den Stuhl; die Bakterien der Darmflora (gesunde Bakterienbesiedelung) bilden Vitamin K und spalten bisher Unverdautes, z. B. manche Ballaststoffe, auf.
Kolon (anat. Colon)	Grimmdarm, größter Teil des Dickdarms	
besteht aus		
Colon ascendens	aufsteigender Dickdarm	
Colon transversum	quer verlaufender Dickdarm	
Colon descendens	absteigender Dickdarm	
Colon sigmoideum	Sigmoid, S-Darm	
Rektum (anat. Rectum)	Mastdarm	nimmt Stuhl auf bis zur Entleerung
Anus	After	dichter Abschluss, Darmentleerung

Speicheldrüsen, Leber, Pankreas und Gallenblase dienen auch der Verdauung, gehören aber nicht zu den Organen des Gastrointestinaltrakts, die der Speisebrei bzw. Darminhalt passiert.

Enzyme mit Substraten (abzubauenden Stoffen) und Endprodukten
Bildungsort: **P** = Pankreas, **S** = Speicheldrüse(n), **M** = Magenschleimhaut

Enzym	Bildungsort	spaltet	Endprodukte
Stärke (Amylose) und Zucker (Saccharide) spaltende Enzyme			
Amylase	S, P	Stärke	Maltose, Glukose
Maltase	P	Maltose	Glukose
Eiweiß (Protein) spaltende Enzyme			
Proteinasen (Oberbegriff)	P	Proteine	Peptide, Aminosäuren
Pepsin	M	Proteine	
Trypsin	P	Proteine	
Chymotrypsin	P	Proteine	
Kollagenase	P	Kollagen	
Fette (Lipide) spaltendes Enzym			
Lipase	P	Lipide, z. B. Triglyzeride	Fettsäuren und Glyzerin

In der Medizin gebräuchliche Maßeinheiten des internationalen Einheitensystems
(Basiseinheiten des Système International d´ Unités)

Messgröße	Einheit	Zeichen	übliche Vielfache und Bruchteile (Beispiele)	Umrechnung (Beispiele)
Länge	**Meter**	**m**	Millimeter Zentimeter	1 mm = 0,001 m 1 cm = 0,01 m
Masse	**Kilogramm**	**kg**	Milligramm Gramm	1 mg = 0,001 g 1 g = 0,001 kg
Zeit	**Sekunde**	**s** (sec)	Minute Stunde	1 min = 60 s 1 h = 60 min
Volumen (Inhalt)	**Liter**	**L**	Milliliter, Deziliter	1 mL = 0,001 L 1 dL = 0,1 L
Stoffmenge	**Mol**	**mol**	Millimol	1 mmol = 0,001 Mol

SI-Einheiten: Vielfache und Bruchteile

Vorsilbe	Zeichen	Zehnerpotenz	Faktor	Bedeutung	Beispiel
Giga	**G**	10^{9}	1 000 000 000	milliardenfach	4–9 G/L (= 4 000–9 000/µL) ist der Normbereich der Leukozyten
Mega	**M**	10^{6}	1 000 000	millionenfach	1 Mega Penicillin = 1 Mio. Einheiten
Kilo	**k**	10^{3}	1 000	tausendfach	Kilogramm
Hekto	**h**	10^{2}	100	hundertfach	Hektoliter
Dezi	**d**	10^{-1}	0,1	Zehntel	Deziliter (dL); in mg/dL wird der Blutzucker gemessen
Zenti	**c**	10^{-2}	0,01	Hundertstel	Zentimeter
Milli	**m**	10^{-3}	0,001	Tausendstel	Millimeter
Mikro	**µ** (sprich „mü“)	10^{-6}	0,000 001	Millionstel	Mikrogramm; 100 µg als Tagesdosis des Schilddrüsenhormons L-Thyroxin
Nano	**n**	10^{-9}	0,000 000 001	Milliardstel	Nanometer; Auflösungsvermögen des Elektronenmikroskops; ein Grippevirus ist ca. 200 nm groß
Piko	**p**	10^{-12}	0,000 000 000 001	Billionstel	28–32 pg = Hb pro Erythrozyt (MCH)
Femto	**f**	10^{-15}	0,000 000 000 000 001	Billiardstel	80–96 fL (MCV) = Inhalt (Volumen) eines Erythrozyten

Wichtige Laborwerte mit Normbereichen und Bedeutung

Hinweis: Laborwerte können u. a. nach Patientenalter, Geschlecht, Tageszeit, Messmethode und Labor abweichen. Abweichende Werte sind nicht gleichbedeutend mit Krankheit, normale Werte nicht gleichbedeutend mit Gesundheit.

Messgröße/Laborwert Abkürzung und vollständige Bezeichnung	Erklärung/Funktion	Normbereich (gebräuchlichste Einheit) ♀ Frau; ♂ Mann	Bewertung (Beispiele) ↑ erhöht bei/durch ↓ erniedrigt bei/durch
ALAT = ALT = GPT	▸ GPT		
alkalische Phosphatase (AP)	Enzym in 1) Knochenumbau, 2) Gallenwegen	55–105 U/L	↑ Wachstum, Frakturheilung, Gallen-, Leberkrankheiten ↓ nach Wachstumsende
ASAT = AST = GOT	▸ GOT		
Amylase = Alpha-Amylase = α-Amylase	Verdauungsenzym aus Speicheldrüsen und Pankreas	< 100 U/L	↑ Parotitis, Pankreatitis
Bilirubin gesamt = Bili	gelber Gallenfarbstoff	< 1,0 mg/L	↑ Hämolyse, Leber- und Gallenkrankheiten; ab 2 mg/L sichtbar als ▸ Ikterus
BB = kleines Blutbild	**Kleines Blutbild:** Zählung der drei Blutzellarten, Messung des Hkt und Hb, Berechnung der Ery-Eigenschaften MCV, MCH, MCHC; vgl. ▸ Differenzialblutbild		
Erythrozyten = Erys = rote Blutkörperchen	Sauerstofftransport	♂ 4,6–6,2 Mio/µL ♀ 4,2–5,4 Mio/µL	↑ O_2-Mangel: Rauchen, Herz-, Lungenkrankheiten, ↓ Blutverlust, Anämie
Leukozyten = Leukos = weiße Blutkörperchen	Abwehr- und Heilfunktionen	4 000–9 000/µL = 4–9 G/L	↑ (v. a. bakterielle) Entzündungen, Rauchen ↓ Virusinfektionen, Zytostatikatherapie
Thrombozyten = Thrombos = Blutplättchen	Blutstillung	150 000–400 000/µL	↑ Rauchen, chron. Entzündung ↓ Zytostatikatherapie
Hkt = **H**ämato**k**ri**t**	Zellanteil des Blutvolumens	♂ 40–52 % ♀ 37–47 %	↑ Rauchen, Herz- und Lungenkrankheiten, EPO-Missbrauch, Exsikkose ↓ Anämie
Hb = **H**ämoglo**b**in	Blutfarbstoff; ermöglicht O_2-Transport der Erythrozyten	♂ 14–18 g/dL ♀ 12–16 g/dL	

A B C D E F G H I J K L M N O P Q R S T U V W X Y Z

Messgröße/Laborwert Abkürzung und vollständige Bezeichnung	Erklärung/Funktion (Leukozyten: Aussehen)	Normbereich (gebräuchlichste Einheit) ♀ Frau; ♂ Mann	Bewertung (Beispiele) ↑ erhöht bei/durch ↓ erniedrigt bei/durch
MCV = **m**ittleres **k**orpuskuläres **V**olumen	Volumen (Inhalt) eines Erys	80–96 fL	↑ Vit.-B_{12}-Mangel, Folsäuremangel, Alkoholmissbrauch, Zytostatikatherapie ↓ Eisenmangel
MCH = **m**ittleres **k**orpuskuläres **H**ämoglobin	Hb-Gehalt eines Erys (früher Hb_E)	28–32 pg	wie MCV
MCHC = **m**ittlere **k**orpuskuläre **H**b-**K**onzentration	Hb in 100 mL Erys	32–36 g/dL	↑ genetisch bedingte Blutkrankheiten ↓ Eisenmangel
Differenzialblutbild = Diff-BB	**Großes Blutbild**; zusätzlich zum kl. BB werden 100 Leukozyten betrachtet oder maschinell bestimmt und gezählt sowie der Anteil der einzelnen Leukozytenarten in % bestimmt. ► Abb. S. 40		
stabkernige neutrophile Granulozyten	junge neutrophile Granulozyten mit bumerangförmigem Kern; Mikrophagen = kleine Fresszellen	3–5 %	↑ bei schweren bakteriellen Infektionen kommen junge Zellen aus dem Knochenmark dem Immunsystem zu Hilfe
segmentkernige neutrophile Granulozyten	neutrophile Granulozyten; Mikrophagen	50–70 %	↑ bakterielle Infektionen, Entzündungen; Rauchen ↓ Virusinfekte
Lymphozyten	kreisrunder Kern, meeresblauer Zytoplasmasaum	25–40 %	↑ Virusinfekte ↓ Immunsuppressiva-Therapie
eosinophile Granulozyten	eosinophile = rote Granula (Körnchen)	1–4 %	↑ Allergien, Parasitenbefall
basophile Granulozyten	basophile = blaue Granula (Körnchen)	< 1 %	↑ Allergien

Messgröße/Laborwert Abkürzung und vollständige Bezeichnung	Erklärung/Funktion Leukozyten: Aussehen)	Normbereich (gebräuchlichste Einheit) ♀ Frau; ♂ Mann	Bewertung (Beispiele) ↑ erhöht bei/durch ↓ erniedrigt bei/durch
Monozyten	Makrophagen = große Fresszellen	2–8 %	↑ Mononukleose
Eosinophile sind **e**rdbeerrot und **B**asophile sind **b**lau. **Mon**ozyten sind **Mon**sterzellen (die größten Zellen des Blutes). **L**ymphozyten sind **l**ütt (die kleinsten Leukos).			
Blutsenkung = BKS = BSG (Methode nach A. Westergren)	nach 1 h misst man, wie viele mm weit die Erys im Citratblut abgesunken sind	♂ < 15 mm ♀ < 20 mm	↑ Entzündung, Tumor, Schwangerschaft, Anämie, Alter > 50 J., Hinweis: Der 2-h-Wert der BSG ist entbehrlich.
Calcium = Ca = Kalzium	Mineralstoff; Knochenbestandteil	2,2–2,6 mmol/L 8,8–10,4 mg/dL	↑ u. a. Knochenmetastasen ↓ Calciummangel
Chlorid	Elektrolyt	94–110 mmol/L	↓ Erbrechen, ↑ Exsikkose
Cholesterin = Chol. = Cholesterol (engl.) = Gesamtcholesterin	fettähnlicher Stoff; Überschuss fördert Arteriosklerose	< 200 mg/dL = < 5,2 mmol/L	↑ Fettstoffwechselstörung, metabolisches Syndrom
Hinweis: Das Gesamtcholesterin allein gibt nicht das Risiko für Herz-Kreislauf-Krankheiten an; wichtiger ist der Quotient LDL/HDL (Zielbereich für Herzgesunde < 3,0); liegen weitere Risikofaktoren oder sogar Herzkrankheiten, z. B. KHK, vor, gelten strengere Zielwerte.			
HDL-Cholesterin = **H**igh **D**ensity **L**ipoprotein-Chol.	nützlicher, vor Arteriosklerose schützender Anteil	> 40 mg/dL = > 1 mmol/L	↓ Fettstoffwechselstörung, metabolisches Syndrom
LDL-Cholesterin = **L**ow **D**ensity **L**ipoprotein-Chol.	schädLicher, Arteriosklerose fördernder Anteil	< 150 mg/dL = < 3,9 mmol/L	↑ Fettstoffwechselstörung, metabolisches Syndrom
HDL, das „gute" Cholesterin: **H**abe **d**ich **l**ieb. **LDL**, das „schlechte" Cholesterin: **L**asse **d**ich **l**eiden.			
Cholinesterase	Enzym	3 600–12 000 U/L	↓ Leberzirrhose

Messgröße/Laborwert Abkürzung und vollständige Bezeichnung	Erklärung/Funktion	Normbereich (gebräuchlichste Einheit) ♀ Frau; ♂ Mann	Bewertung (Beispiele) ↑ erhöht bei/durch ↓ erniedrigt bei/durch
CK = **K**reatin**k**inase = **C**reatin**k**inase	Muskelenzym	♂ < 190 U/L ♀ < 170 U/L	↑ Muskelkater bzw. -verletzungen, i.m.-Injektionen, Herzinfarkt ↓ geringe Muskelmasse
CK-MB = **K**reatin**k**inase **M**uscle-**B**rain	Muskelenzym aus dem Herzmuskel	< 25 U/L	↑ Herzinfarkt; dabei spezifischer als CK; Myokarditis
CRP = **C-r**eaktives **P**rotein	Eiweißstoff, der bei Entzündungen gebildet wird	< 5 mg/L	↑ bakterielle und rheumatische Entzündungen
D-Dimere	Spaltprodukte des Thrombusabbaus	< 0,5 mg/L	↑ Thrombose, Lungenembolie
Eisen (Fe für lat. Ferrum = Eisen)	Spurenelement; Bestandteil des Hämoglobins; wichtig für den Sauerstofftransport	♂ 50–160 µg/L ♀ 37–145 µg/L	Serumeisen ist stark veränderlich, gibt kaum Auskunft über Eisenmangel; ↑ Blutabnahmefehler (Hämolyse, Blutprobe alt); ↓ ggf. Eisenmangel
Ferritin	Eisenspeicher	30–400 µg/L	↑ Eisenspeicherkrankheit, Leberzirrhose ↓ Eisenmangel
Folsäure	Vitamin; wichtig für Blutbildung und Embryogenese	4–20 nmol/L	↓ Mangelernährung (ohne grünes Gemüse)
fT_3 = freies Trijodthyronin	wirksames Schilddrüsenhormon	0,2–0,5 ng/dL	↓ Hypothyreose ↑ Hyperthyreose, Überdosierung bzw. Missbrauch von Schilddrüsenhormonen
fT_4 = freies Thyroxin	Vorstufe des wirksamen fT_3	0,8–2,0 ng/dL	
Gamma-GT = γ-GT = **Gamma-G**lutamyl-**t**ransferase	Leberenzym	♂ < 55 U/L ♀ < 36 U/L	↑ Leberzellschäden; siehe GOT/GPT ↓ physiol.: Kinder
Gesamtcholesterin	→ Cholesterin		

Messgröße/Laborwert Abkürzung und vollständige Bezeichnung	Erklärung/Funktion	Normbereich (gebräuchlichste Einheit) ♀ Frau; ♂ Mann	Bewertung (Beispiele) ↑ erhöht bei/durch ↓ erniedrigt bei/durch
Gesamteiweiß	Plasmaprotein	66–83 g/L	↓ Leberzirrhose, Kachexie
GFR = **g**lomeruläre **F**iltrations**r**ate	Blutmenge, die die Niere in einer Minute filtert bzw. reinigt	60–140 mL/min (altersabhängig)	↓ Niereninsuffizienz, auch physiol. im Alter
Die GFR kann aus dem am selben Tage gemessenen Serumkreatinin und der Kreatininausscheidung im 24-h-Urin errechnet werden oder annäherungsweise als MDRD aus dem Serumkreatinin errechnet werden.			
Glukose (nüchtern) = Glc = **Blutzucker** = **BZ**	Blutzucker	60–100 (110) mg/dL = 3,3–5,6 (6,1) mmol/L ab 126 mg/dL = Diabetes mellitus	↑ Hyperglykämie bei Diabetes (110–125 mg/dL: Diabetesvorstufen = gestörte Glukosetoleranz) ↓ Hypoglykämie (bei Gesunden durch Hunger)
Hinweis: BZ-Nüchtern-Normwerte werden von nationalen Fachgesellschaften unterschiedLich definiert (100 bzw. 110 mg/dL).			
GOT = **G**lutamat-**O**xalacetat-**T**ransaminase = **ASAT**	mitochondriales Leberenzym	♂ < 50 U/L ♀ < 35 U/L	↑ Leberzellschäden: Fettleber, toxisch (Alkohol, Medikamente), entzündlich, Tumor, Metastasen ↓ physiol.: Kinder
GPT = **G**lutamat-**P**yruvat-**T**ransaminase = **ALAT**	zytoplasmatisches Leberenzym	♂ < 50 U/L ♀ < 35 U/L	
Harnstoff = Hst	Produkt des Eiweißstoffwechsels	20–50 mg/dL	↑ Niereninsuffizienz
Harnsäure = Hsre	Produkt des Nukleinsäureabbaus	3–7 mg/dL	↑ metabolisches Syndrom, Gicht, Fasten, Zellzerfall (Zytostatika) ↓ physiol.: Kinder
HbA$_{1c}$ = Hämoglobin A$_{1c}$	Hb-Anteil, der Hyperglykämien „speichert"	≤ 6 % des Hb 20–42 mmol/mol	↑ schlecht eingestellter Diabetes mellitus
INR	→ Thromboplastinzeit		

A B C D E F G H I J K L M N O P Q R S T U V W X Y Z

Messgröße/Laborwert Abkürzung und vollständige Bezeichnung	Erklärung/Funktion	Normbereich (gebräuchlichste Einheit) ♀ Frau; ♂ Mann	Bewertung (Beispiele) ↑ erhöht bei/durch ↓ erniedrigt bei/durch
Kalium = K	Elektrolyt	3,7–5,5 mmol/L	↑ Niereninsuffizienz, Blutabnahmefehler (Hämolyse, Blutprobe zu alt) ↓ Diuretika, Laxanzienmissbrauch, Diarrhö, Erbrechen
Kreatinin = Krea = Creatinin = Serumkreatinin	Produkt des Muskelstoffwechsels, das die Niere ausscheidet	0,6–1,05 mg/dL	↑ Niereninsuffizienz, hohe Muskelmasse ↓ physiol.: Kinder, geringe Muskelmasse
LDH = **L**aktat-**D**e**h**ydrogenase	Enzym des Energiestoffwechsels	< 250 U/L	↑ Blutentnahmefehler (Hämolyse, Blutprobe alt), Zellzerfall (Krebstherapie)
Lipase	Fett spaltendes Pankreasenzym	< 60 U/L	↑ Pankreatitis (im Gegensatz zur Amylase pankreasspezifisch)
Magnesium	Elektrolyt	0,75–1,1 mmol/L	↓ Diarrhö, Diuretika
MDRD	errechnete → GFR = Nierenfunktionswert	60–140 mL/min (altersabhängig)	↓ Niereninsuffizienz; nimmt im Alter physiologisch ab
Natrium	Elektrolyt	135–145 mmol/L	↑ NaCl-Infusionen ↓ Diarrhö, Erbrechen
Prothrombinzeit	→ Thromboplastinzeit		
PTT = **PTZ** = **p**artielle **T**hromboplastin**z**eit (-**t**ime) = **aPTT** (**a**ktivierte **PPT**)	Gerinnungstest	25–41 sec	↑ Hämophilie u. a. ↓ Citratröhrchen zuerst oder nicht ganz gefüllt
Quick-Wert	→ Thromboplastinzeit		
Retikulozyten	unreife Erys mit netzartigem ER-Rest	5–20 ‰ (1 ‰ = 1 pro 1000 Erys)	↑ erfolgreiche AnämiebehandLung ↓ Blutbildungsstörung

Messgröße/Laborwert Abkürzung und vollständige Bezeichnung	Erklärung/Funktion	Normbereich (gebräuchlichste Einheit) ♀ Frau; ♂ Mann	Bewertung (Beispiele) ↑ erhöht bei/durch ↓ erniedrigt bei/durch
Thromboplastinzeit alte Methode: **Quick-Wert** = Quick (nach A. Quick)	veralteter, weil laborabhängig veränderlicher Wert; besser: ▸ INR	70–125 % unter Marcumar®-Therapie 30–33 %	↑ Citratröhrchen zuerst gefüllt ↓ Marcumar®-Therapie, Leberzirrhose, Citratröhrchen nicht voll
Thromboplastinzeit aktuelle Methode: **INR** (**I**nternational **N**ormalized **R**atio)	standardisierter Gerinnungstest	um 1; unter Marcumar®-Therapie 2–3 (ggf. 4)	↑ Marcumar®-Therapie, Leberzirrhose, Citratröhrchen nicht voll ↓ Citratröhrchen zuerst gefüllt
Triglyzeride = Triglyceride	Fette aus Nahrung und Körperfett	< 150 mg/dL = < 1,7 mmol/L	↑ zuckerreiche Überernährung, Adipositas, Fettstoffwechselstörungen, Alkoholmissbrauch
Troponin-I	Bestandteile der Herzmuskelzellen	< 0,01 µg/L	↑ Herzinfarkt, Myokarditis
Troponin-T		< 0,04 µg/L	
TSH = **T**hyr(e)oidea **s**timulierendes **H**ormon	Hormon der Hirnanhangdrüse, das die Schilddrüse zur Hormonbildung anregt	0,3–3,5 mU/L	↑ Hypothyreose ↓ Hyperthyreose
Hinweis: Bei Schilddrüsenfehlfunktion reagiert das TSH umgekehrt wie die Schilddrüsenhormone fT_3 und fT_4: Bei Schilddrüsenüberfunktion liegt das TSH unter der Norm, bei Unterfunktion über der Norm.			
Vitamin B_{12} = Cobalamin	Vitamin für Blutbildung und Nervenfunktionen	211–900 ng/L	↓ vegane Ernährung, Magen- und Darmkrankheiten
Zink (Zn)	Spurenelement für Immunabwehr, Haarwuchs, Haut	11–17 µmol/dL 70–110 µg/dL	↓ vegane, vegetarische Ernährung, Diarrhö

A B C D E F G H I J K L M N O P Q R S T U V W X Y Z

Fotos:
S. 12 Okapia KG; S. 19/1 mauritius images; S. 19/2 doc-stock; S. 24/2 doc-stock; S. 24/3; S. 27/1 Fotolia, S. 34/2 Okapia KG; S. 36 mauritius images / imagebroker / ib; S. 39 Paul Hartmann AG Heidenheim; S. 43/1 mauritius images; S. 43/2–4 Okapia KG; S. 43/5 shutterstock; S. 43/6 mauritius images; S. 47/2 shutterstock; S. 50, 52, 53 doc-stock; S. 56/1-2 Krüper, Werner, Bielefeld; S. 57 Okapia / NAS / John Watney; S. 58/2 epd-bild / Bertold Fernkorn; S. 71/2 shutterstock; S. 74/4 shutterstock; S. 74/5 Okapia, Dr. med. J.P. Müller; S. 74/6 Pfeiff, Dr. B., Lüdenscheid; S. 77/1 mauritius images / Phototake; S. 85 Okapia / c Vincent Zuber / CMSP; S. 89/3 corbis; S. 91 Profilfotografie Marek Lange, Berlin; S. 95/1–3 Krüper, W., Bielefeld; S. 98 Okapia / c David Musher / NAS; S. 106/ 1–2 mauritius images / Science Source; S. 106/3 mauritius images / Alamy; S. 109/1–2 Gabel, Prof. Dr., Regensburg; S. 109/3 Your photo today; S. 109/4 CBB; S. 109/5 Shutterstock/ Image Point Fr; S. 110/2–3 corbis; S. 119/1 doc-stock; S. 119/2, S. 124/1 Johnsen, Dr. Andreas, Beckman Coulter GmbH; Krefeld; S. 124/2–4 Profilfotografie Marek Lange; S. 124/5 Fotolia; S. 125 Setzinger Photografie, Tuttlingen; S. 131 shutterstock; S. 151 imago; S. 155 Okapia / c Neufried; S. 157 Clip Dealer / Adelheid Moller; S. 164/1 mauritius images / Alamy; S. 164/2 corbis; S. 164/4 shutterstock; S. 166 Laserzentrum Hannover e. V., Michael Botts; S. 174 Profilfotografie Marek Lange, Berlin; S. 179 Okapia/c JUZO

Grafiken:
S. 10/1–2, S. 12/1–2, S. 14, S. 16 Mair, J., Herrsching; S. 19/1-3 Welz, N., Berlin; S. 20 Faust, St., Berlin; S. 21/1-2, S. 23, S. 24/1, S. 26, S. 27/2, S. 31, S. 34/1, S. 35/1, S. 42, S. 43, S. 44 Mair, J., Herrsching; S. 46 Faust, St., Berlin; S. 47, S. 49 1-3, Mair, J., Herrsching; S. 54 Mair, J., Herrsching; S. 53/2 Raichle, G., Ulm; S. 54/1–3 Raichle, G., Ulm; S. 58 Mair, J., Herrsching;; S. 61/1 Mair, J., Herrsching; S. 61/2 Raichle, G., Ulm; S. 62 Faust, St., Berlin; S. 68 Zahlenbilder/Erich Schmidt Verlag; S. 71/1 Mair, J., Herrsching; S. 74/1–3, Mair, J., Herrsching; S. 76 Faust, St., Berlin; S. 77/2, S. 77/3 Mair, J., Herrsching; S. 78/1 Mair, J., Herrsching; S. 78/2 Faust, St., Berlin; S. 79/1-2, S. 81, S. 82/1–2 Mair, J., Herrsching; S. 87/1–4 Heinisch, G., Berlin; S. 88 Aktion Mensch; S. 93/1-2 Mair, J., Herrsching; S. 94 Raichle, G., Ulm; S. 101/1–2 Mair, J., Herrsching; S. 108/1–6 Welz, N., Berlin; S. 108/7 Mair, J., Herrsching; S. 110/1a–b Heinisch, G., Berlin; S. 112 Mall, K., Berlin; S. 116, S. 118, S. 120, S. 121/1–2 Mair, J., Herrsching; S. 127, S. 128/1 Mair, J., Herrsching; S. 128/2 Raichle, G., Ulm; S. 130 dpa-Grafik; S. 130/2, S. 131, S. 135, S. 137 Mair, J., Herrsching; S. 145/1 Krischke, K., Marbach; S. 147/2 Mair, J., Herrsching; S. 146 Bionorika SE; S. 147 Raichle, G., Ulm; S. 153 Krischke, K., Marbach; S. 154/2 Mair, J., Herrsching; S. 156 Raichle, G., Ulm; S. 159 Welz, N., Berlin; S. 162 Mair, J., Herrsching; S. 164/2,4 Raichle, G., Ulm; S. 165/1-6 Schlund, B., Hamburg; S. 175, S. 176, S. 177, S. 182, S. 184, S. 185 Mair, J., Herrsching

Aus dem Programm für die berufliche Oberstufe:

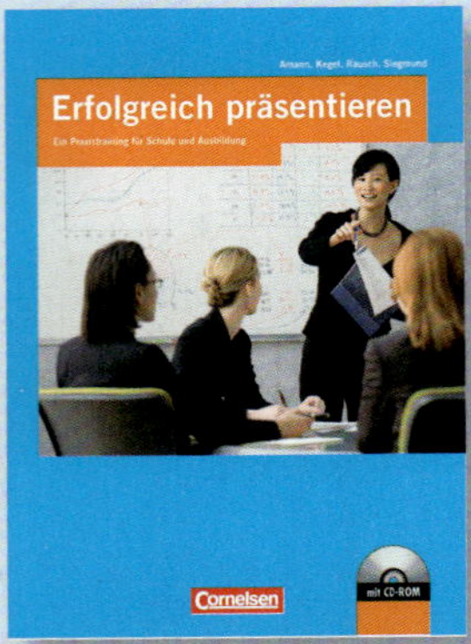

Erfolgreich präsentieren
ISBN 978-3-06-455790-1

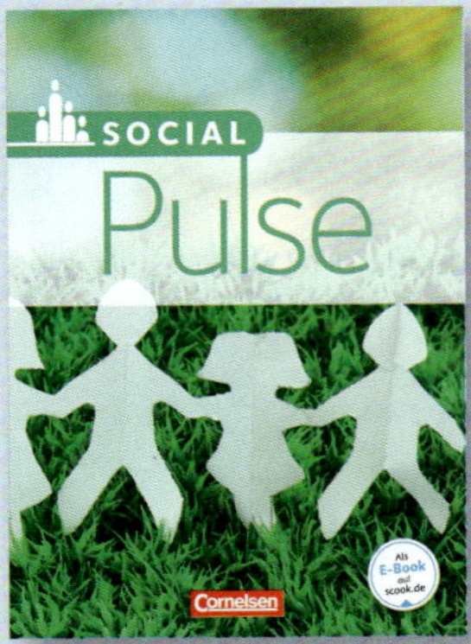

Social Pulse
ISBN 978-3-06-450827-9

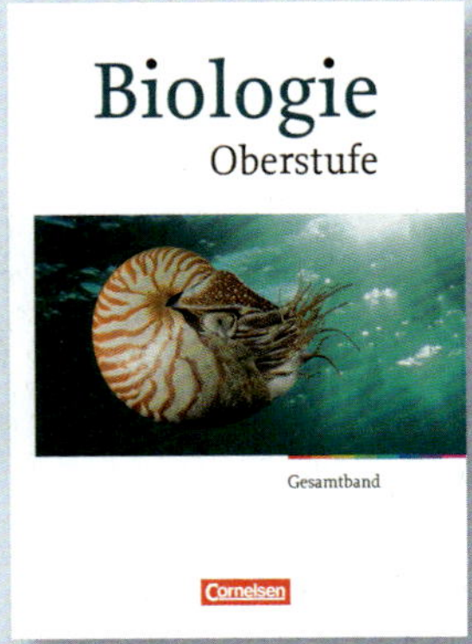

Biologie Oberstufe
West ISBN 978-3-464-17183-7
Ost ISBN 978-3-464-17185-1

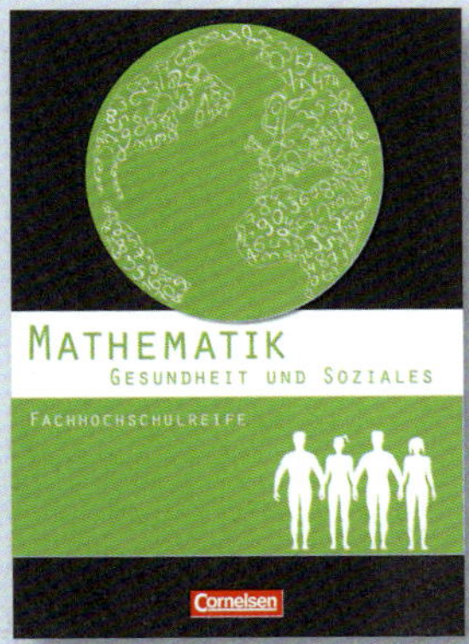

Mathematik Fachhochschulreife Gesundheit und Soziales
ISBN 978-3-06-450118-8